Halper/Holland (Hrsg.)
Pflege von Menschen mit Multipler Sklerose

Verlag Hans Huber
Programmbereich Pflege

HUBER

June Halper
Nancy Joyce Holland
(Herausgeberinnen)

Pflege von Menschen mit Multipler Sklerose

Aus dem amerikanischen Englisch von Michael Herrmann

Deutschsprachige Ausgabe herausgegeben von Jörg Kraus

Verlag Hans Huber

June Halper. US-Hauptherausgeberin, MSN, APN-C, FAAN, MSCN
Nancy Joyce Holland. US-Zweitherausgeberin, EdD, RN, MSCN
Jörg Kraus. PD, Dr. med., leitender Oberarzt, Spezialambulanz für Multiple Sklerose, Stationäre Spezialeinheit für Neuroimmunologie und Neuroonkologie
Paracelsus Medizinische Privatuniversität
Christian Doppler Klinik, Universitätsklinik für Neurologie
Ignaz-Harrer-Str. 79
AT-5020 Salzburg
E-Mail: joerg.kraus@salk.at

Lektorat: Jürgen Georg, Silvan Schmid, Lisa Schmidt
Herstellung: Jörg Kleine Büning
Titelillustration: pinx. Winterwerb und Partner, Design-Büro, Wiesbaden
Satz: punktgenau gmbh, Bühl
Druck und buchbinderische Verarbeitung: AALEXX Buchproduktion GmbH, Großburgwedel
Printed in Germany

Bibliografische Information der Deutschen Nationalbibliothek
Die Deutsche Nationalbibliothek verzeichnet diese Publikation in der Deutschen Nationalbibliografie; detaillierte bibliografische Angaben sind im Internet über http://dnb.d-nb.de abrufbar.

Anregungen und Zuschriften bitte an:
Verlag Hans Huber
Lektorat: Pflege
Länggass-Strasse 76
CH-3000 Bern 9
Tel: 0041 (0)31 300 45 00
Fax: 0041 (0)31 300 45 93
verlag@hanshuber.com
www.verlag-hanshuber.com

Das vorliegende Buch ist eine Übersetzung aus dem Amerikanischen. Der Originaltitel lautet «Comprehensive Nursing Care in Multiple Sclerosis» von June Halper und Nancy Joyce Holland.

1. Auflage 2014. Verlag Hans Huber, Hogrefe AG, Bern

(E-Book-ISBN_PDF 978-3-456-95285-8)
(E-Book-ISBN_EPUB 978-3-456-75285-3)
ISBN 978-3-456-85285-0

Inhaltsverzeichnis

Widmung

Wir widmen die dritte Auflage dem Gedenken an Linda A. Morgante, deren liebevolles Vermächtnis der Fürsorge und Hoffnung in der Seele ihrer Angehörigen, Freunde, Kollegen und Studenten sowie der Patienten und ihrer Familien nachhallt. Ihre Hoffnung auf morgen ist noch immer in jedem von uns lebendig.

Geleitwort

Die Multiple Sklerose (MS) ist eine chronische, entzündliche und demyelinisierende Erkrankung des Zentralnervensystems (ZNS), bei der es zu Axondegeneration und allmählichen neurologischen Funktionsverlusten kommt. Sie hat beträchtliche Auswirkungen auf das Leben von Menschen mit dieser Erkrankung und deren Familien. Neure Fortschritte bei der Klärung der Immunpathologie und im Management der MS haben dieses Gebiet der Pflege und Versorgung dynamisiert und anspruchsvoll gemacht.

In den acht Jahren seit Erscheinen der zweiten Auflage des vorliegenden Buches hat sich die Rolle der Pflegenden als unterstützende Betreuungsperson um die der Schulenden und Forschenden sowie der Patientenfürsprecherin erweitert. Pflegende stehen vor der Herausforderung, über das traditionelle Symptommanagement hinauszugehen und den Patienten und seine Familie darin zu unterstützen, sich mit Aspekten wie den psychischen Auswirkungen der Erkrankung, der Risiko-Nutzen-Evaluation neuer Therapien und Verhandlungen mit dem Gesundheitsversorgungssystem zu beschäftigen.

Am Anfang dieses Buches steht eine umfassende Übersicht über MS, beginnend mit einer Fallstudie. Dieser realistische Ansatz ermöglicht es dem Leser, sich mit den Dingen zu identifizieren, denen Pflegende täglich gegenüberstehen. Aktuelle Informationen zur Pathophysiologie und Epidemiologie der MS werden besprochen und der Leser wird bezüglich der aktuellen diagnostischen Kriterien sowie der Pflege- und Versorgungsschemata bei MS auf den neuesten Stand gebracht. Besondere Betrachtung erfährt ein Wellness-Modellansatz in der Pflege und Versorgung von Menschen mit MS. Das Implementieren des Konzepts Hoffnung in die Praxis beschreibt, wie Pflegende jetzt in einer Position sind, dieses Konzept in das klinische Management einer früher als hoffnungslos geltenden Krankheit zu integrieren. Indem sie als Fürsprechende für Patienten und deren Familien agieren, können Pflegende den Patienten befähigen, sich im heutigen komplexen Gesundheitsversorgungssystem zurechtzufinden. Die International Organization of MS Nurses (IOMSN) bezeichnet Fürsprache für Patienten formell als organisatorische Verantwortlichkeit. Sie sieht in Fürsprache eine fundamentale Rolle der auf MS spezialisierten Pflegeperson und eine Verpflichtung, die von allen im Laufe der Zeit an der Unterstützung von Patienten mit MS beteiligten Gesundheitsfachpersonen geteilt werden muss. Dieser Ansatz umfasst voll und ganz das für das Leben von Patienten mit MS so wichtige Konzept Hoffnung.

Heutzutage haben Patienten mit MS vermehrt Zugang zu Informationen über die Krankheit, und zwar aus vielen Quellen, darunter auch dem Internet. Die Pflegeperson steht in ihrer Rolle als Schulende zunehmend vor der Aufgabe, Patienten zu helfen, die von ihnen gesammelten Informationen zu verstehen und deren Glaubwürdigkeit zu evaluieren.

Im Zentrum von Teil II des Buches stehen das Management der Erkrankung und ihrer Symptome sowie die Förderung eines gesunden Copings. Neben der umfassenden Übersicht über das aktuelle Symptommanagement enthält dieser Teil neue Kapitel. Eingehend wird die Integration der Komplementär- und Alternativmedizin in die Praxis behandelt. Zunehmend beobachten Pflegende, wie Patienten mit MS auf der Suche nach weiteren Optionen die Komplementär- und Alternativmedizin nutzen, um ihnen im Umgang mit ihren Symptomen und in der Lebensführung zu helfen. Auf MS spezialisierte Pflegende müssen in den verschiedenen Komplementär- und Alternativtherapien auf dem Laufenden bleiben, um ihre Patienten besser zu schulen und besser für sie sprechen zu können. In einem weiteren neuen Kapitel wird die Gruppe betroffener Kinder besprochen. Mit wachsendem Einblick in die Pathologie der Erkrankung und zunehmenden diagnostischen Möglichkeiten stehen wir allesamt speziellen Populationen, darunter auch Kindern, gegenüber. In diesem Kapitel werden ausführlich Themen wie Eigenheiten der Entwicklung und Probleme der Behandlung betrachtet, die für diese Population spezifisch sind.

Ergebnisse der Pflege und Versorgung sowie des Managements von Menschen mit MS haben in der heutigen Gesundheitsversorgung hohe Priorität. Schwerpunkte dieses Abschnitts sind die Rehabilitation, der Umgang mit Ressourcen sowie die Maximierung der Wirksamkeit medikamentöser Therapien. Eine umfassende pharmakologische Übersicht erlaubt dem Leser, den Umgang mit Schüben und Symptomen genauer zu betrachten. In den Anhängen finden sich Ressourcen (Anhang A) sowie eine Aufstellung verschiedener medikamentöser Therapien (Anhang B).

Dieses Buch unterscheidet sich von anderen über MS insofern, als darin gängige Themen betrachtet werden, denen Patienten, ihre Familien und in der Pflege und Versorgung Tätige in einer Zeit globaler Unsicherheit und der Besonderheiten und Veränderungen des sozialen Netzes täglich gegenüberstehen. Die Prävention von Komplikationen bei Behinderten, Rehabilitationsansätze im Krankheitsmanagement und Frauenthemen werden zusammen mit den aktuellen Implikationen für die Pflege untersucht. Von besonderem Nutzen ist dabei der Fallstudienansatz, um die reale Welt von MS-Herausforderungen zu beleuchten.

Das vorliegende Werk ist eine interdisziplinäre Leistung zahlreicher Fachleute aus der Gesundheitsversorgung, herausgegeben von June Halper und Nancy J. Holland. Deren jahrelange Erfahrung auf dem Gebiet der MS und ihr Einsatz für die MS-Pflege werden in jedem Kapitel deutlich. Dieses Buch repräsentiert den aktuellen Stand der Pflege und Versorgung von Patienten mit MS und ihren Familien. Es wird allen Pflegenden, die sich um Patienten mit MS und deren Familien kümmern, eine unübertroffene Ressource sein. Ich danke Ihnen, June und Nancy, für die Aktualisierung dieses wunderbaren Beitrags zur Literatur über MS.

Amy Perrin Ross, APN, MSN, CNRN, MSCN
Neuroscience Program Coordinator
Loyola University Medical Center
Maywood, IL

Einleitung

Willkommen zur dritten Auflage des vorliegenden Buches, eines Werkes, das im vergangenen Jahrzehnt parallel zu den Veränderungen, die wir in unserem Beruf gesehen haben, gewachsen ist. Als dieses Buch zum ersten Mal verfasst wurde, kam es in der Welt der Multiplen Sklerose (MS) gerade zu einem bedeutsamen Wandel. Ausgehend von einer Krankheit, die strikt als neurologisches Problem gesehen wurde, erfuhren wir nach und nach etwas über die immunologischen Ursprünge der Grunderkrankung. Von einem medizinischen Modell mit Neurologen als Vorreitern wurde die MS zu einem Schwerpunkt für Pflegende, Reha-Spezialisten, Beratern und Fürsprechern. Die Herausgeberinnen hatten die Ehre, an diesen Veränderungen teilzuhaben und sind nun der Ansicht, diese vorliegende Ausgabe bedürfe eines neuen Schwerpunkts, und zwar auf unserem neuen Verständnis von MS und den neuen, für MS-Fachpflegende entstehenden Verantwortlichkeiten. Auch glauben wir, dass es an der Zeit ist, einen konzeptionellen Bezugsrahmen der MS-Pflege zu präsentieren, und zwar einen, der die zahlreichen Rollen und Verantwortlichkeiten umfasst, die uns bei unserer Arbeit in Anspruch nehmen und Leitmotiv für unsere Pflegeaktivitäten sein könnten.

Den Boden bereiten für Linda A. Morgantes konzeptionellen Bezugsrahmen der Hoffnung

Die verstorbene Linda A. Morgante trat mit all ihren Pflegeaktivitäten bei MS für das *Konzept Hoffnung* ein. In ihrem Büro hatte sie einen «Krug der Hoffnung» den ihre Patienten bei den Konsultationen bei ihr berührten. Sie brachten auch Hoffnungssteine für Lindas Sammlung mit. Linda hielt weltweit Vorlesungen über dieses Konzept und veröffentlichte mehrere Artikel, in denen dieser konzeptionelle Bezugsrahmen angewandt wurde. Sie glaubte, Pflegende müssten sich auf positive und dennoch realistische Ergebnisse von Aktivitäten im Umgang mit MS konzentrieren, um Patienten und deren Familien erfolgreich zu helfen. Ihrer Philosophie nach war das Glas eher halbvoll als halbleer. Weltweit inspirierte sie ihre Mitpflegenden, die Mitglieder ihres MS-Teams und, was das Wichtigste war, ihre Patienten und deren Familien.

Die Herausgeberinnen haben das vorliegende Werk neu konzipiert und dabei diesen wunderbaren Bezugsrahmen aufgenommen, um das Andenken an die verstorbene Linda A. Morgante zu ehren und zu wahren. Die neue Ausgabe ist so ausgelegt, dass dieser Bezugsrahmen in jedes Kapitel integriert wird, um unseren Lesern praktische Anwendungen dieses Modells im professionellen Handeln zu vermitteln. Diese neue Sichtweise der MS ist sowohl dem Konzept als auch der Realität angemessen. Als die Autorinnen und Autoren mit ihrer MS-Pflege begannen, konzentrierte sich berufliches Handeln noch auf Symptommanagement, Reha-Leistungen (soweit verfügbar) und einen ziemlich düsteren Ausblick auf das Fortschreiten der Krankheit. Während des vergangenen Jahrzehnts hat sich in der Welt der MS ein breites Spektrum an Behandlungsoptionen eröffnet, international konzentrierte man sich auf MS-bezogene Forschung, Pflege und Versorgung und die Anzahl der auf MS spezialisierten Pflegenden nahm zu. Die Autorinnen und Autoren haben den Inhalt dieses Buches neu konzipiert, damit er sich mit einer neuen und positiveren Philosophie der MS-Pflege und -Versorgung und der MS-Forschung deckt. Wir hoffen, dass dieses neue Pflege- und Versorgungsmodell unseren Lesern eine neue Sichtweise der MS vermittelt, die zu ihrem beruflichen Handeln beiträgt und Patientenergebnisse über das gesamte Krankheitsspektrum hinweg verbessert.

June Halper, MSN, APN-C, FAAN, MSCN
Nancy Joyce Holland, EdD, RN, MSCN

Teil I
Einführung in die Multiple Sklerose

1 Multiple Sklerose im Überblick

June Halper und Nancy Joyce Holland

Fallstudie …

Janet, eine 21-jährige, alleinstehende Frau, kommt mit anamnestisch bekannter Optikusneuritis und anhaltenden Gesichtsschmerzen in die Praxis ihres Neurologen. In der Notaufnahme des nahegelegenen Krankenhauses war sie vom Notarzt und von einem Neurologen untersucht worden. Zusammen mit Blutuntersuchungen wurde ein MRT angeordnet. Sie erhielt intravenös Medikamente und man sagte ihr, sie möge sich von ihrem Neurologen weiterbehandeln lassen. Sie ist sehr ängstlich und versteht den Grund dieser Konsultation nicht. Sie ist sehr verängstigt, weil man ihr weder die Testergebnisse erläutert noch die Bedeutung ihrer Symptome erklärt hat.

Einleitung

Seit ihrer ersten ausführlichen Beschreibung durch Charcot im Jahre 1868 galt die Multiple Sklerose (MS) als eine chronische und oft zu Behinderung führende neurologische Erkrankung, die junge Erwachsene in der Blüte ihres Lebens trifft (Murray, 2005). Die Diagnose war mühselig und schwierig. Die Betroffenen sahen einer düsteren Zukunft entgegen. Diese Vorstellung von MS herrschte noch bis vor kurzem. Im ausgehenden 20. Jahrhundert erleichterten technische Fortschritte, wie etwa diagnostische Bildgebung (MRT) und neurophysiologische Tests (evozierte Potenziale) sowie sensitivere biologische Tests, wie die Liquoranalyse, die Diagnose der MS, was dazu führte, dass Gesundheitsfachpersonen früher darauf aufmerksam wurden und die Behandlung früher einsetzte. Dies steht in direktem Gegensatz zur Pflege und Versorgung zu Beginn und in der Mitte des 20. Jahrhunderts, die oft als die «Diagnose-und-Tschüss»-Ära bezeichnet wurde (L. Scheinberg, pers. Mitt., 1980–1990). In der Folge verschob sich der Schwerpunkt der MS-Therapie von der episodischen Akutversorgung mit rudimentärem Symptommanagement zur frühzeitigen Behandlung mit Krankheitsmodifikation und zu der Möglichkeit, einen Verlauf zu ändern, von dem man früher dachte, er führe geradewegs in schwere Behinderung. Darüber hinaus sind in der gesamten Gemeinschaft der MS-Fachleute ein größeres Verständnis und eine höhere Akzeptanz des Wertes umfassender symptomatischer Pflege und Versorgung, psychologischer Interventionen und von Reha-Dienstleistungen als Leitmotiv der MS-Pflege und -Versorgung entstanden.

Angesichts der Fokussierung auf den Bedarf an Akutpflege- und -versorgung des Patienten, auf den technologischen und chirurgischen Fortschritten sowie den Interventionen der Primärversorgung wurde die Pflege chronisch Kranker oder Behinderter in der Pflegeausbildung traditionell nicht besonders betont. Die komplexe Natur der MS und deren lebenslange Probleme erfordern außer den Neurologen auch die Fertigkeiten und direkten Leistungen zahlreicher weiterer Fachkräfte der Gesundheitsversorgung. Pflegende, die sich auf dieses Gebiet begeben, sind oft mit Informationslücken hinsichtlich der Krankheit, ihrer Verlaufsformen und der aktuellen Behandlung konfrontiert.

Pflegende, die in der Patienten- und Familieninteraktion oft eine zentrale Stellung einnehmen, sind sich unter Umständen über ihre Rolle und Verantwortlichkeit sowie über die für eine effektive Pflege nötigen Fertigkeiten im Unklaren. Je nachdem, welche Informationen und Unterstützung eine Pflegeperson erhält, wenn sie sich auf dieses Fachgebiet begibt, kann die Pflege bei MS als überwiegend schwierig oder als lohnend angesehen werden. Aus der Perspektive der Autorinnen betrachtet können die Pflege und Versorgung von Patienten mit MS, die Interaktion mit verschiedenen Gesundheitsfachpersonen (z. B. Kollegen aus der Pflege, Reha-Spezialisten, Sozialarbeiter, Berater) und die Interaktion mit verschiedenen Fachärzten, wie Neurologen, Urologen, Orthopäden und Ophthalmologen, sowie mit Vertretern von Naturheilverfahren eine Pflegeperson über viele Jahre hinweg in dieser beruflichen Sphäre halten.

Für eine Pflegefachperson ebenso wie für Mitglieder des MS-Teams gibt es viele Gelegenheiten, um die Pflege und Versorgung aller von MS Betroffenen zu verbessern. Ziel dieses Buches war es, die Pflege von Menschen mit MS zu unterstützen und zu stärken und deren Familien im Laufe eines ganzen Lebens mit dieser Erkrankung zu unterstützen.

Epidemiologie, Inzidenz und Prävalenz

In den USA gibt es schätzungsweise 400 000 Menschen mit MS und weltweit sind es etwa zwei Millionen. In Deutschland wird die MS-Prävalenz auf 150 000–180 000, in Österreich und der Schweiz auf jeweils 10 000–15 000 geschätzt. Die Diagnose MS wird heute häufiger als früher gestellt, die Gründe dafür sind jedoch unklar. Wahrscheinlich tragen ein höherer Bekanntheitsgrad der Krankheit, besserer Zugang zu medizinischer Versorgung und eine verbesserte Diagnostik dazu bei. Es ist nicht definitiv belegt, dass die MS-Rate generell ansteigt. Bei den meisten Menschen wird die Diagnose im Alter zwischen 20 und 50 Jahren gestellt, wobei MS aber auch bei Kleinkindern und deutlich älteren Erwachsenen auftreten kann (www.nmss.org).

Weltweit tritt MS deutlich häufiger oberhalb des 40. Breitengrades als näher am Äquator auf. Allerdings können die Prävalenzraten innerhalb eines geographischen Bereichs mit ziemlich übereinstimmendem Breitengrad und Klima erheblich schwanken. Diese Unterschiede zeigen, dass nicht nur geographische Faktoren beteiligt sind (www.nmss.org).

MS kommt unter Kaukasiern (vor allem nordeuropäischer Abstammung) häufiger vor als in anderen Ethnien, aber auch Menschen afrikanischer, asiatischer und hispanischer Herkunft erkranken daran. In manchen Populationen, darunter Inuit, Jakuten, Hutterer (konservative christliche Glaubensgemeinschaft in Nordamerika mit wenig Austausch nach außen), ungarische Roma, norwegische Lappen, die Aborigines Australiens und die Maoris in Neuseeland, ist MS unabhängig von dem Breitengrad, auf dem sie leben, nahezu unbekannt. Dies zeigt, dass ethnische Zugehörigkeit und geographische Lage auf komplexe Weise interagieren und sich damit auf die Prävalenzzahlen in verschiedenen Teilen der Welt auswirken (Compston/Coles, 2008).

Inzwischen ist man der Ansicht, MS sei das Ergebnis einer Wechselwirkung genetischer wie umweltbedingter Faktoren (Sadovnick, 1994; Stewart/Kilpatrick, 2006). Es gibt die Theorie, dass die Anfälligkeit für MS von verschiedenen Genen kontrolliert wird. Indem er diese Gene erbt, wird jemand anfällig für einen Immunstimulus (möglicherweise ein Virus), der wiederum zur Schädigung des Myelins und zur klinischen MS führt (Oksenberg/Hauser, 2006; Sadovnik, 1994). Die spezifischen Gene und die Art ihrer Interaktion müssen noch identifiziert werden. Aus diesem Grund sind die Daten zur geographischen Verteilung der MS nur schwierig zu interpretieren (Oksenberg/Hauser, 2006; Sadovnik, 1994) und bleiben ein umstrittenes Thema. De Jager et al. veröffentlichten 2009 eine Arbeit, in der die Integration genetischer Risikofaktoren in einen klinischen Algorithmus zur Vorhersage der MS beschrieben wurde, aber es bedarf auf diesem sehr komplexen Forschungsgebiet noch weiterer Arbeit.

Zusammen mit einigen anderen wahrscheinlichen Kandidaten von Interesse gilt das humane Herpes-Virus (HHV; Epstein-Barr-Virus [EBV]) als Auslöser der MS. Lünemann und Münz veröffentlichten 2009 einen interessanten Artikel und viele weitere Forschende vermuten, dass das EBV potenziell an der Pathogenese der MS beteiligt ist. Weitere Viren, wie etwa das der Hundestaupe, das Masernvirus sowie HHV-6, galten im Laufe der vergangenen Jahrzehnte als wahrscheinliche Kandidaten, jedoch ohne sicheren Nachweis, um eines dieser Viren als auslösendes Agens mit MS in Verbindung zu bringen.

Die Krankheit scheint eine ausgesprochen ungleichmäßige Verteilung zu haben. Kurtzke (1985) stellte je nach Breitengrad Bereiche mit hohem, mittlerem und geringem Risiko fest. In den USA zeigten südlich des 37. Breitengrades nördlicher Breite gelegene Bundesstaaten niedrigere Sterberaten als nördlich dieser Linie gelegene Bundesstaaten, die deutlich über dem Landesdurchschnitt lagen. Prävalenzstudien an Gruppen von Nordeuropäern und Nordamerikanern, die aus Gegenden mit hohem Risiko in Gegenden mit geringem Risiko migrierten, zeigen, dass das hohe Risiko fortbesteht, wenn die Auswanderung in einem Alter über 15 Jahre erfolgt (Alter et al., 1971; Dean, 1967; Moffie, 1966). Diejenigen, welche mit weniger als 15 Jahren emigrierten, übernahmen das niedrige Risiko der Länder, in die sie einwanderten. Diese Unterschiede haben die Hypothese entstehen lassen, es gebe ein kritisches Expositionsalter für unbekannte kausale oder auslösende Faktoren (möglicherweise ein Virus), und sprechen für eine lange Latenzphase zwischen Exposition und Ausbruch der Erkrankung (Ebers, 1998; Granieri et al., 1993).

Dieses geographische Verteilungsmodell wurde mit der Begründung kritisiert, der Vergleich von Prävalenzraten sei «aus sehr unterschiedlichen Gegenden, Ländern und Regionen zu unterschiedlichen Zeiten dokumentiert» worden (Granieri et al., 1993: S17). Granieri et al. wiesen auch darauf hin, dass neuere europäische Prävalenzstudien früheren Studien widersprechen. Eine Studie in Italien zeigte, dass die Prävalenz auf den südlichen Inseln Sizilien und Sardinien sogar höher ist (Rosati, 1990; Savettieri, 1983). Ähnliche Resultate zeigen Studien in Jugoslawien (Sepcic et al., 1989) und Spanien (Martín et al., 1988).

Granieri et al. (1993) zufolge «mag die einem niedrigeren Breitengrad zugeschriebene geringere MS-Prävalenz teilweise Unterschiede im Niveau, in der Qualität und in der Organisation des Gesundheitssystems sowie in der Zugänglichkeit und Fallsicherung widerspiegeln – Variablen, die sich negativ auf die Korrektheit und die Dokumentationen auswirken und zu Verzerrungen der Prävalenzberechnungen führen» (ebd.: S17).

Es hat sich auch gezeigt, dass Prävalenz und Verteilung der MS innerhalb eines gegebenen geographischen Bereichs im Laufe der Zeit schwanken können. Eine bemerkenswerte Studie wurde auf den Färöer-Inseln durchgeführt, die nach der Landung britischer Truppen während des Zweiten Weltkriegs einen dramatischen Anstieg der Fallzahlen erlebten (Kurtzke/Hyllested, 1979). Kurtzkes Interpretation dieses Anstiegs lautete, dass die Briten MS auf den Färöer-Inseln einführten, indem er feststellte, «die einzig möglichen Erklärungen seien, dass die Briten entweder ein persistierendes Toxin oder eine übertragbare Infektion mitbrachten. Ein Toxin kann nachfolgende Epidemien nicht erklären. Daher ist eine übertragbare Infektion die Ursache der MS auf den Färöer-Inseln» und: «MS existiert in einer weitverbreiteten, übertragbaren, aber neurologisch asymptomatischen Form» (Kurtzke, 1993: 412). Des Weiteren stellte Kurtzke fest, diese asymptomatische Form, die er als *MS-Primäraffekt* («primary MS affection», PMSA) bezeichnet, komme in einer Population, in der es MS gibt, häufig vor, bewirke aber nur selten klinische MS-Symptome.

Es sei darauf hingewiesen, dass es keine Belege dafür gibt, dass MS eine direkt übertragbare Krankheit ist, weil nicht nachgewiesen wurde, dass Menschen, die damit leben oder häufiger Kontakt zu Patienten mit MS haben, einem höheren Erkrankungsrisiko unterliegen. Das heißt, es gibt keinen Grund zu der Annahme, Patienten mit MS seien infektiös (Granieri et al., 1993; **Zusatzinfo 1-1**).

In vielen Zeitschriftenbeiträgen sowie in Präsentationen auf nationalen und internationalen Tagungen zeigt sich zunehmend Interesse an den immunmodulatorischen Effekten von Vitamin D bei MS. Derzeit ist noch keine abschließende Aussage möglich, aber es besteht großes Interesse an «einer eventuellen Verbindung zwischen dem Auftreten der MS und ihrer Verschlechterung aufgrund eines Vitamin-D-Mangels» (Correale et al., 2009).

Zusatzinfo 1-1: Familiär bedingtes MS-Risiko

Bis zu 2 % der Menschen mit MS haben mindestens einen MS-betroffenen Verwandten.

Empirisches Risiko für das Auftreten von MS (altersadaptiert):

- Elternteil mit MS, Risiko für das Kind: 4 %
- Person mit MS, Risiko für Geschwister: 4–5 %
- Zwilling mit MS, dizygot: 3–5 %
- Zwilling mit MS, monozygot: 26–36 %.

Quellen:

Sadovnick, A. D., H. Armstrong, G. P. Rice, D. Bulman, L. Hashimoto, D. W. Paty, [...], T. J. Murray (1993), A Population-Based Study of Multiple Sclerosis in Twins: Update. *Annals of Neurology*, 33(3), 281–285. Copyright 1993 by Wiley-Liss, adaptiert mit Genehmigung

Van den Noort, S., N. J. Holland (1999), *Multiple Sclerosis in Clinical Practice*, New York: Demos Medical Publishing. Copyright 1999 by Demos Medical Publishing, adaptiert mit Genehmigung.

Pathologie und Ätiologie der MS

Die MS ist eine Erkrankung des Zentralnervensystems (ZNS), bei der die Myelinscheide bestimmter Nervenfasern geschädigt und die Erregungsleitung neuronaler Impulse unterbrochen wird. Der pathologische Prozess beginnt mit der Zerstörung des Myelins, wodurch die Erregungsleitung verlangsamt oder unterbrochen wird (Allen, 1991). Über das gesamte ZNS verteilen sich unregelmäßig geformte, makroskopische Läsionen, die das Ergebnis der Zerstörung der Myelinscheide zu sein scheinen. Diese Läsionen oder *Plaques* finden sich vorwiegend in der weißen Substanz, und zwar vorzugsweise in den Sehnerven und in der weißen

Substanz des Rückenmarks, des Stammhirns und des Kleinhirns, vor allem im Bereich um die Ventrikel herum (Pallett/O'Brien, 1985). Kürzlich entstandene Läsionen zeigen eine teilweise oder vollständige Degeneration des Myelins sowie eine perivaskuläre Infiltration durch Lymphozyten und andere mononukleäre Zellen, die für einen entzündlichen Prozess sprechen (Pallett/O'Brien, 1985). Eine Axonschädigung wurde sowohl bei akuten als auch bei chronischen MS-Läsionen identifiziert und gilt als Ursache dauerhafter und irreversibler körperlicher und kognitiver Behinderung (Trapp et al., 1998). Neuere Belege sprechen dafür, dass ein Axonverlust schon viel früher im Krankheitsverlauf auftreten kann, als ursprünglich angenommen. Außerdem wurde MS stets als eine Krankheit beschrieben, welche die weiße Substanz (myelinisierte Fasern) befällt. Während des vergangenen Jahrzehnts fanden sich jedoch auch starke Belege für eine Beteiligung der grauen Substanz (Peterson, 2001). Die Magnetresonanztomographie (MRT) dient inzwischen nicht nur zur Diagnosesicherung, sondern auch zur Überwachung der Krankheitsaktivität. Der technische Fortschritt und vermehrte Forschungsbemühungen haben den in Gesundheitsberufen Tätigen insgesamt einen größeren Überblick über die subklinische Erkrankung und ihre klinischen Implikationen verschafft (Lincoln et al., 2009).

Die Ätiologie der MS ist unbekannt, auch wenn man von der Existenz einer genetischen Veranlagung bei anfälligen Individuen in Verbindung mit einem unbekannten, umweltbedingten Auslöser ausgeht (Compson, 1991). Der umweltbedingte Faktor ist unbekannt, soll jedoch viralen Ursprungs sein (Compson, 1991). Es hat sich gezeigt, dass MS in bestimmten Familien häufiger auftritt, und der gegenwärtigen Theorie zufolge ist die Vererbung multigenetisch, das heißt, sie resultiert aus mehr als einem Gen (Compson, 1991, 2001).

Krankheitsverlauf

Eines der charakteristischen Merkmale der MS ist ihre Unberechenbarkeit von Person zu Person sowie bei ein und derselben Person im zeitlichen Verlauf. Zwar gibt es allgemeine prognostische Indikatoren, anhand derer sich vermuten lässt, ob die Erkrankung eines Patienten einen bestimmten Verlauf nehmen wird, jedoch ist die Prognose ungewiss. Im Allgemeinen haben Frauen eine bessere Prognose als Männer (Coyle, 1996). Ein Beginn in jungen Jahren, ein monofokales im Gegensatz zum multifokalen Auftreten und eine vollständige Genesung nach einem Schub sprechen für eine günstigere Prognose (Coyle, 1996). Indikatoren einer schlechten Prognose sind:

- Stammhirnsymptome, wie Nystagmus, Tremor, Ataxie und Dysarthrie
- eine schlechte Erholung nach Schüben und
- eine hohe Schubrate (Coyle, 1996).

Die Diagnose MS wird gewöhnlich nach zwei oder mehr Episoden unklarer neurologischer Symptome durch einen Neurologen gestellt. Neueren Forschungsstudien zufolge sind klinisch isolierte Syndrome – ein Schub und positive Befunde im MRT – das erste Anzeichen der MS. Es gibt keinen spezifischen Labortest für MS, und die Diagnose hängt gewöhnlich ab von:

- einer Anamnese, die auf die Wahrscheinlichkeit der Krankheit hindeutet
- einer neurologischen Untersuchung mit Befunden, die sich mit MS decken
- positiven paraklinischen Belegen (Sibley, 1990)
- sowie dem bestmöglichen Ausschluss anderer möglicher Erkrankungen.

Die meisten Patienten fallen in die Altersgruppe von 15–60 Jahren, wobei jedoch neuere Daten dafür sprechen, dass immerhin 10 % der Patienten mit MS ihre ersten Symptome zwischen dem 60. und 70. Lebensjahr haben (Sibley, 1990). Zwar setzt die Krankheit durchschnittlich im Alter zwischen 20 und 50 Jahren ein, kann aber auch im Kindesalter beginnen. Zu den Anfangssymptomen können Taubheitsgefühl, Kribbeln oder Schwäche in den Extremitäten, Sehstörungen, Schwindel, Dysarthrie, Ataxie sowie Pollakisurie und Harndrang gehören. Häufig ist auch das Lhermitte-Zeichen, eine vorübergehende, einem elektrischen Schlag ähnliche Parästhesie, die beim Vorbeugen des Kopfes auftritt (Sibley, 1990). Die diagnostischen Kriterien der MS haben sich ausgehend von Schumacher et al. (1965; **Zusatzinfo 1-2**) über die Poser-Kriterien (Poser et al., 1983; **Tab. 1-1**) bis hin zu den McDonald-Kriterien (2001, revidiert 2005 und 2010; McDonald et al., 2001; **Tab. 1-2**) fortentwickelt.

Zusatzinfo 1-2: Schumacher-Kriterien für die klinische Diagnose der MS

- Entsprechendes Alter (10–50 Jahre)
- Erkrankung der weißen Substanz im ZNS
- Zeitlich und räumlich gestreute Läsionen
- Zwei oder mehr separate Läsionen
- Objektive Anomalien
- Passender zeitlicher Verlauf
- Schübe von mehr als 24 Stunden Dauer im Abstand von mindestens einem Monat
- Langsames und schrittweises Fortschreiten über mehr als 6 Monate
- Keine bessere Erklärung
- Minimale Routine-Laboruntersuchung
- Diagnose durch einen in klinischer Neurologie bewanderten Arzt.

Auch wenn neue Technologien, vor allem der Einsatz von bildgebenden Verfahren des ZNS, die Zeit zwischen dem ersten klinischen Auftreten und der Diagnose «klinisch gesicherte MS» verkürzt haben, bleibt MS eine klinische Diagnose. Die

Tabelle 1-1: Kriterien des Poser-Komitees für die Diagnose der MS («Poser-Kriterien»)

		Klinisch				
Kategorie		**Schübe**	**Belege**		**Paraklinische Belege**	
Klinische Diagnose:						
gesichert	1	2	2		–	
	2	2	1	und	1	
wahrscheinlich	1	2	1		–	
	2	1	2		–	
	3	1	1		1	
		Klinisch				
Kategorie		**Schübe**	**Belege**		**Paraklinische Belege**	
Klinische Diagnose:						
gesichert	1	2	1	oder	1	1
	2	1	2		–	1
	3	1	1		–	1
wahrscheinlich	1	2	–		–	1

Tabelle 1-2: Revidierte diagnostische Kriterien von McDonald (Quelle: Polman, C.H.; Reingold, S.C.; Banwell, B.; Clanet, M.; Cohen, J.A.; Filippi, M.; Fujihara, K.; Havrdova, E.; Hutchinson, M.; Kappos, L.; Lublin, F.D.; Montalban, X.; O'Connor, P.; Sandberg-Wollheim, M.; Thompson, A.J.; Waubant, E.; Weinshenker, B.; Wolinsky, J.S. Diagnostic criteria for multiple sclerosis: 2010 revisions to the McDonald criteria. *Ann. Neurol.* 2011 Feb; 69[2]: 292–302) Copyright 2005 by Wiley-Liss, Abdruck mit Genehmigung)

Klinisches Bild	Zusätzlich für die Diagnose MS erforderliche Daten[1]
≥ 2 Schübe, objektive klinische Evidenz für ≥ 2 Läsionen oder objektive klinische Evidenz für 1 Läsion mit deutlichem anamnestischen Anhalt für einen vorherigen Schub	Keine
≥ 2 Schübe, objektive klinische Evidenz für 1 Läsion	Räumliche Dissemination, nachgewiesen durch: • ≥ 1 T2-Läsion im MRT in zumindest 2 von 4 MS-typischen ZNS-Regionen (periventrikulär, juxtakortikal, infratentoriell oder Rückenmark) oder • Abwarten eines weiteren klinischen Schubes, der für eine andere Lokalisation im ZNS spricht

Tabelle 1-2: *(Fortsetzung)*

Klinisches Bild	Zusätzlich für die Diagnose MS erforderliche Daten[1]
1 Schub, objektive klinische Evidenz für ≥ 2 Läsionen	Zeitliche Dissemination, nachgewiesen durch: • gleichzeitiges Vorliegen von asymptomatischen Gadolinium anreichernden und nicht anreichernden Läsionen im MRT zu irgendeinem Zeitpunkt oder • eine neue T2-Läsion und/oder Gadolinium anreichernde Läsion(en) im Verlaufs-MRT, unabhängig vom zeitlichen Abstand zum Ausgangs-MRT oder • Abwarten eines zweiten klinischen Schubes
1 Schub, objektive klinische Evidenz für 1 Läsion (klinisch isoliertes Syndrom)	Räumliche und zeitliche Dissemination, nachgewiesen durch: • für die räumliche Dissemination: 1. ≥ 1 T2-Läsion im MRT in zumindest 2 von 4 MS-typischen ZNS-Regionen (periventrikulär, juxtakortikal, infratentoriell oder Rückenmark) oder 2. Abwarten eines weiteren klinischen Schubes, der für eine andere Lokalisation im ZNS spricht • für die zeitliche Dissemination: – gleichzeitiges Vorliegen von asymptomatischen Gadolinium anreichernden und nicht anreichernden Läsionen im MRT zu irgendeinen Zeitpunkt oder – eine neue T2-Läsion und/oder Gadolinium anreichernde Läsion(en) im Verlaufs-MRT, unabhängig vom zeitlichen Abstand zum Ausgangs-MRT oder – Abwarten eines zweiten klinischen Schubes
Schleichende neurologische Progression, die für MS spricht	1 Jahr Progression der Krankheit (retrospektiv oder prospektiv festgestellt) und 2 der 3 folgenden Punkte: 3. Evidenz für eine räumliche Dissemination im Gehirn, basierend auf > 1 T2-Läsionen in den für die MS charakteristischen Regionen (periventrikulär, juxtakortikal, infratentoriell) 4. Evidenz für eine räumliche Dissemination im Rückenmark, basierend auf > 2 T2-Läsionen im Rückenmark 5. positiver Liquorbefund (positive oligoklonale Banden in der isoelektrischen Fokussierung und/oder erhöhter IgG-Index)

1 Allerdings bestmöglicher Ausschluss von differenzialdiagnostisch möglichen Erkrankungen, so dass es keine bessere Erklärung für das zugrunde liegende Krankheitsbild gibt.

Poser-Kriterien für klinisch gesicherte MS erforderten zwei klinische Defizite, die sich auf Läsionen der weißen Substanz zurückführen lassen, oder die ärztliche Feststellung eines Defizits mit paraklinischen Belegen einer weiteren Läsion, entweder mittels MRT oder durch evozierte Potenziale. Die Defizite müssen hinsichtlich ihres Auftretens mindestens einen Monat auseinanderliegen und jeweils mindestens 24 Stunden anhalten (Poser et al., 1983). In die McDonald-Kriterien (2001, revidiert 2005 und 2010; McDonald et al., 2001; Polman et al., 2011) floss vor allem das zunehmende Verständnis von MRT-Parametern ein, das heißt, Anzahl und Lokalisation der für die Diagnose erforderlichen MRT-Läsionen wurden genauer definiert. Außerdem darf es keine andere, zu den klinischen Befunden passenden Diagnosen geben. Es ist wichtig, hervorzuheben, dass die MS zwar auch weiterhin eine klinische Diagnose ist, dass jedoch die Zeit zwischen dem Auftreten erster Symptome und der Diagnosestellung aufgrund des Einsatzes der MRT-Diagnostik verkürzt ist. Dies erlaubt es dem Kliniker, einen zweiten Schub anhand der Bildgebung des ZNS zu dokumentieren. Damit wurde die MS schon viel früher in ihrem Verlauf behandelbar und ihr langfristiges Ergebnis ließ sich potenziell verändern.

Patienten lassen sich nach der Form der MS unterteilen: schubförmig bzw. schubförmig remittierend, primär chronisch progredient, sekundär chronisch progredient, benigne oder maligne (Lublin/Reingold, 1996). Die beiden letztgenannten Kategorien, benigne und maligne, sind seltene Bilder der MS und werden beim Beschreiben der häufigsten Krankheitsverläufe oft nicht erwähnt:

- *Schubförmige* bzw. *schubförmig remittierende MS* ist charakterisiert durch klar umrissene Krankheitsschübe mit vollständiger Erholung sowie durch Phasen zwischen den Schüben, in denen die Krankheit typischerweise nicht fortschreitet.
- Patienten mit *primär chronisch-progredienter MS* zeigen von Anfang an ein Fortschreiten der Krankheit mit gelegentlichen und vorübergehenden, kürzeren Phasen der Besserung.
- *Sekundär chronisch-progrediente MS* beginnt mit einem schubförmigen Verlauf, gefolgt von einem Fortschreiten mit oder ohne gelegentliche Schübe, kleinere Remissionen und Plateaus.
- *Progredient schubförmige MS* ist eine von Anfang an progredient verlaufende Erkrankung, es gibt jedoch klar umrissene Schübe mit oder ohne Erholung. Die Phasen zwischen Schüben sind von fortlaufender Progredienz geprägt.
- Bei einer *Benignen MS* besteht bei dem Patienten noch 15 Jahre nach Krankheitsbeginn in allen neurologischen Systemen eine volle Funktionsfähigkeit. Diese Art des Verlaufs wird als *retrospektive Diagnose* bezeichnet: eine Diagnose, die erst nach vielen Jahren gestellt wird und bei der Patient und Arzt

zurückblicken und feststellen können, dass sich die Krankheit im Laufe der Zeit nicht verschlechtert hat. Schon früh im Verlauf der MS auftretende «Orientierungspunkte», an denen sich diese Prognose erkennen ließe, gibt es nicht.

- *Maligne MS* (Marburg-Variante) führt nach Krankheitsbeginn bei rasch progredientem Verlauf in kurzer Zeit zu erheblicher Behinderung und schließlich zum Tod (Lublin/Reingold, 1996).
- Das *klinisch isolierte Syndrom* gilt als frühe MS und wird definiert als «eine akute oder subakute neurologische Episode, die auf einen Krankheitsherd im ZNS hinweist und oft mit stummen Läsionen im MRT einhergeht» (Moser et al., 2009).

Domänen der Pflege bei MS

Die Praxis der MS-Pflege erfordert den Einsatz des gesamten Spektrums an Pflegefähigkeiten und -praxis, um dem Patienten mit MS und seiner Familie zu dienen (Maloni, 2001). MS-Pflege umfasst große Verantwortungs- und Handlungsbereiche, spezifisches Wissen sowie spezifische Fertigkeiten und Aufgaben. Die Domänen der MS-Pflege sind definiert als klinische Praxis, Fürsprache, Edukation und Forschung (Multiple Sclerosis Nursing International Credentialing Board [MSNICB], 2001).

Universelle Aufgaben jeglicher Pflege sind:

- Schaffen einer therapeutischen Partnerschaft
- Durchführen eines umfassenden Assessments
- Formulieren und Implementieren eines interdisziplinären Behandlungsplans
- Assessment der Ergebnisse.

Die spezifischen Anforderungen an die MS-Pflege beinhalten ein vollständiges Wissen über die Erkrankung und deren Spektrum an physischen, funktionellen und neurologischen Implikationen. Des Weiteren sind Fähigkeiten gefordert, um Patienten und deren Familien zu unterweisen und zu befähigen, und es bedarf der Fähigkeit, Fürsprecher bei Therapien, Programmen und Dienstleistungen zu sein, die MS-betroffene Individuen und deren Familien benötigen (Maloni, 2001). Im späten 20. und beginnenden 21. Jahrhundert waren ein Wandel in der Pflege und Versorgung bei MS sowie eine neue Betrachtungsweise der Rolle der auf MS spezialisierten Pflegenden und anderer Personen zu erkennen, die Pflegedienstleistungen erbringen. Pflege und Versorgung bei MS erfordern Kreativität, Fürsorglichkeit, Empathie, Hoffnung und beträchtliche Ausdauer (Halper, 2001).

Das Wellness-Modell in der MS-Pflege

Zusammen mit der Ungewissheit und dem Kontrollverlust, den die Diagnose für den Patienten und die Familie mit sich bringt, zwingt der fluktuierende Verlauf der MS die Pflegeperson, mit kultureller Sensibilität und einer individuell gestalteten Pflege zu reagieren. Positive Ansätze zur Wiederherstellung der Kontrolle und Lebensqualität beruhigen tendenziell ängstliche Patienten und deren Familien, die einer unbekannten Zukunft entgegensehen. Pflege lässt sich unterteilen in direkte Dienstleistungen, Beratung, Edukation und Unterstützung in schwierigen Übergangsphasen, etwa nach der Diagnose, im akuten Schub, bei Verschlechterung der Krankheit oder beim Lernen, mit fortgeschrittener Behinderung zu leben. Clarks Wellness-Modell hat Implikationen für den Pflegeprozess bei MS (Clark, 1986; **Tab. 1-3**).

Bei einer unheilbaren Krankheit müssen der Patient und seine Familie fortlaufend Verantwortung für die Gesundheitsversorgung und die Selbstüberwachung übernehmen. Im traditionellen Pflegemodell führt die Pflegende die Pflege durch

Tabelle 1-3: Vergleich zwischen traditioneller Pflege und Wellness-Pflegeprozess (Quelle: Clark, C. C. [1986], *Wellness nursing*, New York: Springer)

Traditioneller Pflegeprozess	Wellness-Pflegeprozess
Assessment des Klienten	Das Modell umfasst ganzheitliche Wellness für den Klienten Unterweisen des Klienten in Verfahren des Selbst-Assessments
Stellen der Diagnose	Assessment des individuellen Lernbedarfs auf der Grundlage von Überzeugungssystemen des Klienten
Setzen von Zielen	Unterweisen des Klienten im Setzen bedeutungsvoller Wellness-Ziele
Erstellen des Pflegeplans	Erstellen eines Maßnahmenplans mit dem Klienten und Unterstützen des Klienten beim Übernehmen der Verantwortung für dessen Durchführung
Durchführen der Pflegeinterventionen	Unterweisen des Klienten in Maßnahmen der Selbstpflege und -heilung in Übereinstimmung mit dessen Überzeugungen
Evaluieren der Ergebnisse	Unterweisen des Klienten im eigenständigen Evaluieren von Ergebnissen

und der Patient erhält sie. Das Wellness-Modell bedeutet eine Kooperation zwischen Patient und Pflegeperson – eine therapeutische Partnerschaft mit den Zielen Selbstbewusstsein und Eigenverantwortung. Clark definiert Wellness als individuell einzigartiges, positives Streben, bei dem eine Person krank sein und dennoch mit großer Wertschätzung von Lebensfreude und -sinn über Wellness verfügen kann (Clark, 1986). Dieser Wellness-Fokus stärkt und erhält die therapeutische Partnerschaft und kann diese Beziehung ein ganzes Leben mittels Coping als Reaktion auf Veränderungen und der Adaptation an neue Umstände lang stützen (Halper/Holland, 1998a, 1998b; Halper, 2001).

Pflege- und Versorgungsabläufe bei MS: Wo Pflegende pflegen

Settings der Akutversorgung

Patienten mit MS erleben oft Krankheitsschübe und brauchen akute Interventionen mit Kortikosteroiden, Reha-Dienstleistungen und Assistenz beim Beschaffen öffentlicher Leistungen. Pflege und Versorgung beschränken sich während dieser Zeit gewöhnlich auf die Phase der klinischen Verschlechterung und können in einem klinischen Setting, einer Reha-Einrichtung oder zuhause geleistet werden. Die Behandlung eines akuten Schubes beginnt gewöhnlich mit einer Durchuntersuchung auf einen zugrunde liegenden Infekt (Infekt der oberen Atemwege, Harnwegsinfekt) oder einen umweltbedingten Auslöser (Hitze, Feuchtigkeit). In dieser Zeit besteht die Rolle der Pflegeperson in der direkten Pflege des Patienten sowie in Edukation, Beratung, Beruhigung und Unterstützung.

Rehabilitation

Rehabilitation kann bei MS in einem ambulanten Setting, auf Station oder zuhause stattfinden. In dieser Phase leisten Pflegende Edukation und Beratung, um die Anpassung an ein neues Funktionsniveau zu fördern. Außerdem kann die Pflege Funktionen wie Wundpflege, Lungenpflege, Ausscheidung, Darm- und Blasenmanagement sowie die Entlassungsplanung umfassen. Physio-, Beschäftigungs-, Sprech- und Sprachtherapie sowie die berufliche Rehabilitation sollen Patienten helfen, verlorene Funktionen wiederzuerlangen, auf maximalem und sicherem Niveau Leistung zu erbringen und Phasen der Abhängigkeit und Interdependenz bei zu- und abnehmender Krankheit zu akzeptieren und sich entsprechend anzupassen.

Comprehensive Care

Comprehensive Care (umfassende/integrative Pflege) bei MS ist ein strukturiertes System der Gesundheitsversorgung, das ausgelegt ist, um die medizinischen, sozialen, beruflichen, emotionalen und ausbildungsbezogenen Bedürfnisse von Patienten und ihren Familien anzugehen (Halper/Burks, 1994). Comprehensive Care beinhaltet eine Philosophie des Befähigens, das heißt einen Wellness-Ansatz, bei dem der Patient eine aktive Rolle beim Planen und Implementieren von Gesundheitsversorgung und Selbstpflegeaktivitäten spielt und dem Team, das aus Ärzten, Pflegenden, Reha-Spezialisten, Beratern (Sozialarbeitern, Psychologen, Neuropsychologen), Unterweisenden und Geistlichen bestehen kann, als Berater dient. Patienten müssen lernen, sich in Reaktion auf Veränderungen ihres körperlichen und kognitiven Funktionierens zu adaptieren und zu wandeln. Dies impliziert seitens des Gesundheitsversorgungsteams und des Patienten ein totales Engagement für ein klar umrissenes «Wellness»-Programm, das jenseits von Beeinträchtigungen das Potenzial einer jeden Person im Blick hat (Cobble/Burks, 1985). Zentren der Maximalversorgung haben sich seit den frühen 80er-Jahren des 20. Jahrhunderts über die gesamten USA und Kanada ausgebreitet. Der Team-Ansatz in Pflege und Versorgung bei MS wird inzwischen allgemein akzeptiert (Halper/Burks, 1994) und hat bei den chronisch Kranken und Behinderten zu einem Pflege- und Versorgungsstandard geführt, den man bei Krankheiten wie HIV bzw. AIDS, Krebs und der koronaren Herzkrankheit sieht. Als Teamleiter kann ein Case Manager oder Fallkoordinator (Ignatavicius/Hausman, 1995) die durch das interdisziplinäre Team geleistete Pflege und Versorgung des Patienten koordinieren. Oft übernimmt eine Pflegeperson diese Rolle.

Häusliche Pflege und Versorgung

Patienten mit fortgeschrittener Erkrankung werden oft zuhause gepflegt und versorgt. Viele Familien stehen vor täglichen Herausforderungen der Fürsorge für geliebte Personen, die rundum gepflegt und versorgt werden müssen, darunter auch hinsichtlich der Körperpflege, der Ernährung sowie des Transfers und des Zugangs zum Gesundheitsversorgungssystem. Die Pflegeperson im Setting der häuslichen Pflege ist das Bindeglied zu Gesundheitsfachpersonen in der Gemeinde und steht oft Herausforderungen, wie der Fürsprache zugunsten des Patienten, gegenüber, um die zuhause verfügbaren Dienstleistungen zu steigern und ein Basisniveau medizinischer Betreuung zu garantieren. Patienten, die unter Umständen schwer behindert und ohne jede Hoffnung auf Besserung sind, können auch medizinischen Komplikationen, wie Pneumonie, Hautschäden und Störungen der Lungenfunktion gegenüberstehen. Diese Patienten erbitten unter

Umständen und erhalten tröstende und lindernde Maßnahmen, wie im Palliativpflegemodell.

Langzeitpflege und -versorgung

Langzeitpflege und -versorgung implizieren nicht unbedingt ein Pflegeheim oder eine Einrichtung der Langzeitpflege und -versorgung. Sie können auch das Wohnen in einer behindertengerechten Wohnung, die Teilnahme an Tagesprogrammen für Erwachsene und nachhaltiger Pflege und Versorgung in der Gemeinde bedeuten. Pflegende spielen eine entscheidende Rolle in der Langzeitpflege und -versorgung von Menschen mit MS:

- in Pflegeheimen als Pflegende und zur Überwachung der direkten Pflege
- in Programmen des betreuten Wohnens zur Überwachung von Gesundheit, Funktion, Wellness und Sicherheit
- in Tagesprogrammen für Erwachsene als Teil des Teams durch Unterstützen täglicher Aktivitäten
- in kommunalen Zentren als Unterweisende und Fürsprecher für Patienten und Familien.

Den Herausforderungen der MS-Pflege begegnen

Die Herausforderung der Pflege bei MS zwingt die Pflegeperson beim Eintritt in die therapeutische Partnerschaft zur Beantwortung folgender Fragen:

- Welchen Verlauf hat die Krankheit des Patienten?
- Welche Behandlung(en) wurde(n) verordnet?
- Wie hat die MS die Lebensqualität des Patienten beeinträchtigt?
- Wie war die bisherige Adhärenz des Patienten?
- Wie wirken sich Symptome auf den Funktionszustand des Patienten aus?
- Wie hat sich die MS auf den Patienten und dessen Familie ausgewirkt?
- Welche Ressourcen stehen zur Verfügung?
- Wie kann ich helfen?

Wir hoffen, dass dieses Buch Pflegende in dieser großen Vielfalt an Pflege-Settings darin unterstützt, ihre eigene Pflegephilosophie zu entwickeln, sich als auf MS spezialisierte Pflegende zu fühlen und dieses Pflegemodell auf andere chronische Krankheiten zu übertragen, die ähnlicher Interventionsformen bedürfen.

Fallstudie ...

Die MS-Pflegende traf sich zwei Mal mit Janet: zuerst einmal, um die Diagnose MS in persönlichem Kontext zu erläutern, dabei ihre Symptome in Bezug zur MS zu setzen und dann das übliche Krankheitsbild zu erklären. Dazu verwandte sie visuelle Hilfen und Print-Medien der örtlichen MS-Organisationen, der International Organization of MS Nurses und aus ihren persönlichen Akten. Sie machte Janet darauf aufmerksam, dass sie nach Bedarf zu einem Gespräch zur Verfügung stünde. Zur zweiten Konsultation brachte Janet ihren Mann mit und beide stellten noch mehr Fragen zu Behandlungsmöglichkeiten, zu potenziellen Implikationen für ihre Zukunft und zu der Möglichkeit, dass auch ihre Kinder MS bekommen. Die Pflegende beantwortete viele Fragen und bot ihnen an, sich erneut mit ihnen zu treffen. Sie gab ihnen auch Informationen über Selbsthilfegruppen, Online-Chatrooms und verschiedene Websites mit zuverlässigen Informationen. Janet hat mit einer Therapie der MS begonnen und nimmt in Angelegenheiten, die sie betreffen, auch weiterhin immer wieder Kontakt zu der Pflegenden auf.

Literatur

Allen, I. (1991). Pathology of multiple sclerosis. In W. B. Matthews (Ed.), *McAlpine's multiple sclerosis* (pp. 298–378). New York: Churchill Livingstone.

Alter, M., Okihiro, M., Rowley, W., & Morris, T. (1971). Multiple sclerosis among Orientals and Caucasians in Hawaii. *Neurology, 21*(2), 122–130.

Clark, C. C. (1986). *Wellness nursing.* New York: Springer.

Cobble, N. D., & Burks, J. S. (1985). The Team approach to the management of multiple sclerosis. In J. S. Burks, F. Maloney, & S. R. Ringel (Eds.), *Interdisciplinary rehabilitation of multiple sclerosis and neuromuscular disorders* (pp. 11–31). Philadelphia: J. B. Lippincott.

Compson, D. A. S. (1991). Genetics and immunology. In W. B. Matthews (Ed.), *McAlpine's multiple sclerosis* (pp. 298–335). New York: Churchill Livingstone.

Compson, D. A. S. (2001). *Presentation on immunology of multiple sclerosis.* Harrogate, UK: MS Trust.

Compston, A., & Coles. A. (2008). Multiple Sclerosis. *Lancet, 372*(9648), 1502–1517.

Correale, J., Ysrraelit, M. C., & Gaitan, M. I. (2009). Immunomodulatory effects of vitamin D in multiple sclerosis. *Brain, 132*(5), 1146–1160.

Coyle, P. (1996, February). *Diagnosis, classification, and prognosis in multiple sclerosis.* Paper presented at St. Petersburg, FL.

De Jager, P. L., Chibnik, L. B., Cui, J., Reischl, J., Lehr, S., Simon, K. C., [...] Lelkova, P. (2009). Integration of genetic risk factors into a clinical algorithm for multiple sclerosis susceptibility: A weighted genetic risk score. *Lancet Neurology, 8*(12), 1111–1119.

Dean, G. (1967). Annual incidence: Prevalence and mortality of multiple sclerosis in white South-African born and in white immigrants to South Africa. *British Medical Journal, 2*(5554), 724–730.

Ebers, G. C. (1998). Introduction: A historical overview. In G. C. Ebers & D. W. Paty (Eds.), *Multiple sclerosis* (pp. 1–4). Philadelphia: F. A. Davis.

Granieri, E., Casetta, I., Tola, M. R., Govoni, V., Paolino, E., Malaù S., [...] Carreras, M. (1993). Multiple sclerosis: Does epidemiology contribute to providing etiological clues? *Journal of the Neurological Sciences, 115*(Suppl.), S16–S23.

Halper, J. (2001). *Defining multiple sclerosis 2001: A new vision.* Paper presented at MS Nursing Update, Dallas, TX.

Halper, J., & Burks, J.S. (1994). Care patterns in multiple sclerosis. Neuro Rehabilitation, *4*(4), 67–75.

Halper, J., & Holland, N.J. (1998a). Multiple sclerosis: new strategies, new hope: Part 1. *American Journal of Nursing, 10*, 27–32.

Halper, J., & Holland, N.J. (1998b). Multiple sclerosis, new strategies, new hope: Part 2. *American Journal of Nursing, 11*, 39–46.

Hammond, S.R., McLeod, J.G., Millingen, K.S., Stewart-Wynne, E.G., English, D., Holland, J.T., & McCall, M.G. (1988). The epidemiology of multiple sclerosis in three Australian cities: Perth, Newcastle, and Hobart. *Brain, 111*(Pt. 1), 1–25.

Ignatavicius, D.D., & Hausman, K.A. (1995). *Clinical pathways for collaborative practice.* Philadelphia: W.B. Saunders.

Kurtzke, J.F. (1985). Epidemiology of multiple sclerosis. In P.J. Vinken, G.W. Bruyn, & H.L. Klawans (Eds.), *Handbook of clinical neurology, revised series* (Vol. 3, Demyelinating Diseases, pp. 259–287). Amsterdam: Elsevier.

Kurtzke, J.F. (1993). Epidemiologic evidence for multiple sclerosis as an infection. *Clinical Microbiology Reviews*, 6(4), 382–427.

Kurtzke, J.F., & Hyllested, K. (1979). Multiple sclerosis in the Faroe Islands. Clinical and epidemiological features. *Annals of Neurology, 5*(1), 6–21.

Lincoln, J.A., Cadavid, D., Pollard, J., McLeod, J., Prineas, J., Dowling, P., & Cook, S.D. (2009). We should use magnetic resonance imaging to classify and monitor the course of multiple sclerosis. *Archives of Neurology, 66*(3), 412–414.

Lublin, F., & Reingold, S. (1996). Defining the course of multiple sclerosis: Results of an international survey. *Neurology, 46*(4), 907–911.

Lünemann, J.D., & Münz, C. (2009). EBV in MS: Guilty by association? *Trends in Immunology, 30*(6), 243–247.

Maloni, H. (2001, November). *Domains of multiple sclerosis nursing practice.* Personal Communication. MS Nursing Update. Dallas, TX.

Martin, R., Matias-Guiu, J., Calatayud, E., Moltó, J.M., & Aranaz, J. (1988, September). Epidemiology of multiple sclerosis in Eastern Spain [Abstract]. *An Update on Multiple Sclerosis,* International MS Conference, Rome, IV/34.

McDonald, W.I., Compston, A., Edan, G., Goodkin, D., Hartung, H.P., Lublin, F.D., [...] Wolinsky, J.S. (2001). Recommended diagnostic criteria for multiple sclerosis: Guidelines from the International Panel on the diagnosis of multiple sclerosis. *Annals of Neurology, 50*, 121–127.

Moffie, D. (1966). De geografische verbreiding van multiple sclerose [The geographic distribution of multiple sclerosis]. *Ned Tijdschr Geneeskd, 110*(33), 1454–1457.

Moser, H., Picone, M.A., & Smith, V.C. (2009) *Clinician's primer on multiple sclerosis* (p. 42). Denver, CO: Consensus Medical Communications.

Multiple Sclerosis Nursing International Credentialing Board. (2001). Orlando, FL.

Murray, T.J. (2005). *Multiple sclerosis: The history of a disease.* New York: Demos Medical Publishing.

National MS Society. Retrieved from www.nmss.org.

Oksenberg, J.R., & Hauser, S.L. (2006). The challenges of studying genes. Genetics and hereditary aspects of MS. *Multiple Sclerosis in Focus, 8*(10).

Pallett, P.J., & O'Brien, M.T. (1985). Multiple sclerosis. In *Textbook of neurological nursing* (pp. 616–619). Boston: Little, Brown.

Peterson, J. (2001). Personal Communication. Whitaker Research Track. CMSC Annual Meeting. Fort Worth, TX.

Polman, C. H., Reingold, S. C., Banwell, B., Clanet, M., Cohen, J. A., Filippi, M., Fujihara, K., Havrdova, E., Hutchinson, M., Kappos, L., Lublin, F. D., Montalban, X., O'Connor, P., Sandberg-Wollheim, M., Thompson, A. J., Waubant, E., Weinshenker, B., Wolinsky, J. S. Diagnostic criteria for multiple sclerosis: 2010 revisions to the McDonald criteria. *Annals of Neurology, 69*(2), 292–302.

Poser, C. M., Paty, D. W., Scheinberg, L., McDonald, W. I., Davis, F. A., Ebers, G. C. [...] Tourtellotte, W. W. (1983). New diagnostic criteria for multiple sclerosis: Guidelines for research protocols. *Annals of Neurology, 13*(3), 227–231.

Rosati, G. (1990). Epidemiologia della sclerosis multipla [Epidemiology of multiple sclerosis]. In G. Rosati & E. Granieri (Eds.), *Manuale di neuroepidemiologia clinica* (pp. 143–182). NIS: Rome.

Sadovnick, A. D. (1994). Genetic epidemiology of multiple sclerosis: A survey. *Annals of Neurology, 36*(Suppl. 2), S194–S203.

Savettieri, G. (1983). Epidemiologia della sclerosis multipla in Italia [Epidemiology of multiple sclerosis]. *Rivista de Neurologia, 52*(4), 227–237.

Schumacker, G. A., Beebe, G., Kibler, R. F., Kurland, L. T., Kurtzke, J. F., McDowell, F., [...] Willmon, T. L. (1965). Problems of experimental trials of therapy in multiple sclerosis: Report by the panel on the evaluation of experimental trials of therapy in multiple sclerosis. *Annals of the New York Academy of Sciences, 122*, 552–568.

Sepcic, J., Antonelli, E., Materljian, D., & Rukavina, D. (1989). Multiple sclerosis cluster in Gorski kotar, Croatia, Yugoslavia. In M. Battaglia (Ed.), *Multiple sclerosis research: Proceedings of the International Multiple Sclerosis Conference – an update on multiple sclerosis* (pp. 165–169). Amsterdam: Excerpta Medica.

Sibley, W. A. (1990). The diagnosis and course of multiple sclerosis. In *Neurobehavioral aspects of multiple sclerosis* (pp. 5–14). New York: Oxford University Press.

Stewart, G., & Kilpatrick, T. (2006). Understanding the genetics of MS. Genetics and hereditary aspects of MS. *Multiple Sclerosis in Focus, 8*, 7–9.

Trapp, B. D., Peterson, J., Ransahoff, R. M., Rudick, R., Mörk, S., & Bö, L. (1998). Axonal transaction in the lesions of multiple sclerosis. New *England Journal of Medicine, 338*(5), 278–283.

Weiterführende Literatur

Anderson, D. W., Ellenberg, J. H., Leventhal, C. M., Reingold, S. C., Rodriguez, M., & Silberberg, D. H. (1992). Revised estimate of the prevalence of multiple sclerosis in the United States. *Annals of Neurology, 31*(3), 333–336.

Bulman, D. E., Ebers, G. C. (1992). The geography of multiple sclerosis reflects genetic susceptibility. *Journal of Tropical and Geographical Neurology, 2*, 66–72.

Burks, J. S., & Johnson, K. P. (Eds.). (2000). *Multiple sclerosis: Diagnosis, medical management and rehabilitation.* New York: Demos Medical Publishing.

Fang, J. Y., & Lublin, F. D. (1995). Altering the course of multiple sclerosis. *Internal Medicine, 16*(1), 15–31.

Kuroiwa, Y., Shibasaki, H., & Ikeda, M. (1983). Prevalence of multiple sclerosis and its north-to-south gradient in Japan. *Neuroepidemiology, 2*, 62–69.

Peterson, J.W., & Trapp, B.D. (2005). Neuropathobiology of multiple sclerosis. *Neurologic Clinics, 22*(1), 107–129.

Poser, C.M. (1994). The epidemiology of multiple sclerosis: A general overview. *Annals of Neurology, 36*(Suppl. 2), S180–S193.

Sadovnick, A.D., Baird, P.A., & Ward, R.H. (1988). Multiple sclerosis: Update risks for relatives. *American Journal of Medical Genetics, 29*(3), 533–541.

2 Integration des Konzepts Hoffnung in die klinische Praxis

Linda A. Morgante †

Anmerkung der Herausgeberinnen

Dieses Kapitel wurde für die erste und zweite Auflage des Buches verfasst. Die verstorbene Linda A. Morgante inspirierte Tausende ihrer Patienten und KollegInnen aus der Pflege mit ihrem Pflegemodell, das die Edukation von Patient und Familie, nachhaltige Selbstwirksamkeit, Beratung und das Entwickeln von Fähigkeiten beinhaltet. Dieses Modell half Patienten, Familien und Mitpflegenden, sich durch positives Handeln, Anteilnahme an anderen Menschen und Wissen die Hoffnung zu bewahren. In der vorliegenden dritten Auflage haben die Autorinnen und Autoren einen Algorithmus entwickelt, der unserer Ansicht nach Linda Morgantes konzeptionellen Bezugsrahmen der Hoffnung verkörpert, bei dem den Herausforderungen der Multiplen Sklerose (MS) durch eine therapeutische Partnerschaft mit einer Pflegeperson begegnet werden kann. Diese Partnerschaft kann auch auf weitere Gesundheitsfachpersonen, wie Ärzte, Therapeuten, Berater und Fürsprecher, erweitert werden. Feste Bestandteile dieses Modells sind kulturell kompetente Pflege und Versorgung, ein Schwerpunkt auf Wohlbefinden statt Krankheit, Bearbeiten der physischen und emotionalen Bedürfnisse bei der Krankheit sowie Befähigen des Patienten durch Edukation, Entwickeln von Fähigkeiten und Nutzung von Ressourcen. Leitmotive dieses Modells, die zu Hoffnung und Befähigung führen, sind Wohlbefinden statt Krankheit und ein positiver Ausblick.

Einleitung

Menschen mit MS zu Hoffnung zu befähigen ist ein Hauptaspekt des Fürsorgens (**Abb. 2-1**). Hoffnung ist ein multidimensionaler und dynamischer Prozess, der Menschen Energie gibt und zu gesundem Coping befähigt (Dufault/Martocchio, 1985; Herth, 1991; Miller, 2000). Hoffnung bedeutet, ein Gefühl unbegrenzter Möglichkeiten und unbegrenztes Potenzial zu verspüren. Sie ist eine Ressource in jeder Person, die geweckt werden kann, um Heilung zu fördern.

Neue medikamentöse Behandlungen, die den Krankheitsverlauf auf positive Weise ändern können, haben Menschen mit MS und ihren Familien Optionen im Umgang mit der Krankheit gegeben. MS bleibt unheilbar und die Krankheit hat keine Grenzen. Symptome der MS manifestieren sich bei jedem Menschen anders und können sich mit der Zeit ändern. Menschen mit MS erleben deren Variabilität Tag für Tag neu und haben Schwierigkeiten, mit der Ungewissheit zu leben.

Menschen mit MS klammern sich an Hoffnung. Sie hoffen auf ein Heilverfahren, hoffen, ihre Krankheit möge sich stabilisieren oder bessern, hoffen, nicht aufgegeben zu werden, und hoffen, mit MS einhergehende körperliche, emotionale und spirituelle Leiden ertragen zu können. Die Hoffnung ist grenzenlos. Die Aufmerksamkeit von Menschen wieder auf eine umfassendere Bedeutung der Hoffnung in ihrem Leben zu richten, bietet «größere Flexibilität beim Bewahren einer authentischen, realitätsbasierten Hoffnung angesichts veränderlicher Umstände» (Callan, 1989: 42). Hoffnung zentriert sich dann nicht nur auf Greifbares, wie «ein Heilverfahren», sondern greift auch auf zuvor unerkundete Dimensio-

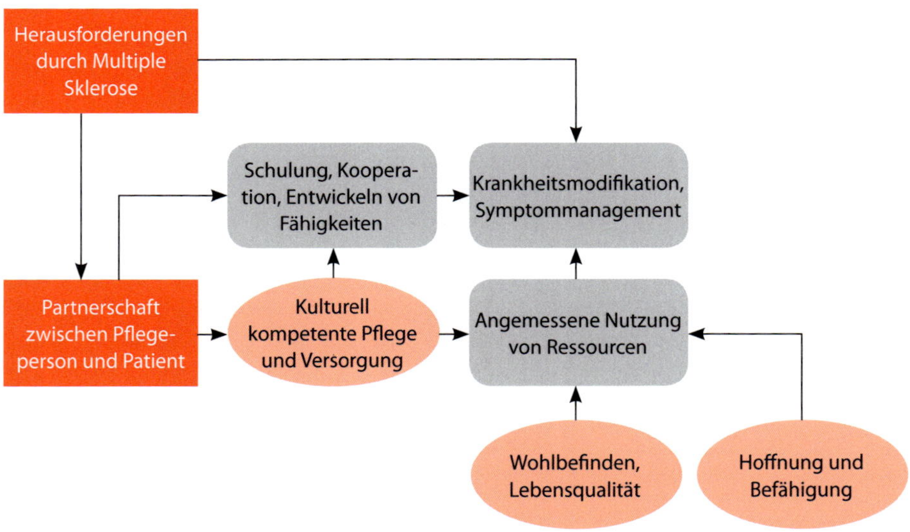

Abbildung 2-1: Konzeptioneller Bezugsrahmen der Hoffnung Linda Morgante. Dieser konzeptionelle Bezugsrahmen wurde von June Halper im Gedenken an die verstorbene Linda A. Morgante entwickelt, um deren Beitrag zur MS-Pflege zu ehren. Linda glaubte stets an den Wert der Pflegeperson-Patient-Beziehung und die damit verbundene Behaglichkeit und Pflege. Immer betonte sie die Bedeutung interdisziplinärer Aktivitäten, die Fähigkeiten und Wissen fördern und so den Patienten befähigen, die Herausforderungen der Krankheit zu überwinden. Durch die Verfügbarkeit krankheitsmodifizierender Therapien wurde dieses Modell um deren komplexe Kombinationen erweitert. Grundlegend für diesen Bezugsrahmen war Lindas Glaube an Wellness und die Würdigung der individuellen Definition von Lebensqualität, einer fließenden und selbstdefinierten Begrifflichkeit, die für jede Person einzigartig ist.

nen des Selbst zu. Einen Teppich der Hoffnung zu weben und zugleich ein Netz falscher Hoffnungen zu entwirren wird zu einer Herausforderung für die Pflege beim Fürsorgen für Menschen mit MS und deren Familien.

In diesem Kapitel werden mehrere Fallgeschichten vorgestellt, die den Einsatz von Hoffnung in der Praxis demonstrieren. Die Verhaltenszeichen für das Assessment der Hoffnung werden dargestellt, und die Pflegeinterventionen, die Hoffnung nähren, werden hervorgehoben. Die abschließende Fallgeschichte verdeutlicht Wege, wie die Pflegeperson ihre eigene Quelle der Hoffnung wieder zum Sprudeln bringen kann, wenn der Stress der MS-Pflege erschöpfend wird.

Hintergrund

Das Studium der Hoffnung durch Theologen, Philosophen, Soziologen und Psychologen liefert Grundlagen für die Anwendung des Konzepts in der Pflege (McGee, 1984). Das Alte Testament ist voll von Passagen, die Erwartung und Hoffnung auf die Ankunft des Messias zeigen. Das Neue Testament gibt die Lehren Jesu wieder, der denen, die ihm nachfolgen, ein herrliches Leben nach dem Tode verspricht. Für den zeitgenössischen Philosophen Marcel (1951/1962) hat eine Person unendliches Potenzial, sich zu erweitern und Grenzen zu überschreiten, um sich in ihrem Wesen zu vervollständigen. Dies impliziert das Vorhandensein von Hoffnung in allen von uns.

Soziologische Belege für Hoffnung finden sich in Martin Luther Kings[1] berühmter Rede «I have a dream»[2], in der seine Vision gleicher Rechte für Afroamerikaner und den Erhalt bürgerlicher Freiheiten für alle zum Ausdruck kommt. Die Existenz von Hoffnung ist auch bei den Vorfahren der US-amerikanischen Bevölkerung und in der Erwartung eines besseren Lebens für jeden Einwanderer zu finden. Ellis Island[3] ist ein bewegender Beitrag zu diesen Idealen und erinnert uns an vergangene und gegenwärtige Träume jener, die in Amerika ein neues Zuhause suchen.

Psychologen dokumentierten Hoffnung in ihren Studien an Kriegsgefangenen. Sie stellten fest, dass die Vorstellung, wieder herauszukommen und mit geliebten Personen vereint zu sein, viele der Gefangenen aufrechterhielt (Korner, 1970). Bei

1 US-amerikan. Bürgerrechtler und Theologe, Friedensnobelpreis 1964; * 15.1.1929, ermordet am 4.4.1968 in Memphis, Tennessee [A. d. Ü.]

2 Gehalten am 28.8.1963 beim Marsch auf Washington [A. d. Ü.]

3 Insel in der Bucht von New York, seit 1630 von Europäern genutzt. Ab 1892 erstes US-Einwanderungszentrum auf Bundesebene. Bis 1897 kamen dort rund 1,5 Mio. Menschen an. Rekordjahr war 1907, mit etwas über 1 Mio. Einwanderern und dem 17. April mit 11 747 Einwanderern an einem Tag. Seit 1965 Nationaldenkmal. [A. d. Ü.]

ihrer Arbeit mit Todkranken fand Elisabeth Kübler-Ross (1969), dass die Hoffnung auf ein Heilverfahren oder eine Remission der Krankheit Menschen über schwierige Zeiten hinweghalf. Sie stellte fest, dass es ein Zeichen des unmittelbar bevorstehenden Todes ist, wenn Menschen aufhören, hoffnungsvolle Vorstellungen zu äußern.

Eigenschaften, die Hoffnung unterstützen

Mehrere persönliche Eigenschaften tragen erwiesenermaßen zu einer optimistischen und hoffnungsvollen Einstellung bei. Ein starkes Selbstgefühl, die Fähigkeit, sich im Leben kompetent und in Kontrolle zu fühlen, Ausdauer und Widerstandsfähigkeit sowie ein kämpferischer Geist stehen nachweislich allesamt in positiver Beziehung zu Hoffnung (Barton et al., 1994; Foote et al., 1990; Hinds/Martin, 1988; Post-White et al., 1996). Auch die Überzeugungen, die Werte und der Glaube einer Person – in Form religiösen Glaubens oder lediglich als Verbundenheit mit einem höheren Wesen geäußert – wirken sich erwiesenermaßen positiv auf den Optimismus einer Person aus (Post-White et al., 1996).

Hoffnung und Hoffnungslosigkeit

Lynch (1965) definierte Hoffnung als ein Gefühl des Möglichen, als ...

> *«... die beste Ressource des Menschen, im Innern stets da, alles möglich machend, wenn er handelt, oder darauf wartend, geweckt zu werden, wenn er krank ist. Sie ist [unser] innerstes Gut und gilt gemäß der Geschichte der Pandora[4] zu Recht als noch immer vorhanden, wenn alles andere dahingegangen ist»* (ebd.: 31)

In anderen Definitionen wird Hoffnung der Hoffnungslosigkeit oder Verzweiflung gegenübergestellt: Geht die Hoffnung verloren, wird man mutlos und verliert die für den Optimismus nötige Energie. Fromm (1968) erkannte den Verlust der Fähigkeit, zu träumen, als Reaktion eines Hoffnungslosen. Träumen findet nicht nur im Schlaf statt, sondern ist auch wichtiger Teil des Wachseins und der Fähigkeit, sich bessere Zeiten vorzustellen. Über Träume zu sprechen kann psychisch und emotional tröstlich sein. Schlafunterbrechungen können auf Hoffnungslosigkeit hindeuten.

4 Hinweis auf die antike griech. Sage der Büchse der Pandora, bei deren Öffnen alle Übel der Menschheit und – ganz zuletzt – die Hoffnung herauskamen. [A. d. Ü.]

> *Lynch (1965) definierte Hoffnungslosigkeit als das Fehlen der Energie, sich etwas vorzustellen oder zu wünschen. Sie ist zutiefst passiv, und zwar nicht im guten, sondern im höchst unglücklichen Sinne. Ihr einziger, fundamentaler Wunsch ist, aufzugeben. In einer bestimmten Situation kann sie sich nichts mehr vorstellen, das sich tun ließe oder das zu tun sich lohnte. Sie imaginiert nichts über die Grenzen des gegenwärtigen Geschehens Hinausreichendes.* (Ebd.: 50)

Zwar gilt Hoffnung oft als die Abwesenheit von Hoffnungslosigkeit, aber kein Erleben ist statisch. Es ist nur unsere Sprache, die unsere Vision einer Entweder-oder-Situation limitiert. Eine Person geht von einem Augenblick zum anderen von Hoffnung zur Hoffnungslosigkeit über, und diesen in stetem Wandel begriffenen Prozess zu erkennen kann selbst in Momenten der Verzweiflung zu Hoffnung inspirieren (**Abb. 2-2**). Hoffnung kann ein Lied, ein Gedicht, ein Gemälde, ein Blumengesteck, ein Lächeln oder ein Scherz sein. Hoffnung ist der schwächste oder der stärkste Ausdruck von Optimismus (Morgante/McCann, 1992). Pflegende, die Patienten mit MS und deren Familien pflegen und versorgen, sind in einer Position, um für die Ressourcen zu sorgen, die nötig sind, um Hoffnung zu fördern und Hoffnungslosigkeit zu verhindern.

Pflege beinhaltet auch das Assessment von Verhaltensweisen, die Hoffnung widerspiegeln (**Zusatzinfo 2-1**), wobei Variablen mit Auswirkung auf den Prozess des Hoffens herausgearbeitet werden, um Pflege zu planen, und Interventionen geschaffen werden, um Hoffnung zu wecken, zu erhalten und wiederherzustellen.

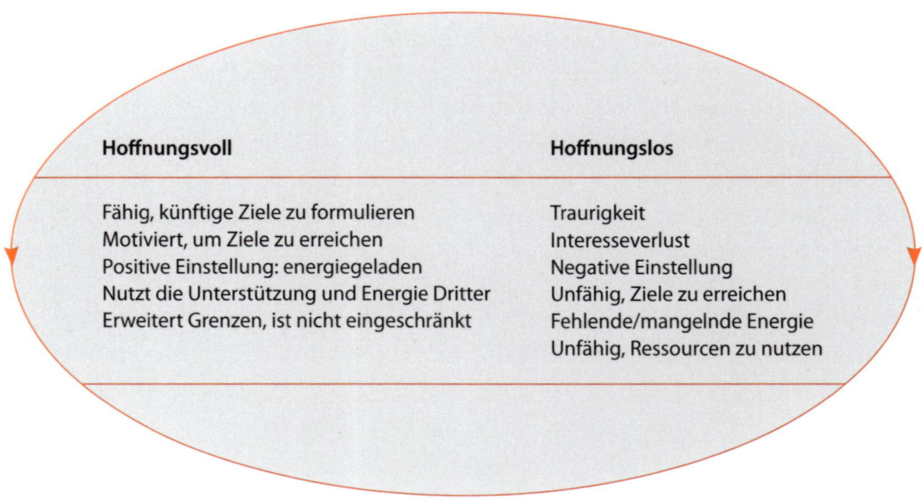

Abbildung 2-2: Hoffnung in der Verzweiflung

Zusatzinfo 2-1: Verhaltensweisen, die Hoffnung widerspiegeln

Die Person ...

- ... formuliert zukünftige Ziele.
- ... zeigt Motivation, um Ziele zu erreichen.
- ... erwartet, Ziele zu erreichen.
- ... stellt sich eine bessere Zukunft vor.
- ... erinnert sich an frühere Erfolge.
- ... sieht Optionen für sich selbst.
- ... bewahrt ein Gefühl von Kontrolle.
- ... antizipiert positive Ergebnisse.
- ... bezieht sich in unterstützender Weise und auf Gegenseitigkeit auf die Familie, Freunde oder Betreuungspersonen.
- ... fühlt sich mit einem höheren Wesen verbunden.
- ... zeigt Humor.
- ... entspannt sich durch Imagination und Visualisieren.

Fallstudien

Lisa

Lisa, eine 26-jährige Frau, unterzog sich einer Routineuntersuchung wegen Migränekopfschmerz. Sie ist Sozius einer großen New Yorker Anwaltskanzlei und verlobt. Ein MRT zeigt multiple, MS-typische Läsionen der weißen Substanz. Sie hatte nie einen MS-Schub und es geht ihr gut. Sie wird zu einem auf MS spezialisierten Neurologen überwiesen und erhält zusammen mit Behandlungsoptionen Informationen über die Wahrscheinlichkeit, MS zu entwickeln. Als Lisa und ihre Eltern zur MS-Fachpflegeperson kommen, sind alle sichtlich erschüttert. Sie hatten gute Nachrichten erwartet und erfuhren stattdessen, dass Lisa wahrscheinlich MS hat. Jeder von ihnen ist überwältigt, weint und ist verwirrt. Lisas ungläubige Zweifel drehen sich vor allem um die Tatsache, dass es ihr gut geht und sie nie einen MS-Schub hatte. «Ich weiß nicht, was ich tun soll, aber ich brauche Zeit, um all die Informationen aufzunehmen. Ich meine, warum sollte ich Medikamente nehmen, die ich injizieren muss und die mir Übelkeit bereiten könnten?»

Analyse des Falls von Lisa

Das MRT ist bei MS zu einem nützlichen diagnostischen und prognostischen Instrument geworden. Die neuen Kriterien für die Diagnose MS haben viel mehr

Menschen vor die Möglichkeit gestellt, MS zu haben (McDonald et al., 2001). Dies ist ein neuer Bereich für die Untersuchung der Bedeutung von Hoffnung, und Lisa stellte die Pflegeperson vor eine Herausforderung: Wie soll man das Selbstvertrauen einer jungen Frau in ihren Körper und ihre Gesundheit unterstützen, ohne ihr hinsichtlich der Folgen, MS zu haben, Angst zu machen?

In Lisas Fall wurde die Anwesenheit der Pflegeperson zum Anker. Das Konzept, «da zu sein», präsent und für Patienten verfügbar zu sein, wurde in den vergangenen 10 Jahren gut dokumentiert (Dunniece/Slevin, 2000; Easter, 2000; Gilje, 1992). Die Anwesenheit Pflegender sorgt bei akut und chronisch Kranken für Trost, Fürsorglichkeit, Heilung und Hoffnung.

In mehreren individuellen Sitzungen mit Lisa sondierte die Pflegeperson die Realität ihrer «Bilder» des Gehirns und der potenziellen Bedeutung der «Flecken» für ihre künftige Gesundheit und das weitere Wohlbefinden. Die biologischen, körperlichen, emotionalen und spirituellen Aspekte des Selbst wurden ins Spiel gebracht, um Lisa zu helfen, die gegenwärtigen Implikationen der Krankheit in Abgrenzung zur möglichen Bedrohung in der Zukunft zu erkennen. In mehreren Telefonaten rang sie mit den Auswahlmöglichkeiten der Behandlung gegenüber der Untätigkeit, und die Pflegeperson bestärkte ihr Recht auf Selbstbestimmung, während sie gleichzeitig ihr Denken durch die neuesten Informationen und Ergebnisse unterstützte. Lisa musste die richtigen Entscheidungen für sich selbst treffen. Sie wählte eine immunmodulierende Therapie, und obwohl sie damit nicht glücklich ist, weil sie sich Injektionen verabreichen muss, ist sie froh, proaktiv zu sein. (Anmerkung: In Europa wird meist eine immunmodulatorische Therapie bei «radiologisch-isoliertem Syndrom», also bei MS-typischen MRT-Veränderungen ohne klinisches Korrelat nicht empfohlen, sondern erst dann, wenn es zu einer klinischen Krankheitsaktivität kommt).

Mary

Mary, ein 15-jähriges Mädchen, erhielt vor kurzem die Diagnose MS. Sie und ihre Eltern wurden nach einer offensichtlich erschütternden Konsultation beim Arzt, der ihnen bloß die Behandlungsoptionen und den Versorgungsplan geschildert hatte, gemeinsam zur Pflegeperson hereingebracht. Der Vater nahm nicht Platz und ging mit seinem Handy weiter im Raum auf und ab in dem Versuch, den Pädiater zu erreichen, der auf Neuigkeiten zur Bestätigung der MS-Diagnose wartete. Marys Mutter war ängstlich, weinerlich und redete unaufhörlich. Sie bombardierte die Pflegeperson mit Fragen und forderte sie auf, anstelle der Eltern über die Therapie zu entscheiden. Während ihre ängstlichen Eltern verarbeiteten, was ganz eindeutig eine überraschende und erschütternde Information war, saß Mary ganz ruhig da. Schließlich fragte die Pflegeperson Mary, ob sie irgendwelche Fragen habe, und diese antwortete: «Wie alt sollte ich Ihrer Ansicht nach sein, bevor ich ans Heiraten denke?»

Analyse des Falls von Mary

Verleugnung ist ein Mechanismus zum Schutz der Hoffnung bei Akutkranken oder bei denen, die erst kürzlich die Diagnose einer Krankheit erhalten haben. O'Malley und Menke (1988) stellten fest, dass Verleugnung während der Initialphase eines akuten Ereignisses Menschen vor Wahrnehmungen hoffnungsloser Natur – wie etwa der Bedrohung durch eine langwierige Krankheit – schützt. Auch Miller (1989) zufolge spielt Verleugnung in einer Krise eine Rolle beim Aufrechterhalten von Hoffnung. Verleugnung hilft einer Person, schlimme Informationen, wie etwa, dass man MS hat, zu verarbeiten. Mary zeigte ganz eindeutig, wie nützlich Verleugnung sein kann. Sie war nicht bereit, die Diagnose MS in ihr Leben zu integrieren. Sie war ängstlich und furchtsam und brauchte Zeit, um zu lernen.

Jugendliche praktizieren ein auf Ablenkung beruhendes Denken, um das innere Gleichgewicht zu wahren, wobei negative und zu Verzweiflung führende Gedanken bewusst durch kognitiv Inkohärentes, wie etwa Heiratsgedanken, ersetzt werden. Außerdem trösten sie sich, indem sie körperliche Aktivitäten aufnehmen oder Sozialkontakte schließen, um sich beschäftigt zu halten. Ihr Coping ist oft mehr emotional ausgerichtet, vor allem, wenn sie den Eindruck haben, es könne nichts getan werden, um die Bedrohung abzuwenden (Hinds/Martin, 1988). Mary und ihre Familie wurden in mehreren Sitzungen beraten und es wurde mit einer immunmodulierenden Therapie begonnen. Der Pflege- und Versorgungsplan beinhaltete auch, dass Mary weiterhin sozial aktiv sein und ein Gefühl von Normalität bewahren sollte. Durch die örtliche Vereinigung der National MS Society wurde eine Selbsthilfegruppe für Teenager mit MS organisiert, und Mary und ihre Eltern haben in diesem fortlaufenden Prozess Trost gefunden.

Barbara

Barbara hatte schubförmig-remittierende MS, als sie vor einigen Jahren in eine klinische Studie für ein neues MS-Medikament eingeschlossen wurde. Innerhalb von 2 Jahren ging ihre Krankheit in einen sekundär chronisch-progredienten Verlauf über, wobei Paresen in den Beinen, Harndrang und -inkontinenz sowie kognitive Veränderungen auftraten. Sie wurde aus der Studie für schubförmig-remittierender MS herausgenommen, um an einer Studie für sekundär chronisch-progrediente MS teilnehmen zu können. Die Teilnahme an klinischen Studien gibt Menschen neue Hoffnung, und zwar nicht nur für ihre persönliche Gesundheit, sondern auch in Bezug auf das Wohl anderer Menschen mit MS. Die Pflegeperson kann Hoffnung ins Gespräch aufnehmen und als Taktik nutzen, um Menschen zu helfen, sich für oder gegen eine Teilnahme an der Studie zu entscheiden. Der Forschende kann die positiven Aspekte der untersuchten Substanz darstellen und zugleich jede falsche Hoffnung zerstreuen, die jemand hinsichtlich der Wirkung des Produkts auf die eigene Erkrankung haben mag.

Analyse des Falls von Barbara

Der Übergang von Barbaras schubförmig remittierender in eine progrediente Form der MS stellte sie und ihre Familie vor neue Herausforderungen. Gemeinsam mit der Pflegeperson entwickelte ihre Familie einen Pflege- und Versorgungsplan, der auch Physiotherapie, die Verwendung von Hilfsmitteln und -ausrüstung, Ergotherapie sowie Logopädie und kognitives Training umfasste. Auch wurden Umbauten im Wohnbereich vorgeschlagen, um Barbaras Unabhängigkeit zu verbessern und ihre Lebensqualität zu erhöhen. Edukations- und Beratungssitzungen verhalfen Barbara und ihrer Familie im Laufe eines Monats zu Einsichten und zur Ausrichtung ihres weiteren Lebens.

Zur letzten Konsultation brachte Barbara ein Geschenk für ihre Pflegende mit: einen Krug mit dem eingeprägten Wort «Hoffnung». Sie sagte, sie habe die Hoffnung, die ihr die Pflegende gegeben habe, sehr geschätzt und wolle ein Symbol der guten, gemeinsam geleisteten Arbeit hinterlassen. Heute enthält der Krug Mitteilungen von Patienten, die etwas Hoffnungsvolles schreiben möchten, damit andere es lesen. Oft nimmt ein neuer Patient ein Blatt heraus und findet Trost in den Worten von jemandem in der gleichen Situation. Auf diese Weise tauschen Menschen mit MS auf anonyme, aber bedachte Weise heilende Botschaften aus.

Joan

Joan hat MS im fortgeschrittenen Stadium. Sie hat eine Tetraparese, schwere Ataxie, einen Kopftremor und ist inkontinent. Joan lebt mit ihrem Ehemann und zwei für jeweils 12 Stunden tätigen Hilfskräften zuhause. Sie hat zwei erwachsene Söhne, von denen einer demnächst heiraten wird. Sie ist imstande, ihre Entscheidungen selbst zu treffen. Die Pflegeperson hat Joan zu einer Untersuchung der Sprech- und Schluckfunktion überwiesen. Sie aber wehrt sich mit der Begründung, sie wolle keine Nahrungssonde, weil Essen und Einkaufen ihre einzigen Freuden im Leben seien. Zu dem Termin erscheint sie nicht.

Analyse des Falls von Joan

In Situationen wie diesen steht die Pflegeperson vor einem Dilemma. Strategien zur Bestärkung der Hoffnung würden bei dieser Patientin Edukation und Beratung bezüglich Sicherheit und Prävention schwerer Komplikationen beinhalten. Allerdings wählt Joan den jeweiligen Zeitpunkt und geht immer nur eine Sache auf einmal an. Ihre Familie unterstützt ihre Entscheidung. Fraser (1999) fand, Hoffen im Augenblick könne für Menschen wie Joan geeignet sein, weil sie die Zukunft und die Unwägbarkeiten in Zusammenhang mit der Krankheit fürchten. Hoffnungen und Träume einer zukünftigen Genesung durchlaufen einen

Wandel und konzentrieren sich auf die Gegenwart. Das Umdeuten des Erlebens fördert das Gefühl der Selbstkontrolle und allein dies belebt die Hoffnung wieder neu.

Drei Monate später wird Joan wegen einer Aspirationspneumonie auf eine Intensivstation aufgenommen und einen Monat lang künstlich beatmet. Bei der Entwöhnung vom Beatmungsgerät sagt man ihr, sie müsse eine perkutane endoskopische Gastrostomie (PEG) durchführen lassen, wenn sie nachhause wolle. Diesmal stimmt sie zu, weil sie «leben möchte, um zu sehen, wie mein Sohn heiratet». Dieses Verhalten unterstützt Frasers (1999) Feststellung, dass Hoffnung sich verlagert, während Menschen über lange Zeit eine Erfahrung durchlaufen. Joan kann jetzt nach vorn blicken und für die Zukunft planen, weil sie ein Ziel hat und es etwas gibt, dem sie entgegensehen kann.

Kando

Kando ist eine auf MS spezialisierte Pflegende in einer gut gehenden interdisziplinären Praxis und hat viele Aufgabenbereiche: als klinisch Tätige, Unterweisende, Verwalterin, Forscherin und Beraterin. Zum täglichen Patientenmix gehören Patienten mit früher, stabiler und unkomplizierter MS, Patienten, die mit der Zeit Behinderungen bekommen haben und deren MS progredient ist, sowie jene, die schwerbehindert sind und auf der Krankentrage in die Praxis kommen. Jeder Patient hat vielfältige Bedürfnisse und Wünsche, die der Pflegenden Energie und Vitalität entziehen. Es wird zur Aufgabe der Pflegenden, das Gleichgewicht zu wahren zwischen der notwendigen Pflege und Versorgung der Patienten und dem gleichzeitigen Bewahren dessen, was sie für ihr Selbst braucht.

Analyse des Falls von Kando

Die gute Nachricht bei der MS-Pflege ist, dass es sich um einen Prozess handelt: Patienten und deren Familien werden über lange Zeiträume hinweg gepflegt und versorgt. Die Pflegeperson kann sich bei der Konsultation mit Prioritäten beschäftigen, die Nachsorge planen und im Laufe der Zeit verschiedene Pflegemaßnahmen implementieren. So bewahrt sie ein Gefühl von Kontrolle, wodurch sich eine bisweilen überwältigende Situation viel leichter handhaben lässt.

Das Wecken, Erhalten und Wiederherstellen von Hoffnung muss in Gesten, in die Stimmlage, ins Lächeln, in Berührung und in kluge Worte integriert werden. Die Pflegeperson kann nur dann Hoffnung wecken, wenn auch sie selbst Hoffnung hat. Jeder Tag, jede Erfahrung muss eine Bedeutung gewinnen, die den Geist bereichert und stets bewirkt, dass die Pflegeperson mehr möchte. Die Erfahrung des Pflegens wird in ihrer Entwicklung zu einem Hoffnung tragenden Mittel, um einfach nur durch den jeweiligen Tag zu kommen. Jeden Tag etwas zu haben, dem man entgegensehen kann, ist eine wichtige und hilfreiche Art, die Hoffnung selbst in belastenden Momenten am Leben zu halten.

Auf MS spezialisierte Pflegende haben einander. Pflegende, die Menschen mit MS pflegen und versorgen, sind sich sehr genau darüber im Klaren, wie der Tag einer anderen MS-Pflegeperson aussieht. Empathie und Mitgefühl unter MS-Pflegenden sind eine lebenswichtige Ressource in diesem Bereich. Unterstützung und aufbauender Beistand durch Gleichgestellte liefern einen Mechanismus, um Hoffnung für uns selbst zu wecken, zu bewahren und wiederherzustellen.

Selbstpflege ist ganz entscheidend, um persönliche Hoffnung zu fördern. In **Zusatzinfo 2-2** werden mehrere wichtige Strategien der Selbstfürsorge aufgelistet. Eine gesunde, ausgeglichene und glückliche Pflegeperson ist der Schlüssel zu einer erfolgreichen Karriere und einem erfolgreichen Privatleben. Lasst die Hoffnung stets Euren Leitfaden sein.

Zusatzinfo 2-2: Selbstpflegestrategien für Pflegende, die Menschen mit MS pflegen und versorgen

- Genießen Sie jeden Augenblick.
- Treiben Sie regelmäßig Sport.
- Essen Sie nahrhaft.
- Vernetzen Sie sich mit Gleichgestellten.
- Verlassen Sie sich im Zweifel auf andere Menschen als Richtschnur.
- Bedienen Sie sich Ihrer Vertrauten bzw. Ihres Vertrauten.
- Pflegen Sie unterstützende und auf Gegenseitigkeit beruhende Beziehungen.
- Seien Sie sich Ihrer Grenzen bewusst.
- Erweitern Sie Ihre Wissensgrundlage.
- Seien Sie erfinderisch.
- Teilen Sie Ihre Erfahrungen.
- Verwöhnen Sie sich selbst (Massage, Gesichtsmasken, Maniküre, Pediküre etc.).
- Versuchen Sie es mit Vollatmung, Entspannung, Joga und Meditation.
- Geben Sie sich jeden Tag etwas, auf das Sie sich freuen.
- Nehmen Sie Urlaub.

Schlussfolgerung

Hoffnung ist eine mächtige Coping-Ressource. Eine Pflege, die darauf ausgerichtet ist, Menschen mit MS beim Hoffen zu helfen, kann den Heilungsprozess ganz erheblich verändern. Die eigene Hoffnung in sich am Leben zu halten, ist essenziell für das Ausüben der Kunst und Wissenschaft der Pflege.

Literatur

Barton, J.A., Magilvy, J.K., & Quinn, A.A. (1994). Maintaining the fighting spirit: Veterans living with multiple sclerosis. *Rehabilitation Nursing, 3*(3), 86–96.

Callan, D.B. (1989). Hope as a clinical issue in oncology social work. *Journal of Psychosocial Oncology, 7*(3), 31–46.

Dufault, K., & Martocchio, B.C. (1995). Symposium on compassionate care and the dying experience. Hope: Its spheres and dimensions. *The Nursing Clinics of North America, 20*(2), 379–391.

Dunniece, U., & Slevin, E. (2000). Nurses' experiences of being present with a patient receiving a diagnosis of cancer. *Journal of Advanced Nursing, 32*(3), 611–618.

Easter, A. (2000). Construct analysis of four modes of being present. Journal of Holistic Nursing: *Official Journal of the American Holistic Nurses' Association, 18*(4), 362–377.

Farran, C., Wilken, C., & Popovich, J. (1992). Clinical assessment of hope. *Issues in Mental Health, 13*(2), 129–138.

Foote, A.W., Piazza, D., Hocombe, J., Paul, P., & Daffin, P. (1990). Hope, self-esteem and social support in persons with multiple sclerosis. *Journal of Neuroscience Nursing: Journal of the American Association of Neuroscience Nurses, 22*(3), 155–159.

Fraser, C. (1999). The experience of transition for a daughter caregiver of a stroke survivor. Journal of Neuroscience Nursing: *Journal of the American Association of Neurscience Nurses, 31*(1), 9–16.

Fromm, E. (1968). *The revolution of hope: Toward a humanized technology.* New York: Harper and Row.

Gilje, F. (1992). Being there: An analysis of the concept of presence. In D.A. Gaut (Ed.), *The presence of caring in nursing.* New York: National League for Nursing Press.

Herth, K. (1991). Development and refinement of an instrument to measure hope. *Scholarly Inquiry for Nursing Practice, 5*(1), 39–51.

Hinds, P., Martin, J. (1988). Hopefulness and the self-sustaining process in adolescents with cancer. *Nursing Research, 37*(6), 336–340.

Korner, I. (1970). Hope as a method of coping. *Journal of Consulting and Clinical Psychology, 34*(2), 134–139.

Kübler-Ross, E. (1969). *On death and dying.* New York: Macmillan.

Lynch, W. (1965). *Images of hope: Imagination as healer of the hopeless.* Baltimore: Helicon Press.

Marcel, G. (1962). *Homo viator* (E. Crawford, Trans.). New York: Harper and Row. (Original work published 1951).

McDonald, W.I., Compston, A., Edan, G., Goodkin, D., Hartung, H.P., Lublin, F.D., [...] Wolinsky, J.S. (2001). Recommended diagnostic criteria for multiple sclerosis: Guidelines from the international panel of the diagnosis of multiple sclerosis. *Annals of Neurology, 50*(1), 121–127.

McGee, R.F. (1984). Hope: A factor influencing crisis resolution. *Advances in Nursing Science, 6*(4), 34–44.

Miller, J.F. (1985). Inspiring hope. *American Journal of Nursing, 85*(1), 22–25.

Miller, J.F. (1989). Hope-inspiring strategies of the critically ill. *Applied Nursing Research, 2*(1), 23–29.

Miller, J.F. (2000). Inspiring hope. In J.F. Miller (Ed.), *Coping with chronic illness: Overcoming powerlessness* (3rd ed. pp. 437–465). Philadelphia: F.A. Davis Company.

Morgante, L. A. (2000). Hope in multiple sclerosis: A nursing perspective. *International Journal of Multiple Sclerosis Care*, 2, 1–8.

Morgante, L. A., & McCann, M. E. (1992). *The energy and power of hope.* Unpublished manuscript.

O'Malley, P., & Menke, E. (1988). Relationship of hope and stress after myocardial infarction. *Heart and Lung: The Journal of Critical Care, 17*(2), 184–190.

Poncar, P. (1994) Inspiring hope in the oncology patient. *Journal of Psychosocial Nursing, 32*(1), 33–38.

Post-White, J., Ceronsky, V., Kreitzer, M., Nickelson, K., Drew, D., Mackey, K., [...] Gutknecht, S. (1996). Hope, spirituality, sense of coherence, and quality of life in patients with cancer. *Oncology Nurse Forum, 23*(10), 1571–1579.

Stotland, E. (1969). *The psychology of hope.* San Francisco: Jossey-Bass.

3 Edukation des Patienten und seiner Familie

June Halper und Nancy Joyce Holland

Fallstudie …

Judy erhielt vor 2 Jahren die Diagnose Multiple Sklerose (MS). Sie ist eine 25-jährige, alleinstehende Frau mit einem Abschluss in Jura, arbeitet aber zurzeit nicht. Seit über einem Jahr hat sie keine Pflege und Versorgung mehr in Anspruch genommen, und wenn sie es tut, erscheint sie recht aufgeregt. Auf Befragen der MS-Pflegeperson antwortet sie, sie verstehe nicht, weshalb sie kommen müsse. Schließlich werde sie so oder so im Rollstuhl enden, ganz gleich, was sie täte. Ihre Großtante hatte MS und sie sieht in ihrer eigenen Zukunft nichts als Behinderung. Sie hat keinen Grund, eine Behandlung anzustreben und sieht keine Lebensqualität vor sich.

Einleitung

Zunehmend betonen Pflegende Wellness und Lebensqualität gegenüber Krankheitsorientierung. Dies ist besonders wichtig für Personen mit einer chronischen Krankheit oder Behinderung, die sich lebenslang mit den entsprechenden Folgeerscheinungen beschäftigen müssen. Anders als eine akute Krankheit, die entweder zur Heilung oder in kurzer Zeit zum Tode führt, haben chronische Zustände bzw. Erkrankungen langfristige Implikationen für alle Aspekte des Lebens (Nortvedt, 1999; Rudick, 1992).

Die Lebensqualitätsperspektive bringt die Person mit MS aus der Patientenrolle, die das medizinische Team als Führung und Experten ausweist, in die Entscheiderrolle, wo das Individuum die kontrollierende Kraft im eigenen Leben ist. Dies gibt dem Individuum mit MS die abschließende Entscheidungsgewalt über vorgeschlagene Strategien der Gesundheit und Lebensplanung. Lebensqualität ist wichtig für Menschen mit einer chronischen Krankheit, deren

Familien und die Gesundheitsfachpersonen und -dienstleister, weil sie die Beurteilungen des Individuums darstellt, wie die Krankheit und damit zusammenhängende Interventionen den Alltag beeinträchtigen (Rudick, 2008; Stuifenbergen, 1992).

Dem Konstrukt Lebensqualität wurden von verschiedenen Autoren mehrere unterschiedliche, aber miteinander verbundene Bedeutungen zugewiesen. Lebenszufriedenheit und Wohlbefinden sind herausragende Konzepte (George et al., 1985; Klemmack et al., 1974; Padilla/Grant, 1985). Salomon (1988) führt an, dass Lebenszufriedenheit als valide Messgröße für Lebensqualität generell akzeptiert wird.

Eine neue Konzeptanalyse der Lebensqualität ergab, dass eine positive Sichtweise Zufriedenheit mit dem eigenen Leben und Akzeptanz der eigenen Lebensumstände beinhaltet (McDaniel/Bach, 1994). Für das Assessment der Lebensqualität bei Menschen mit MS stehen mehrere Instrumente, darunter das «Multiple Sclerosis Quality of Life Inventory», zur Verfügung (Ritvo et al., 1997).

In Übereinstimmung mit dem in diese Arbeit integrierten Thema, dem Morgante'schen konzeptionellen Bezugsrahmen der Hoffnung, sollte die Edukation von Patient und Familie unter Berücksichtigung der Lebensqualität konzipiert werden. Die Edukation des Patienten und seiner Familie soll nicht nur Wissen mehren, sondern auch zu der Vision einer jeden Person beitragen, wie sie ein Leben mit dem «unwillkommenen Gast» MS, mit dem sie zurechtkommen muss, gerne leben würde.

Durch einen Konsens schaffenden Prozess arbeitete die National MS Society (NMSS) drei Hauptbereiche heraus, die zur Lebensqualität beitragen: Wissen über MS, Gesundheit und Unabhängigkeit. Diese Kategorien erweitern das Denken über das körperliche und emotionale Wohlbefinden der Person hinaus, um auch Veränderungen zu umfassen, die im Umfeld nötig sein könnten. Unter Umständen bedarf es eines Fachberaters für Arbeitsfragen bei MS, um eine Arbeitsplatzanalyse vorzunehmen und gemeinsam mit dem Arbeitgeber und dem Arbeitnehmer mit MS Anpassungen des Arbeitsplatzes vorzunehmen, die für die Fortsetzung der Tätigkeit entscheidend sind. In diesem Bereich oder um das Beseitigen von Umweltbarrieren in der Gemeinde zu erleichtern, ist ggf. juristische Unterstützung nötig. Allgemein kritisieren Behinderte das «medizinische Modell», weil es nur der «Reparatur» dessen dient, was mit der Person nicht stimmt, ohne zu erkennen, dass das fehlende Stück darin besteht, das Umfeld «zu reparieren» und zu versuchen, auf die sozialen Einstellungen einzuwirken, die das vollständige Funktionieren der Person mit Behinderung außerhalb des medizinischen Settings oder des Reha-Settings verhindern.

Der für einen effektiven Umgang mit der Krankheit nötige Erwerb einer Wissensgrundlage über MS bildet den Schwerpunkt dieses Kapitels. Gesundheitsfragen zum körperlichen Management, zu emotionalen Bedürfnissen und familiären

Beziehungen oder sozialer Unterstützung werden in vielen Abschnitten dieses Buches angesprochen. Unabhängigkeit – selbstständiges Leben, Langzeitdienstleistungen, Arbeit und Zugänglichkeit – wird in Programmen angesprochen, die von den vielen der Gemeinschaft der MS-Patienten dienenden Organisationen angeboten werden, die die Multiple-Sklerose-Koalition (www.multiplesclerosiscoalition.org) geschaffen haben.

Faktoren der Patientenedukation

Der Bedarf an Sachinformationen über MS ist das grundlegende Element zur Steigerung der Lebensqualität der Person mit MS und ganz entscheidend für den Erfolg aller anderen Lebensqualitätsziele. Die Verbreitung von Informationen durch Edukationsprogramme kann oft ganz bedeutende Auswirkungen auf die Person mit MS und deren Familie haben. Solche Programme können die gewünschten Verhaltensweisen bewirken, die Gesundheit unterstützen und die negativen Merkmale einer chronischen, potenziell zu Behinderung führenden Erkrankung auf ein Mindestmaß reduzieren (Mazzuca, 1982). Pflegende spielen bei diesem Bemühen zentrale Rollen, weil sie bei jedem Patientenkontakt individuell zugeschnittene und dynamische Pflegepläne entwickeln (Leino-Kilpi/Luoto, 2001).

Bei der Verbreitung solchen Wissens spielt die Pflegeperson bei Patienten und Familienangehörigen oft die Vorreiterrolle. Eine Umfrage unter Menschen mit amyotropher Lateralsklerose (ALS) am University of Kansas Medical Center zeigte, dass Patienten die Rolle des Informationslieferanten als eine der wichtigsten Funktionen sahen, die von einer Pflegeperson erwartet werden (Beisecker et al., 1988). Auch wurde festgestellt, dass auf Alter, Diagnose, Entwicklungsstadium, Kultur und Vorbildung beruhende Edukationshilfen zu den Bedürfnissen des Patienten passen müssen (Murphy et al., 2001).

Um sicherzustellen, dass sich der Patient auch weiterhin lebenslang die notwendigen Informationen und Fertigkeiten aneignet, muss die Pflegeperson eine unabhängige Lernorientierung fördern, die sich durch Techniken selbstgesteuerten Lernens erreichen lässt. Selbstgesteuertes Lernen betont das Befähigen und regt zu ziemlich unabhängiger Aktivität an. Giloth (1990) zufolge ist der Prozess zwar nicht gut definiert, jedoch werden Patienten in den meisten Edukationsprogrammen ermutigt, sich aktiv an der Entscheidungsfindung und an der Pflege und Versorgung zu beteiligen.

Duchin und Brown (1990) stellen fest, dass «Patienten mit Diabetes am Ende selbst für ihr Krankheitsmanagement verantwortlich sind, aber weder das nötige Wissen noch die nötige Fähigkeit haben» (ebd.: 255). Diese Aussage gilt auch für Personen mit MS.

Zu den Edukationszielen für Personen mit MS gehören:

1. Verstehen der Diagnose
2. erfolgreiches Coping mit potenziellen Auswirkungen auf das Leben
3. Integrieren von Behandlungsplänen in die eigene Lebensweise
4. Planen entscheidender Bereiche, wie Beziehungen, Elternschaft, Beruf und Lebensweise und
5. Verhindern potenziell zu Behinderung führender Ergebnisse durch spezifische Ziele bezüglich neuer Symptome.

Sollte die Krankheit fortschreiten, muss der Prozess angepasst werden, um Ziele zu entwickeln, die dem sich verändernden Zustand der Person angemessen sind. DeSouza und Ashburn (1988) zufolge muss eine bei der Diagnose beginnende Planung über den gesamten Krankheitsverlauf hinweg kontinuierlich fortgeführt werden.

Ein international anerkannter Wortführer der Erwachsenenbildung konstatierte: «Lernen ist ein schwer fassbares Phänomen» (Knowles et al., 2005). Knowles definierte Edukation als eine Aktivität, die unternommen oder begonnen wird, um Veränderungen des Wissens, der Fähigkeiten oder der Einstellungen von Individuen, Gruppen oder Gemeinschaften zu bewirken. Im Gegensatz dazu formulierte Knowles, dass Lernen den Schwerpunkt auf die Person legt, bei der die Veränderung erwartet wird, und den Akt oder Prozess darstellt, durch den Wissen, Fähigkeiten und Einstellungen erworben werden (Knowles et al., 2005).

C. B. Easterling (pers. Mitt., 2008–2009) versicherte, dass sich die Rollen und Aktivitäten der MS-Pflege gut für die Edukation von Patient und Familie eignen. Die zwischen MS-Pflegeperson und Patient und Familie geschlossene Verbindung beruht auf gegenseitigem Vertrauen, Respekt und Akzeptanz dahingehend, dass in der Ethik der Pflege ...

- ... Patient und Familie individuell respektiert werden.
- ... das Recht des Patienten, zu wählen, respektiert und akzeptiert wird.
- ... Gesundheitsüberzeugungen, Werte sowie ethnische und kulturelle Hintergründe berücksichtigt werden.
- ... Befähigung und Wohlbefinden gefördert werden.

Knowles (1980) differenzierte zwischen dem Lernen Erwachsener (Andragogik) und dem von Kindern (Pädagogik), und diese Definitionen sind wichtige Überlegungen, wenn Pflegende für ihre Patienten Edukationsprogramme oder -instrumente entwickeln. Er stellt fest, Andragogik sei eine Theorie des Erwachsenenlernens, bei dem der Erwachsene Verantwortung für das Gelernte übernimmt, und Erwachsene lernen besser, wenn das Material unmittelbar etwas mit ihrem Leben zu tun hat. Pädagogik beruht auf der Kunst und Wissenschaft des Unterrichtens von Kindern, wobei der Lehrer für alle Entscheidungen hinsichtlich der Art des Lerninhalts die volle Verantwortung übernimmt (Knowles, 1980: 1, 60).

C.B. Easterling (pers. Mitt., 2008–2009) stellte fest, Lernen sei erfolgreich, wenn der Lernende ein Lernbedürfnis verspüre, wenn das Lernumfeld durch Akzeptanz charakterisiert sei, wenn sich der Lernende aktiv am Lernprozess beteilige und wenn er den Eindruck habe, in Richtung auf seine Ziele voranzukommen.

Wenn man der Person mit MS Informationen liefert, können in der Erwachsenenbildung anwendbare Prinzipien die Lernerfahrung fördern (Lawler, 1986). Sechs Prinzipien, die für die Arbeit mit Menschen mit MS relevant sind, lauten:

1. *Erwachsenenbildung beinhaltet die Erfahrung des Beteiligten und baut darauf auf.* Die meisten Menschen mit MS haben kein Vorwissen über die Erkrankung. Jeder Erwachsene hat jedoch Erfahrungen, die ein Coping-Verhalten erforderten. Diese bestehenden Strategie sollten bei Lernaktivitäten bezüglich des Copings mit MS berücksichtigt werden. Knowles (1980) zufolge ...

   ... *haben Erwachsene eine reichhaltigere Erfahrungsgrundlage, an der sie neue Erfahrungen abgleichen können (und neu Erlerntes gewinnt Bedeutung, indem wir es zu unseren früheren Erfahrungen in Beziehung setzen können)* (ebd.: 50).

2. *Erwachsenenbildung fördert kritisch reflektierendes Denken.* Kritische Reflexion ist Mezirow (1990) zufolge ein ...

   ... *Validitätsassessment der Prämissen der eigenen Bedeutungsperspektiven und eine Untersuchung ihrer Quellen und Konsequenzen* (ebd.: XVI).

   Eine Komponente davon, die Selbstreflexion, beschreibt eine der drei Domänen des Lernens (Mezirow, 1981). Kritische Selbstreflexion wird definiert als ...

   ... *Assessment der Art der eigenen Problemstellung und der eigenen Bedeutungsperspektiven* (ebd.: XVI).

   Aspekte wie Selbstwertgefühl und Selbstbild, die für Menschen mit MS besonders wichtig sind, können durch den Prozess der kritischen Selbstreflexion angegangen werden, was zur kritischen Analyse von Prämissen (Einstellungen, Werten, Überzeugungen, Orientierungen) führt.

3. *Problemstellen und Problemlösen sind grundlegende Aspekte der Erwachsenenbildung.* Lawler (1988) zufolge geht es beim Problemstellen und -lösen um ...

   ... *Lernen, was die Untersuchung von Problemen und Angelegenheiten umfasst, Inhalte in Problemsituationen transformiert und der Analyse sowie der Entwicklung von Lösungen bedarf* (ebd.: 48).

In Bezug auf die Erwachsenenbildung weist Knowles (1980) darauf hin, dass die Motivation der meisten Menschen, die sich der Erwachsenenbildung zuwenden, aus dem Verlangen herrührt, ihre Fähigkeit zu verbessern, mit ihren gegenwärtigen Problemen im Leben zurechtzukommen. Ihre Geisteshaltung ist daher problem- oder leistungsorientiert.

MS kann bei allen Aspekten des täglichen Lebens Probleme bereiten. Der Prozess, Probleme zu betrachten, ihre Komponenten zu analysieren und Lösungen herzuleiten, ist daher für Menschen mit MS und deren Familien ganz entscheidend und für den Prozess des selbstgesteuerten Lernens relevant.

4. *Lernen, um zu handeln, wird in der Erwachsenenbildung geschätzt.* Handeln ist oft eine direkte Folge des Problemlösens und hängt daher eng mit dem vorangehenden Prinzip zusammen. In Handlungen umsetzbares Lernen ist wichtig, um die durch MS verursachten körperlichen, emotionalen und zwischenmenschlichen Probleme anzugehen.

5. *Erwachsenenbildung befähigt die daran Teilnehmenden.* Lawler (1988) zufolge ist eine für die Befähigung der Teilnehmenden konzipierte Erwachsenenbildung ...

   ... ein Lernen, welches das Bewusstsein dafür fördert, dass man die Mittel besitzt, um die eigene Umgebung zu beeinflussen oder zu verändern (ebd.: 50).

   Brookfield (1985) definierte «echte» Erwachsenenbildung dergestalt, dass sie Erwachsene in deren Bemühungen unterstützt, ein Gefühl von Kontrolle über ihr Leben, in ihren zwischenmenschlichen Beziehungen und ihren gesellschaftlichen Rollen zu schaffen.

6. *Selbstgesteuertes Lernen wird in der Erwachsenenbildung ermutigt und verbessert.* Ermutigung zu Unabhängigkeit im Handeln und Denken gilt für einige als entscheidende Komponente von Aktivitäten der Erwachsenenbildung (Lawler, 1986).

Manche denken über diese Prinzipien der Erwachsenenbildung, sie seien eher im formelleren Setting eines Unterrichtsraums und in Anwesenheit eines Schulungsleiters anwendbar. In der Edukation von Personen mit MS wird diese Rolle jedoch oft durch die Gesundheitsfachperson ausgefüllt.

Wenn der Patient diese Prinzipien versteht, kann dies auch bei der Gestaltung späterer Edukationsaktivitäten und vor allem bei Bemühungen um selbstgesteuertes Lernen helfen.

Die Perspektive der Rollenentwicklung im Laufe des Lebens

Effektive Erwachsenenbildung hängt auch vom Alter des Patienten und von seinem Wachstums- und Entwicklungsstadium ab. Knowles et al. (2005) beschreiben die von anderen Forschenden erarbeiteten Stadien der Lebensentwicklung. Dazu gehören das frühe (17–45 Jahre), das mittlere (40–60 Jahre) und das späte Erwachsenenalter nach dem 60. Lebensjahr. Indem sie die Veränderungen und Übergänge im Leben Erwachsener verstehen, können auf MS spezialisierte Pflegende ihre Edukationsstrategien so konzipieren, dass sie den Bedürfnissen ihrer Patienten und deren Familien entsprechen. Knowles et al. (2005) formulieren, Erwachsenenbildung müsse ausgelegt sein, um ...

- ... einen etwaigen Lernbedarf, der an verschiedenen Punkten des Lebens auftaucht, zu antizipieren.
- ... zu verstehen, wie Lebensereignisse in einer bestimmten Situation das Lernen fördern oder hemmen können.
- ... Patienten auf Veränderungen im Leben vorzubereiten.
- ... aus für das Lernen günstigen Momenten Nutzen ziehen, um Lernen zu fördern.
- ... Lernerfahrungen zu planen, die für jede Person bedeutungsvoll und relevant sind (ebd.: 223).

Das Shifting Perspectives Model of Chronic Illness

Das Shifting Perspectives Model of Chronic Illness als Sichtweise chronischer Krankheit wurde von Barbara Paterson (2001) anhand einer Metastudie (eine Metasynthesemethode) aus 292 Forschungsstudien entwickelt. Die Metastudie zeigte, dass das Leben mit chronischer Krankheit einen fortlaufenden und sich kontinuierlich verlagernden Prozess darstellt, wobei jeweils Krankheit oder Wellness im Vordergrund der Betrachtung stehen und jedes zum angemessenen Zeitpunkt von Nutzen ist. Die «Krankheitsperspektive» konzentriert sich auf die Krankenrolle, Leiden und Verlust und bildet eine Barriere für die Fähigkeit des Individuums, den Bedürfnissen von Bezugspersonen zu entsprechen. Zum Zeitpunkt der Diagnose oder beim Auftreten neuer Symptome hilft der Krankheitsfokus der Person jedoch, das für den Umgang mit der Krankheit Nötige zu lernen und sich den damit einhergehenden Verlusten anzupassen. Beim «Wellness-Fokus» ist nicht der Körper mit seinen Behinderungen, sondern das Selbst die Grundlage der Identität. Diese Sichtweise wird erreicht, indem man etwas über die Krankheit lernt, ein stützendes Umfeld schafft und statt der Krankheit die emotionalen, spirituellen und sozialen Aspekte des Lebens hervorhebt (Paterson, 2001).

Die Selbsthilfegruppe kann ein Aspekt des stützenden Umfelds sein. Die Bindung unter den Gruppenmitgliedern schafft eine Atmosphäre des Vertrauens und der Fürsorge und ist ein nützliches Forum, um etwas über Produkte, Techniken und Interventionen und deren optimalen Einsatz zu lernen, die bei anderen gewirkt bzw. funktioniert haben. Die meisten Gruppen haben eine starke soziale Komponente, bei der die Beziehungen einiger Gruppenmitglieder über die Gruppenerfahrung hinausreichen. Dies hilft, Wellness im Vordergrund zu halten.

Einiges spricht dafür, dass Gesundheitsfachpersonen und andere den Wechsel von einer Krankheits- zu einer Wellness-Perspektive erleichtern können. In einer Studie wählten Menschen mit Diabetes bewusst Kliniker, die sich auf Wellness konzentrieren oder eine Sichtweise haben, bei der sie im Vordergrund steht (Paterson/Sloan, 1994). Pflegende, die dieses Modell kennen, können die geeignete Sichtweise unterstützen, die in jedem Stadium der Krankheit eines Individuums das Lernen erleichtert.

Das Internet

Innerhalb kurzer Zeit haben elektronische Kommunikations- und Informationstechnologien die Gesellschaft im Allgemeinen verändert, darunter auch die Art, wie Menschen lernen. Es gab eine «Informationsexplosion» und einer Vorhersage zufolge werden sich die Informationen bald alle 20 Monate verdoppeln (Whitson/Amstutz, 1997). Andere haben spekuliert, dass die Hälfte dessen, was Fachkräfte nach Abschluss ihrer formellen Ausbildung wissen, in weniger als 5 Jahren überholt sein wird (Merriam/Caffarella, 1999). Ganz eindeutig müssen Fachkräfte ihre Bemühungen steigern, um auf neuestem Stand zu bleiben. Für Menschen mit MS, deren Familien und für Menschen mit anderen chronischen Krankheiten ist das Internet ein umfassendes und privates Mittel, um sehr spezifische krankheitsbezogene Informationen zu sammeln.

Wir müssen begreifen, dass das Internet zwar nur einer von vielen Wegen ist, um sich Informationen über MS zu verschaffen, aber eine immer wichtigere Informationsquelle darstellt.

Es gibt viele Informationsquellen, die im Internet über das World Wide Web (WWW) kostenlos verfügbar sind. Durch Eingabe der Schlagwörter «MS» oder «Multiple Sklerose» in eine Suchmaschine lassen sich Dutzende von Seiten über MS erreichen. Da das World Wide Web ein allgemein zugängliches Medium ist, werden einige Seiten ungenaue Informationen enthalten. Im Folgenden seien einige zuverlässige Web-Sites genannt:

- Österreichische Multiple Sklerose Gesellschaft (www.msgoe.at)
- Deutsche Multiple Sklerose Gesellschaft Bundesverband e. V. (www.dmsg.de)
- Schweizerische Multiple Sklerose Gesellschaft (http://www.multiplesklerose.ch).

- European Multiple Sclerosis Platform (EMSP): www.msineurope.org
- National MS Society (http://www.nationalmssociety.org)
- Multiple Sclerosis Society of Canada (http://www.mssociety.ca)
- Consortium of MS Centers (http://www.mscare.org)
- United Spinal Association (http://www.unitedspinal.org)
- International Journal of MS Care (http://www.mscare.org)
- Paralyzed Veterans of America (http://www.pva.org)
- National Family Caregivers Association (http://www.nfacares.org)
- National Rehabilitation Information Center (http://www.naric.com)
- Multiple Sclerosis Association of America (http://www.msassociation.org)
- Multiple Sclerosis Foundation (http://www.MSFoundation.org)
- Multiple Sclerosis International Federation (http://www.msif.org)
- Multiple Sclerosis Coalition (http://www.multiplesclerosiscoalition.org)
- International Organization of MS Nurses (http://www.iomsn.org).

Außerdem sind der sozialen Vernetzung dienende Web-Sites, wie Facebook, Twitter und Plaxo, um nur einige zu nennen, hilfreich, um Patienten und Familien über den gesamten Kontinent und oft weltweit zu vernetzen.

«Optimal» mit einer chronischen Krankheit, wie der MS, zu leben, umfasst mehrere Ebenen des Bewusstseins und der Adaptation, und zwar sowohl für die Person, bei der die Krankheit diagnostiziert wurde, als auch für die Familienmitglieder, die die Krankheit als Teil ihrer Familieneinheit erleben. Es sind die ...

1. ... emotionale oder psychische Ebene
2. ... physische Ebene
3. ... zwischenmenschliche oder soziale Ebene.

Emotionale Faktoren werden zuerst genannt, weil ein Mindestmaß an Akzeptanz bestehen muss, bevor Informationen assimiliert werden und entsprechend gehandelt wird. Jenseits der Akzeptanz liegt der Prozess der Anpassung und des Copings, der LaRocca und Kalb (1987) zufolge «... kein einfaches, einmaliges Ereignis ist. Bei jedem Individuum entwickelt sich die Anpassung schrittweise im Laufe der Erkrankung» (ebd.: 210).

Erfolgreiche Anpassung oder erfolgreiches Coping gestatten dem Individuum, zusätzliche Informationsbereiche zu erkunden oder neue Fähigkeiten zu verfolgen, die psychisches Wachstum unterstützen, Symptome verringern, zu Behinderung führende und/oder lebensbedrohende Komplikationen verhindern und es auch weiterhin ermöglichen, befriedigende zwischenmenschliche und soziale Beziehungen und Aktivitäten zu entwickeln.

Um emotionale, physische und zwischenmenschliche Bewusstseinsebenen zu erreichen, muss das Individuum lernen. Mezirow (1990) zufolge ...

> *... lässt sich Lernen definieren als der Prozess, die Bedeutung einer Erfahrung mit einer neuen oder überarbeiteten Interpretation zu versehen, die als Richtschnur für das weitere Verstehen, Würdigen und Handeln dient* (ebd.: 1).

Bestimmte Grundbegrifflichkeiten zu verstehen ist der Schlüssel zur Fähigkeit, benötigte Verhaltensweisen und Fähigkeiten zu erlernen. Zu diesen Grundbegrifflichkeiten gehören:

- der Krankheitsprozess
- Symptome und Therapien
- das Verhindern von Komplikationen
- nichtmedikamentöse Therapien
- Coping-Strategien
- familiäre und berufliche Aspekte
- Geräte und Dienstleistungen
- kommunale Ressourcen
- finanzielle Hilfen und
- das Stoppen der Krankheitsprogredienz.

Eine Untersuchung des Lernens und der MS

Um zu schauen, ob eine Beziehung zwischen MS-Stadien und dem Grad der Behinderung besteht, welche Lernthemen die Teilnehmenden hatten (in einer Studie wurden Menschen mit MS, in einer anderen Familienangehörige beurteilt) und welche Gebiete sie für die wichtigsten hielten, wurden zwei kleine Studien durchgeführt (Francabandera, 1992; Holland, 1992). Die Patientenprobe bestand aus 18 Frauen und acht Männern, die Patienten einer New Yorker MS-Ambulanz waren. Ziel der Studie war, mögliche Trends zu identifizieren – in der Erkenntnis, dass die Stichprobe für Menschen mit MS in der Allgemeinbevölkerung nicht repräsentativ war. Es gab einige Unterschiede in Bereichen, die in verschiedenen Zeitrahmen im Krankheitsprozess angesprochen wurden. Die von den meisten Personen mit MS verfolgten Themen beinhalteten im Frühstadium (5 Jahre oder weniger seit der Diagnose) den Krankheitsprozess, Symptome und Therapien, Prävention von Komplikationen, Coping-Strategien und kommunale Ressourcen. Das Interesse am Krankheitsprozess blieb auch bei mittlerer Dauer (6–10 Jahre) hoch und war bei langfristigem MS-Verlauf (> 10 Jahre) mäßig. Die meisten Probanden im mittleren und langfristigen Verlauf wollten etwas über das Aufhalten des Krankheitsprozesses lernen und fast alle suchten Informationen über Symptome und Therapien sowie über die Prävention von Komplikationen. Coping und kommunale Ressourcen lagen in den frühen Stadien hoch und das Interesse an Coping war bei lange bestehender MS wieder stark.

Befragen von Gesundheitsfachpersonen und Lesen waren unabhängig vom MS-Stadium bei weitem die häufigsten Lernweisen. Selbstgesteuertes Lernen über den Krankheitsprozess wurde meist durch Lesen erreicht, während das Aufhalten der Krankheitsprogredienz mit Gesundheitsfachpersonen verfolgt wurde. Informationen über Coping-Strategien und Familienfragen wurden hauptsächlich durch informelles (experimentelles) Lernen sowie durch Einzel- und Gruppenberatung gewonnen. Menschen mit MS im frühen und mittleren Stadium nutzten eher Einzel- und Gruppenberatung sowie Einrichtungen, während Menschen mit MS im mittleren und fortgeschrittenen Stadium Videos öfter als Menschen im Frühstadium der MS nutzten. Diese Verteilung mag sich ändern, weil alle Gruppen zunehmend Videos verwenden, da das Anschauen von Videos in der Bevölkerung ganz allgemein immer mehr zunimmt.

Coping und Familienfragen wurden meist von denjenigen mit schweren Behinderungen verfolgt. Ansonsten fand sich nur ein geringer Unterschied im Lerninhalt als Funktion des Behinderungsgrades. Daraus wird deutlich, dass inhaltliche Bereiche des Copings und der Familie bei denen gefördert werden müssen, deren Diagnose erst kürzlich erfolgt ist, zu einer Zeit, in der diese Informationen eher zur Richtschnur für Bemühungen aus diesen Gebieten werden können, als wenn potenziell vermeidbare Probleme bereits aufgetreten sind. Ein weiterer wichtiger Punkt ist das geringe selbstgesteuerte Lernen in den Bereichen Geräte und Dienstleistungen bei Menschen mit mäßiger Behinderung. Auch hier muss die Pflegeperson besonders aufmerksam auf das Wissen des Patienten und dessen Suche nach Informationen über Hilfsmittel und -techniken achten.

Erfolgreiches Coping fand sich häufiger bei fortgeschrittener MS, und dies spricht für ein mit fortgeschrittener MS immer größeres Wissen über Coping. Unabhängig vom Stadium der MS und dem Grad der Behinderung lernten Menschen selbstgesteuert, um zu handeln und ein Gefühl des Befähigtseins zu erlangen.

Im Laufe dieser Untersuchung tauchten drei Themen auf:

1. *Wert des experimentellen Lernens:* Zwar kann sich experimentelles Lernen auf geplante Unterrichtsaktivitäten beziehen, zum Zweck dieser Studie wurde es jedoch definiert als Lernen aus Erfahrung durch manchmal unbeabsichtigte, meist aber beabsichtigte Aktivitäten gemäß Versuch und Irrtum. Die Studienteilnehmer sprachen von Versuch und Irrtum, indem sie sich auf sich selbst verließen, um notwendige Begrifflichkeiten bzw. Konzepte zu verstehen oder zu beherrschen und Experten der persönlichen Erfahrung des Lebens und des Copings mit MS zu sein. Die Teilnehmenden bezeichneten Versuch und Irrtum als eine wichtige Form des Erlebens von Kontrolle über die Lernaktivitäten. Diese Art informellen Lernens beinhaltet Lernen aus Fehlern, Lernen durch Handeln und Lernen aus zwischenmenschlichen In-

teraktionen, die von den Teilnehmenden der Untersuchung allesamt genannt wurden.

Kolbs (1984) Modell des experimentellen Lernens hat zwei Faktoren: die Betonung konkreten Erlebens im Hier und Jetzt, um abstrakte Begrifflichkeiten zu testen, und die Rolle des Feedback. Diese Merkmale spiegelten sich in den Aussagen der Probanden, die reales Erleben auf die abstrakten Begrifflichkeiten des Copings und Symptommanagements anwandten, und in den Aussagen der Probanden wider, die das Feedback auf erfolgreiche im Gegensatz zu erfolglosen Maßnahmen umsetzten.

Linda erklärte, dass vieles von ihrem Coping aus einer persönlichen Entscheidung herrührte, unabhängiger zu sein. Sie erkundete verschiedene Möglichkeiten des öffentlichen Nahverkehrs, um den am besten zugänglichen auszuwählen.

Fran wurde von ihrem vorherigen Arzt davon abgehalten, sich weiter körperlich zu betätigen: «Er sagte, ich sollte es nicht tun. ‹Es macht Sie müde. Es wird Ihnen damit schlechter gehen.› Und irgendwie stimmte ich dem nicht zu, so begann ich, es auf eigene Faust zu tun.»

Norma spricht über ihre eigene Erfahrung mit dem Coping: «Es war eben nur ein schrittweises Lernen im Laufe der letzten 14 Jahre. Was man beim Coping tun sollte und was nicht. Wenn Sie nach 14 Jahren nicht wissen, worum es bei MS geht, wissen Sie es nie.»

In einer Diskussion über Coping und Unabhängigkeit sagte Henry: «Ich versuche, möglichst kreativ zu sein.

Sue lieferte ein Beispiel für ihr Selbstlern-Coping: «Das ist ganz einfach, ich hab's einfach gelernt. Wenn man einkaufen geht, geht man nicht zum Supermarkt und bringt dann alles ins Haus. Ich lernte, nur die Sachen für den Kühlschrank mitzunehmen, den Rest im Auto zu lassen und ihn am nächsten Tag ins Haus zu bringen.»

Experimentelles Lernen ist eine wichtige Komponente des Coping-Schemas bei Menschen mit MS. Der Aspekt von Versuch und Irrtum des experimentellen Lernens ist ein praktischer Ansatz des Problemlösens und befähigt das Individuum, eine Aktivität oder Funktion effektiver oder effizienter durchzuführen bzw. wahrzunehmen.

2. *Meiden anderer, stärker behinderter Menschen:* Eine beliebte Methode, Menschen mit MS im Laufe ihrer Krankheit Informationen und Unterstützung zukommen zu lassen, ist die Form der Gruppe. Dies kann in Form von Vorträgen, Beratungs- oder Selbsthilfegruppen oder in Form von Netzwerken zu gegenseitiger Unterstützung geschehen. Solche Gruppen gelten als homogen, weil die Mitglieder ein gemeinsames Problem oder eine gemeinsame Diagnose miteinander teilen (Seligman, 1982). Die Vorteile solcher Gruppenerfahrungen sind gut belegt. Menschen fühlen sich weniger isoliert und haben Gelegen-

heit, mit anderen, die eine ähnlich belastende Erfahrung durchmachen, Netzwerke zur gegenseitigen Unterstützung zu bilden. Zu den verschiedenen Lernmodi, die sich eines Gruppenformats bedienen, befragt, äußerten sich jedoch überraschend viele der für die Studie interviewten Personen gänzlich gegen jede Art gruppeninteraktiver Erfahrung mit anderen Menschen, die MS haben.

Die aus der NMSS-Studie zu Lebensqualitätszielen hervorgegangenen Themen – Wissen über MS, Gesundheit und Unabhängigkeit – tragen zum Verständnis des Prozesses selbstgesteuerten Lernens bei, den Menschen mit MS anwenden, um etwas über ihre Krankheit und über Wege zu lernen, möglichst effektiv mit ihr umzugehen. Experimentelles Lernen stärkt ganz erheblich die Befähigung, kann jedoch, als alleinige Form des Lernens angewandt, den Zugang zu wichtigen Informationen einschränken. Das Meiden anderer, stärker behinderter Menschen muss von Programmplanenden beim Planungsprozess berücksichtigt und sollte als potenziell negatives Coping-Instrument angesprochen werden. Insgesamt werden die Themen, die sich ergeben haben, zu einigen ganz einzigartigen Perspektiven im MS-Edukationsprogramm beitragen, das für Individuen, Gruppen oder ganze Gemeinschaften ausgelegt sein kann. Bei fortgeschrittener Technologie können Lernerfahrungen bis ins eigene Heim oder in weit entfernte Einrichtungen reichen oder lassen sich für den langfristigen Gebrauch archivieren (Caffarella, 2002).

3. Der Arzt als Verkörperung des MS-Versorgungsteams.

Fallstudie ...

Die mit Judy arbeitende MS-Pflegeperson verbrachte einige Zeit mit der Patientin, um festzustellen, wie sie von ihrer Diagnose erfuhr und welchen Kontakt zum Gesundheitsversorgungsteam sie hatte. Es schien, als habe man ihr am Telefon gesagt, dass sie MS habe, und als habe man ihr seit geraumer Zeit keinen Nachsorgetermin mehr angeboten. Sie fühlt sich sozial isoliert und hat den Eindruck, niemand kümmere sich um sie. Ihre MS-Pflegeperson wandte sich mehrfach an sie, bevor sie zustimmte, in die Praxis zu kommen, um über ihre MS zu sprechen. Sie hat an drei Edukationssitzungen mit ihrer MS-Pflegeperson teilgenommen und zugestimmt, sich einer Selbsthilfegruppe mit Menschen ihres Alters anzuschließen. Sie überlegt jetzt, mit einer Autoinjektionstherapie zu beginnen, meint aber, sie brauche noch Zeit, um zu einer Entscheidung zu kommen.

Literatur

Beisecker, A. E., Cobb, A. K., & Ziegler, D. K. (1988). Patients' perspectives of the role of the care providers in amyotrophic lateral sclerosis. *Archives of Neurology, 45*(5), 553–556.

Brookfield, S. D. (1985). A critical definition of adult education. *Adult Education Quarterly, 36*(1), 44–556.

Caffarella, R. S. (2002). *Planning programs for adult learners: A practical guide for educators, trainers, and staff developers* (2nd ed.). San Francisco: Jossey-Bass.

Campbell, A. (1981). *The sense of well-being in America: Recent patterns and trends.* New York: McGraw-Hill.

Counte, M. A., Bieliauskas, L. A., & Pavlou, M. (1983). Stress and personal attitudes in chronic illness. *Archives of Physical Medicine & Rehabilitation, 64*(6), 272–275.

Dawson, L., & Lighthouse, S. (2010). Assessment of self-efficacy for cultural competence in prescribing. *The Journal of Nurse Practitioners, 6*(1), 44–48.

DeSouza, L. H., & Ashburn, A. (1988). Knowledge of multiple sclerosis: Implications for rehabilitation. *Clinical Rehabilitation, 2,* 139–142.

Duchin, S. P., & Brown, S. A. (1990). Patients should participate in designing diabetes educational content. Patient Education and Counseling, *16*(3), 255–267.

Francabandera, F. L. (1992). Self-directed learning by family members of individuals with multiple sclerosis (Doctoral dissertation, Teachers College, Columbia University, 1992). *Dissertation Abstracts International, 5305,* 1361.

Gardner, P. D. (1996). Demographic and attitudinal trends: The increasing diversity of today's and tomorrow's learners. *Journal of Cooperative Education, 31*(2–3), 58–82.

Genevie, L., Kallos, J. E., & Struening, E. L. (1987). An overview of patients' perceptions of their needs: Multiple sclerosis as a paradigm. *Neurorehabilitation and Neural Repair, 1*(1), 9–12.

George, L. K., Okun, M. A., & Landerman, R. (1985). Age as a moderator of the determinants of life satisfaction. *Research on Aging, 7*(2), 209–233.

Giloth, B. E. (1990). Promoting patient involvement: Educational, organizational, and environmental strategies. *Patient Education and Counseling, 15*(1), 29–38.

Holland, N. (1992). Self-directed learning by individuals with multiple sclerosis (Doctoral dissertation, Teachers College, Columbia University, 1992). *Dissertation Abstracts International, 53–05,* 1363.

Joy, J. E., Johnston, R. B., & Institute of Medicine (U.S.) (2001). *Multiple sclerosis: Current status and strategies for the future.* Washington, DC: National Academies Press.

Klemmack, D. L, Carlson, J. R., & Edwards, J. N. (1974). Measures of well being: An empirical and critical assessment. *Journal of Health and Social Behavior, 15*(3), 267–270.

Knowles, M. S. (1980). *The modern practice of adult education: From pedagogy to andragogy.* Chicago, IL: Follett.

Knowles, M. S., Holton, E. F., III, & Swanson, R. A. (2005). *The adult learner: The definitive classic in adult education and human resource development* (6th ed.). New York: Elsevier, Butterworth-Heinemann.

Kolb, D. (1984). *Experiential learning: Experience as the source of learning and development.* New Jersey: Prentice Hall.

Kupustin, J. (2010). Chronic disease prevention across the lifespan. *The Journal for Nurse Practitioners, 6*(1), 16–24.

LaRocca, N. G., & Kalb, R. C. (1987). Psychological issues. In L. Scheinberg & N. Holland (Eds.), *Multiple sclerosis: A guide for patients and their families* (2nd ed.). New York: Raven Press.

Lawler, P. (1986). *Principles and practices of adult education.* Adult Education Guided Independent Study IV Dissertation Committee, Columbia University, Teachers College – New York.

Lawler, P. (1988). *Workplace education and the principles and practices of adult education.* Unpublished doctoral dissertation, Columbia University, Teachers College – New York.

Lechtenberg, R. (1988). *Multiple sclerosis fact book.* Philadelphia: F. A. Davis.

Leino-Kilpi, H., & Luoto, E. (2001). The multiple sclerosis nurse as patient educator. *Journal of Neuroscience Nursing: Journal of the American Association of Neuroscience Nurses, 33*(2), 283–289.

Mazzuca, S. A. (1982). Does patient education in chronic disease have therapeutic value? *Journal of Chronic Diseases, 35*(7), 521–529.

McDaniel, R. W., & Bach, C. A. (1994). Quality of life: A concept analysis. *Rehabilitation Nursing Research, 3*(1), 18–22.

Merriam, S. B., & Caffarella, R. S. (1999) *Learning in adulthood* (2nd ed.). San Francisco: Jossey-Bass.

Mezirow, J. (1981). A critical theory of adult learning and education. *Adult Education, 32*(1), 3–24.

Mezirow, J. (1990). *Fostering critical reflection in adulthood: A guide to transformative and emancipator learning.* San Francisco: Jossey-Bass.

Multiple Sclerosis Coalition. www.multiplesclerosiscoalition.org

Murphy, P. W., Chesson, A. L., Berman, S. A., Arnold, C. L., & Galloway, G. (2001). Neurology patient educational materials: Do our educational aids fit patient needs? *Journal of Neuroscience Nursing: Journal of the American Association of Neuroscience Nurses, 33*(2), 99–104.

Nortvedt, M. S. (1999). *Disease specific quality of life instruments in multiple sclerosis.* Retrieved from www.neurology.org/cgi/content/abstract/53/5/1099.

Orr, R. (1990). Illness as an educational opportunity. *Patient Education and Counseling, 15*(1), 47–48.

Padilla, G. V., & Grant, M. M. (1985). Quality of life as a cancer nursing outcome variable. *Advances in Nursing Science, 8*(1), 45–60.

Paterson, B. L. (2001). The shifting perspectives model of chronic illness. *Journal of Nursing Scholarship, 33*(1), 21–26.

Paterson, B. L., & Sloan, J. (1994). A phenomenological study of the decision-making experience of individuals with long-standing diabetes. *Canadian Journal of Diabetes Care, 18*, 10–19.

Ritvo, P. G., Fischer, J. S., Miller, D. M., Andrews, H., Paty, D., & La Rocca, N. G. (1997). *Multiple sclerosis quality of life inventory.* New York: National MS Society.

Rosner, L. J., & Ross, S. (1987). *Multiple sclerosis: New hope and practical advice for people with MS and their families.* New York: Prentice Hall.

Rudick, R. (1992). *Multiple sclerosis and other chronic illness can drastically decrease quality of life.* Retrieved from Archneuro.ama.assn.org/cgi/content/abstract/49/12/1237

Rudick, R. A. (2008). *Health-related quality of life is an important measure of health in patients with MS.* Retrieved from www.ingentaconnect.com/content/adis/cns

Salamon, M. (1988). Clinical use of the life satisfaction in the elderly scale. *Clinical Gerontologist, 8*, 45–54.

Scheinberg, L. C., & Holland, N. J. (1987). Multiple sclerosis: *A guide for patients and their families* (2nd ed.). New York: Raven Press.

Seligman, M. (Ed.). (1982). *Group psychotherapy and conseling with special populations.* Baltimore: University Park Press.

Stuifbergen, M. (1992). Quality of life for individuals with multiple sclerosis. *Health Services Research Report.* National MS Society.

U.S. Bureau of the Census. (1995). Population profiles of the United States: 1995. *Current Population Reports,* Series P23–P189. Washington, DC: U.S. Government Printing Office.

Ventura, M. R., Todd, K., Burch, K., Grace, M. L., Crosby, R., & Lohr, G. (1990). Patient newsletter: A teaching tool. *Patient Education and Counseling, 15*(3), 269–274.

Whitson, D. L., & Amstutz, D. D. (1997). *Accessing information in a technological age.* Malabar, FL: Kreieger.

Windahl, S., Signitzer, B., & Olson, J. T. (1992). *Using communication theory: An introduction to planned communication.* London, UK: Sage Publications Ltd.

Wolf, J. K. (1987). *Mastering multiple sclerosis: A guide to management* (2nd ed.) Rutland: Academy Books.

4 Fürsprache für den Patienten mit MS

Dorothy E. Northrop

Fallstudie ...

Carol V. ist 40 Jahre alt und lebt mit ihrem Mann und zwei Teenagern in einem Vorort einer Großstadt. Vor 10 Jahren erhielt Carol die Diagnose Multiple Sklerose (MS) und begann sofort mit einer krankheitsmodifizierenden Therapie. Anfänglich hatte sie das Gefühl, ihr Leben unter Kontrolle zu haben, und MS wäre lediglich etwas, mit dem sie leben lernen müsste. Aber nach nur wenigen Jahren begann der Übergang in einen aggressiveren Verlauf. Jetzt hat sie mit erheblichen körperlichen und kognitiven Problemen zu kämpfen und weiß, dass sie nicht länger arbeiten können wird. Diese Erkenntnis war für Carol und ihre Familie sehr belastend, weil sie von ihrem Einkommen abhängen, um auszukommen. Sie macht sich Sorgen über die Deckung ihrer Versicherung, ihre schon jetzt hohen Selbstkosten und die Tatsache, dass sie in Zukunft unter Umständen mehr Pflege benötigt, als ihre Familie leisten können wird. Sie ist depressiv, ängstlich, aufgewühlt und sehr pessimistisch gegenüber der Zukunft.

Einleitung

Wer die Diagnose MS erhält, wird plötzlich in eine neue Realität geworfen: in das Leben mit chronischer Krankheit. Chronische medizinische Zustände erfordern permanente Veränderungen der Lebensweise, wobei oft Anpassungen an zunehmende funktionelle Einschränkung und Behinderung nötig sind. In manchen Gesundheitssystem treten Sorgen bezüglich der Krankenversicherung auf. Barrierefreiheit kann enorme Bedeutung gewinnen, indem sie nicht nur bestimmt, wohin man gehen kann, sondern auch, zu welchen Einrichtungen der Gesundheitsversorgung man Zugang hat. Die Unabhängigkeit kann ernsthaft bedroht sein, und zwar sowohl hinsichtlich realer Einschränkungen als auch in Bezug auf Einschränkungen, die vom Betroffenen und von Dritten wahrgenommen werden.

Angesichts dieser Herausforderungen spielt die Pflege eine elementare Rolle, indem sie für die Veränderungen im Leben sensibel ist, welche die Diagnose einer chronischen Krankheit wie MS mit sich bringt, und indem sie Patienten in ihrem Ringen mit dem verwirrenden Spektrum von Systemen, Bürokratie und Herausforderungen im Umfeld, denen sie gegenüberstehen, unterstützen. Dieses Bewusstsein und die Bereitschaft, Patienten zu unterstützen und sich bei der Konfrontation mit diesen Realitäten für sie zu engagieren, bezeichnen wir als Fürsprache.

Die Pflegeperson als FürsprecherIn

Pflegende waren schon immer Fürsprecher für Patienten. Die Ausbildung bereitet Pflegende darauf vor, Bedürfnisse der Gesundheitsversorgung zu verstehen sowie die Interventionen und verschiedenen Arten der Unterstützung, die ihre Patienten benötigen, sicherzustellen. Befähigen, Verhandeln, Vermitteln und Edukation sind dem Pflegeberuf vertraute Rollen. Als Konzept tauchte Patientenfürsprache in der Pflegeliteratur jedoch erst ab Mitte der 70er-Jahre des 20. Jahrhunderts auf. Zu jener Zeit lag der Schwerpunkt darauf, die Rechte des Individuums auf Privatsphäre, Information und Therapieverweigerung zu schützen und zu garantieren. In den 80er-Jahren des 20. Jahrhunderts wurde der Schwerpunkt auf Patientenrechte in der Gesundheitsversorgung gelegt. Seit den 90er-Jahren des 20. Jahrhunderts liegt der Schwerpunkt primär auf dem Befähigen von Patienten als Konsumenten und Entscheidungsträgern (Mallik/Rafferty, 2000).

Pflegende, die mit Menschen mit MS arbeiten, finden sich oft in der Rolle des Patientenfürsprechers wieder. Die Unberechenbarkeit und Veränderlichkeit dieser Erkrankung, ihr Beginn im jungen Erwachsenenalter und die verheerenden Auswirkungen, die sie emotional, sozial und finanziell haben kann, stellen nicht nur für die Person mit MS, sondern auch für die für sie tätigen Gesundheitsfachpersonen enorme Herausforderungen dar. Die Dinge sind komplex, Unterstützungssysteme sind gefährdet und die Bürokratie furchteinflößend. In diesem Umfeld ist die Rolle der Pflegeperson als Fürsprecherin hilfreich und entscheidend.

Eine Pflegende beschreibt die Fürsprecherrolle Pflegender wie folgt:

> *Pflegende sind Fürsprecher für alle Patienten. Wir nehmen die Bedürftigen unter unsere Fittiche, wir lenken sie in die richtige Richtung und manchmal tragen wir sie jeden Schritt ihres Weges durch Schmerz, Furcht und Hoffnungslosigkeit von Krankheit. Dies tun wir besser als alle anderen im Gesundheitsversorgungssystem.*
> (Nettina, 2005)

Die International Organization of MS Nurses (IOMSN) bezeichnet Fürsprache für Patienten formell als organisatorische Verantwortlichkeit. Sie sieht in Fürsprache eine fundamentale Rolle der auf MS spezialisierten Pflegeperson und eine Verpflichtung, die von allen im Laufe der Zeit an der Unterstützung von Patienten mit MS beteiligten Gesundheitsfachpersonen geteilt werden muss. Gesundheitsfachpersonen und vor allem Pflegende sind in einer zentralen Position, um Fürsprecher für Menschen mit MS und deren Familien zu sein und ihnen das Leben zu erleichtern. Pflegende müssen Menschen mit MS repräsentieren, um ihre Menschenrechte, ihr Recht und ihre Rechte auf Dienstleistungen sichern zu helfen (Namey, 2009: 5).

Krankenversicherung

Das gegenwärtige Gesundheitsversorgungssystem der USA beruht primär auf einem medizinischen Versorgungsmodell, in dem Krankheit *geheilt* und der Funktionszustand eines Patienten *wiederhergestellt* wird (Institute for Health and Aging, 1996). Chronische Pflege und Versorgung haben einen anderen Schwerpunkt, bei dem es vor allem um den *Erhalt* der Funktion und das *Minimieren* weiterer Verschlechterung geht. Im Kontext dieser beiden einander entgegenstehenden Modelle ist die Definition des Terminus *medizinische Notwendigkeit* häufig Ursache von Auseinandersetzungen und Frustration. Routinemäßig wurden Menschen mit MS Therapien und spezielle Gerätschaften und Vorrichtungen zur Erhaltung ihres Gesundheitszustands und zur Verhinderung oder Verzögerung von Komplikationen verweigert, während Kosten für die Behandlung von Komplikationen, die aus jenen Ablehnungen entstanden, erstattet wurden. Kurzfristige Entscheidungen haben langfristige Ergebnisse beeinträchtigt.

Nachdem Krankheitsmanagement in der heutigen Welt der Gesundheitsversorgung zunehmend Aufmerksamkeit auf sich zieht, könnte man meinen, Menschen mit MS würden von solch einem auf Prävention und das Implementieren von Behandlungsprotokollen ausgerichteten philosophischen Umschwung zur Verringerung von Komplikationen und zur Senkung von Gesundheitskosten profitieren. Bei Krankheiten wie Diabetes und Herzkrankheit funktionieren Krankheitsmanagementstrategien gut und etablierte Behandlungsprotokolle können beeindruckende Kosteneinsparungen bringen. Bei Menschen mit MS ist das Bild nicht so eindeutig und die Ergebnisse sind nicht so vorhersehbar. Unabhängig von den ergriffenen Maßnahmen kann die MS fortschreiten. Krankheitsmodifizierende Medikamente haben sich nicht bei jedem als wirksam erwiesen. Im Sinne der finanziellen Vorteile kurzfristig teurer Medikamente und Interventionen zur Vermeidung langfristig hoher Kosten zu argumentieren, kann daher problematisch sein.

Diese schwierige Situation bedeutet, dass Menschen mit MS befähigt werden müssen, Fürsprecher ihrer selbst zu werden, und Pflegende sind in der einzigartigen Position, Patienten dabei zu helfen. Patienten müssen etwa in den USA ermutigt werden, ihre Versicherungspolicen zu studieren und die Spezifika der Abdeckung ihrer Gesundheitsversorgung im Detail zu kennen. Wenn nötig, müssen sie wissen, wann und wie man Widerspruch einlegt und wie man Gesundheitsfachpersonen in diesen Prozess einbindet. Oft können Pflegende, die Erfahrung mit diesen Versicherungsprozeduren haben, Patienten beim Widerspruchsverfahren gegen eine Ablehnung unterstützen. Eine Pflegeperson kann auch als starke Fürsprecherin und Vertreterin in Verhandlungen mit Case Managern für den Gesundheitsplan und mit anderen Entscheidungsträgern im System der Gesundheitsversorgung auftreten.

Unter Umständen brauchen Menschen mit MS Anleitung und Unterstützung im Umgang mit einer Veränderung ihrer gesundheitlichen Absicherung, ob beim Evaluieren von Optionen einer Krankenversicherung für Mitarbeiter auf freiwilliger Basis, bei einem Arbeitsplatzwechsel, beim Abschließen einer individuellen Police oder beim Rückzug ins Medicare[1]-System. Es ist nicht leicht, Vorteile von Gesundheitsplänen zu vergleichen und die Kosten von Prämien gegenüber Eigenleistungen zu berechnen. Pflegende können für Patienten in ihrem Ringen mit diesen sehr schwierigen Entscheidungen äußerst hilfreich sein.

Patienten müssen auch an ihren primären medizinischen Versorgungsbedarf und daran erinnert werden, wie wichtig es ist, sicherzustellen, dass auch ihre nicht MS-bezogenen Erkrankungen ausreichend abgesichert sind. Manchmal kann das Hauptaugenmerk so sehr auf der MS liegen, dass Screening-Verfahren und präventive Gesundheitsversorgung für andere Krankheiten vernachlässigt werden. In einer von der Agency for Health Care Policy and Research unterstützen Studie erhielten behinderte Patienten mit geringerer Wahrscheinlichkeit als nichtbehinderte Patienten präventive Versorgungsleistungen (Agency for Health Care Policy and Research, 1999). Die Pflegeperson kann eine entscheidende Rolle dabei spielen, sicherzustellen, dass Patienten die umfassendste medizinische Pflege und Versorgung erhalten, die möglich ist.

Das heutige System der Gesundheitsversorgung in den USA ist für viele Menschen mit MS eine Quelle großer Frustration. Zwar sind die meisten durch irgendeine Art von Versicherung abgedeckt, aber meist unterversichert und ihre Policen reichen nicht aus, um die unterschiedlichen und speziellen Gesundheitsversorgungsbedarfe eines Patienten mit MS abzudecken. Zum am häu-

1 Öffentliche und bundesstaatliche Krankenversicherung im Gesundheitssystem der USA für ältere und behinderte Menschen [A. d. Ü.]

figsten erwähnten unbefriedigten Bedarf von Menschen mit MS gehören Medikamente, häusliche Pflege und Versorgung, Reha-Dienstleistungen und die Abdeckung durch Spezialisten, Beratung und dauerhafter medizinischer Ausrüstung.

Oft liegt es allein an der Beharrlichkeit, ob eine bestimmte Therapie oder Intervention abgedeckt ist. Gut belegt ist, dass sich eine Ablehnung wirkungsvoll durch Widersprüche und Beschwerden umkehren lässt. Menschen mit MS sind jedoch müde und entmutigt. Oft ist es die Pflegeperson, die den Patienten ermutigen kann, ein Nein nicht als Antwort zu akzeptieren und all seine Optionen und Möglichkeiten der Neubeantragung zu verfolgen.

Lebensplanung und rechtliche Verfügungen

Chronische Krankheit erfordert langfristige Planung. Auf Nachlass- und Erbschaftsplanung sowie auf Altenrecht spezialisierte Finanzberater und Anwälte sind für Menschen mit MS eine wichtige Ressource und sollten dem Team von Fachkräften zugerechnet werden, die sich um Patientenbelange kümmern. Wichtig ist, dass Pflegende erkennen, dass Patienten Pläne und Strategien für die Zukunft entwickeln sollten. Pflegende müssen sich über die rechtlichen Dokumente und finanziellen Möglichkeiten kundig machen und es darf ihnen nichts ausmachen, Patienten zu ermutigen, diesen Informationen nachzugehen, und zwar unabhängig davon, ob gegenwärtig eine signifikante Behinderung vorliegt oder nicht.

Aufgrund der Unberechenbarkeit der MS hat der Schutz der finanziellen Zukunft vorrangige Bedeutung. Nicht nur, dass Familien ein Einkommen verlieren, wenn eine weitere Berufsausübung nicht möglich ist, sondern es gibt auch zahlreiche zusätzliche medizinische und sonstige Ausgaben, die nicht erstattet werden. Es ist ganz entscheidend, dass Familien ihr Vermögen maximieren und schützen. Steueroptionen müssen genutzt und Rechtsansprüche gesichert werden. Bei allen Familienmitgliedern muss überprüft werden, inwieweit sie durch Versicherungen abgedeckt sind. Unter Umständen muss ein Trust (s. u.) eingerichtet werden. Pflegende, die über diese verschiedenen finanziellen Optionen Bescheid wissen, können Patienten zur Anwendung dieser Strategien ermutigen und sie mit der National MS Society in Kontakt bringen, wo man sie entsprechend weiterverweisen kann. Diese Schritte können bei der finanziellen Absicherung des Patienten enorm wichtig sein.

Auch einige weitere rechtliche Dokumente hinsichtlich zukünftiger medizinischer Versorgung und der Verfügung über das Eigentum nach dem Tod bedürfen der Aufmerksamkeit. Multiple Sklerose gilt nicht als tödliche Krankheit, aber es kann der Zeitpunkt kommen, an dem der Betroffene nicht mehr imstande ist, eine wichtige medizinische Entscheidung zu treffen. Zum Zeitpunkt der Diagnose lässt sich unmöglich bestimmen, wie die Krankheit fortschreiten und welchen Schweregrad sie haben wird und welche weiteren schweren Erkrankungen eventuell noch hinzukommen. Aufgrund dieser fehlenden Kontrolle und Berechenbarkeit ist es sehr wichtig, dass sich Menschen mit MS auf jede Eventualität vorbereiten. Pflegende sind in einer strategischen Position, um Patienten zu diesem wichtigen, aber belastenden und Angst auslösenden Planungsprozess zu ermutigen.

Im Folgenden werden einige Dokumente beschrieben, zu deren Erstellung die Patienten angehalten werden sollten.

Vorausverfügung

Vorausverfügungen, wie etwa eine Patientenverfügung oder eine Vorsorgevollmacht hinsichtlich der Gesundheitsversorgung, sind Dokumente, die es einer Person ermöglichen, für den Fall der Geschäfts- und Kommunikationsunfähigkeit Präferenzen für die zukünftige medizinische Versorgung zu formulieren. Diese Dokumente entheben Familienmitglieder und Angehörige des Gesundheitsversorgungsteams der Fragen und Zweifel hinsichtlich der Behandlungswünsche eines Individuums.

Eine Patientenverfügung gibt Gesundheitsfachpersonen spezifische Instruktionen und legt spezifische Behandlungsrichtlinien einer lebenserhaltenden medizinischen Behandlung fest. In einer Gesundheitsvorsorgevollmacht oder Betreuungsverfügung wird eine andere, den Wünschen des Ausstellenden geneigte Person benannt und betraut, an seiner statt medizinische Entscheidungen zu treffen, sollte der Ausstellende dazu nicht mehr in der Lage sein. (Eine Vorausverfügung kann den Stellvertreter oft bei dieser Entscheidungsfindung leiten.) Diese Verantwortlichkeit umfasst nicht nur die lebenserhaltenden, sondern alle medizinischen Entscheidungen. Eine dritte Direktive, die Anweisung, nicht wiederzubeleben, ermöglicht einem Patienten oder dessen Stellvertreter, Gesundheitspersonen anzuweisen, bei einem Herzstillstand keine Herz-Kreislauf-Wiederbelebung einzusetzen.

Vollmacht

Eine Vollmacht ist ein schriftliches Dokument, in dem eine dritte Person benannt wird, anstelle des Unterzeichnenden zu handeln. Dieses Dokument verliert jedoch seine Gültigkeit, wenn der Unterzeichnende zu einem späteren Zeitpunkt nicht mehr imstande ist, für sein Wohlergehen zu sorgen. Dagegen ist eine Dauervollmacht auch wirksam, nachdem der Unterzeichner des Dokuments geschäftsunfähig geworden ist, und gibt dem Benannten die Vollmacht, in finanziellen oder gesundheitlichen Angelegenheiten zu entscheiden.

Testament

Ein Testament ist das häufigste Instrument, das Menschen haben, um zu kontrollieren, wie nach ihrem Tod mit ihrem Besitz verfahren wird. Darin wird aufgeführt, wie Besitz (ein Anwesen) zu verteilen ist und es wird eine als Testamentsvollstrecker bezeichnete Person benannt, um die Verteilung dieses Besitzes zu regeln. Stirbt jemand ohne Testament, so wird die Verteilung des Besitzes durch staatliche Gesetze bzw. das Erbrecht bestimmt.

Trust

Ein Trust[2] ist in Nordamerika ein weiteres häufiges Instrument zur Planung bei Grundbesitz. Er ist komplizierter als ein Testament und im Allgemeinen teurer in der Errichtung. Ein Trust hat drei Komponenten:

- einen treuhänderischen Verwalter, der den Besitz des Trust hält und zugunsten einer anderen Person managt
- einen Begünstigten, zu dessen Gunsten der treuhänderische Verwalter mit dem Vermögen des Trust verantwortlich umzugehen hat
- der Besitz des Trust, der vom treuhänderischen Verwalter für den Begünstigten gehalten wird.

Für diejenigen unter 65 Jahre mit dauerhafter Behinderung bieten Supplemental Needs Trusts eine Möglichkeit, um Vermögenswerte, wie Grundbesitz, Aktien oder Hinterlassenschaften zu bewahren, ohne den potenziellen Anspruch auf Sozialhilfe («supplemental security income») und/oder Medicaid[3] zu gefährden. Trusts eines Dritten ermöglichen einem Familienmitglied oder Freund, ein Trust-Vermögen zu schaffen, um bei einer Person jeglichen Alters die Lebensqualität zu erhöhen. Menschen mit MS müssen sich über diese Arten von Finanzoptionen im Klaren sein.

Anspruchsberechtigungen

Familien, die mit einer chronischen Krankheit wie der MS zu tun haben, geraten bei ihrem Versuch, Hilfsleistungen und Zuwendungen zu erhalten, auf die sie in ihrer Gemeinde oder bei Einrichtungen der US-Bundesstaaten oder des Bundes

2 In Deutschland unbekannte Rechtskonstruktion. Eine übersichtliche Beschreibung findet sich unter http://www.siegwart-law.com/Sgal-de/artikel/erbschaft-erbrecht-usa-rechtsanwalt-living%20 trust.html. [A. d. Ü.]

3 Gesundheitsfürsorgeprogramm in den USA für Menschen mit geringem Einkommen, Kinder sowie ältere und behinderte Menschen [A. d. Ü.]

Anspruch haben, in ein eng verflochtenes Dickicht aus Bürokratie und Regularien, das einen vollkommen überwältigen kann. Die Tatsache, dass MS eine im Erwachsenenalter einsetzende Krankheit ist, bedeutet, dass sich diese Familien auf einen Weg machen, mit dem sie nur wenig vertraut sind. Pflegende, die mit Patienten mit MS arbeiten, müssen sich über die Berechtigungskriterien, Einkommensrichtlinien und die für Familien erforderlichen Anwendungsprozeduren kundig machen, um Zugang zu einer Reihe von Dienstleistungen – finanzielle und apparative Unterstützung, Medicaid, häusliche Gesundheitsversorgung, Haushaltshilfen, berufliche Rehabilitation, Leistungen für Veteranen, speziellen Transport usw. – zu erhalten. Ohne diese verschiedenen Formen der Unterstützung können viele Menschen mit MS nicht in der Gemeinde bleiben. Vielfach sind diese Dienste nur erforderlich, um jemanden zu einem Termin in die Praxis eines Arztes oder eine Ambulanz zu bekommen.

In einigen US-Bundesstaaten gibt es Programme, die einen Ehepartner vor Verarmung schützen, wenn sein Angehöriger langfristig Pflege und Versorgung benötigt und er nach und nach das eigene Vermögen einsetzen muss, um schließlich die Anspruchskriterien von Medicaid zu erfüllen. In diesen Situationen ist es dem Ehepartner erlaubt, ein Grundeinkommen und Basisressourcen zu behalten, um die laufende Lebenshaltung zu bestreiten. Dies ist ein sehr wichtiger Schutz für Familien, und Pflegende müssen wissen, ob es in ihrem jeweiligen Bundesstaat Ehegattenschutz gibt.

Versicherungsleistungen bei Behinderung sind ein Anspruch, den viele Menschen mit MS bei fortschreitender Erkrankung und zunehmenden funktionellen Defiziten realisieren müssen. Die von Gesundheitsfachpersonen geleistete Dokumentation ist oft der wichtigste bestimmende Faktor dafür, ob diese Leistungen fließen oder nicht. Unabhängig davon, ob ein Patient Leistungen der Social Security Disability Insurance oder eines Privatversicherers für Behinderung beantragt, sind mit MS Patienten arbeitende Pflegende und Ärzte hilfreich, um sicherzustellen, dass die medizinische Dokumentation umfassend und akkurat ist. Die National MS Society hat zwei Publikationen, die Gesundheitsfachpersonen bei der Dokumentation für das Beantragen von Behindertenhilfe unterstützen können: *Social Security Disability Benefits for People Living with Multiple Sclerosis: A Guide for Professionals* und *Supporting MS-Related Disability Claims to Private Insurers: The Physicians Role.* Beide stehen auf der Website der National MS Society (www.nationalmssociety.org) zur Verfügung.

Interdisziplinäre Intervention

Aufgrund der komplexen Natur der MS und ihres chronischen und unvorhersehbaren Verlaufs kommt es bei den Bemühungen, mit dieser Krankheit zu leben, zu vielen psychosozialen Problemen. Familienbeziehungen, finanzielle Sorgen, Schwierigkeiten am Arbeitsplatz, Angst, Furcht, kognitive Beeinträchtigung, Depression und sich verlagernde häusliche Verantwortlichkeiten können allesamt das Selbstwertgefühl und die Coping-Fähigkeit eines Patienten beeinträchtigen. Oft muss die Pflegeperson diese Probleme identifizieren und die Notwendigkeit professioneller Intervention und Unterstützung erkennen.

Pflegende müssen Patienten proaktiv an andere Gesundheitsfachpersonen verweisen, wenn solch eine Intervention angemessen erscheint. Fachkräfte für geistige Gesundheit, Berufsberater, Reha-Spezialisten, Beratungsgruppen und Neuropsychologen können entscheidende Bedeutung haben, um einem Patienten beim Management und Coping mit seiner Erkrankung zu helfen. Auch Patienten zu ermutigen, Kontakt mit der örtlichen Stelle der National MS Society aufzunehmen oder sich an ihr örtliches Center for Independent Living zu wenden, kann ihnen zu unschätzbaren Informationen und wertvoller Unterstützung verhelfen. In der Behandlung der MS sind qualitativ gute Pflege und Versorgung gleichbedeutend mit interdisziplinärer Pflege und Versorgung. Pflegende verstehen dieses Konzept und können für ihre Patienten sprechen, um die für sie erforderlichen Interventionen und Formen der Unterstützung zu erhalten.

Worauf es ankommt

Fürsprache zugunsten von Menschen mit MS kann nur dann wirksam sein, wenn die Pflegeperson sich auskennt und informiert ist. Dies umfasst eine vollständige Kenntnis der MS, ihrer physischen, emotionalen, psychosozialen und finanziellen Auswirkungen sowie der medizinischen, gesundheitlichen, persönlichen und sozialen Implikationen der Krankheit. Die Kenntnis verfügbarer kommunaler Ressourcen einschließlich der bei den Orts- und Landesbüros der National MS Society verfügbaren Programme und Dienstleistungen ist ebenso wichtig wie das Wissen um bestehende Lücken und kommunale Dienstleistungen. Auch die Funktion der örtlichen, bundesstaatlichen und nationalen Regierung muss klar sein und man muss wissen, wie legislative und regulatorische Fragen angegangen werden.

Im Rückblick auf die Geschichte von Carol V. zu Beginn dieses Kapitels kann es einiges ausmachen, wie Carol mit ihrer Krankheit umgeht und die Zukunft sieht, wenn sie eine Pflegeperson als Fürsprecherin hat. Ob es nun darum geht, sicherzustellen, dass sie alle für das Management ihrer Symptome nötigen Behandlungen und Interventionen erhält, sie bei Krankheitsübergängen zu unterstützen oder ihr zu helfen, die ihr zustehenden Beträge und Dienstleistungen zu bekommen: Carol wird die Botschaft erhalten, dass sie nicht allein ist und immer noch Kontrolle über ihre Zukunft ausüben und sich auf jede mögliche Herausforderung vorbereiten kann.

Fürsprache in der öffentlichen politischen Arena

Keine Erörterung pflegerischer Fürsprache wäre vollständig ohne die Rolle Pflegender und anderer Gesundheitsfachpersonen bei der Unterstützung der Rechte Behinderter. Über die medizinischen Bedürfnisse des Individuums hinaus erstrecken sich die Rechte bei Behinderung bis in die Bereiche der Zugänglichkeit, der Anpassung des Arbeitsplatzes und den Zugang zu voller Teilhabe in der Gemeinde. Dies beinhaltet auch den Zugang zu Läden, Restaurants, Kinos, religiösen Einrichtungen und zur Wahlurne. Es unterstützt das Recht chronisch Kranker auf adäquate, finanzierbare Abdeckung durch eine Krankenversicherung und den Erhalt geeigneter langfristiger Pflege- und Versorgungsleitungen.

Pflegende müssen Fürsprache für das Beseitigen von Hindernissen leisten, die die Unabhängigkeit von Menschen mit Behinderungen einschränken. Dazu können Hindernisse gehören, die eine adäquate medizinische Versorgung behindern, wie etwa Unzugänglichkeit von Arztpraxen, hohe Untersuchungstische, enge Korridore, starre Terminpläne und fehlendes bzw. mangelndes Wissen über die Behandlung von Patienten mit Körperbehinderungen. Pflegende können eine machtvolle Stimme sein, die alle Gesundheitsfachpersonen an ihre ethische und gesellschaftliche Verantwortung erinnert, die Pflege und Versorgung von Menschen mit Krankheiten, die zu Behinderung führen, anzupassen und individuell zu gestalten.

Alle heutigen Standards der Gesundheitsversorgung betonen Patientenfürsprache, Befähigung und Verbraucherschutz. Von Pflegevereinigungen und in Praxisleitlinien wird die Rolle der Pflegeperson eindeutig als die der Fürsprecherin für die gesundheitlichen und sozialen Bedürfnisse der Öffentlichkeit definiert, und Gruppen, wie The Joint Commission und die Commission on Accreditation of Rehabilitation Facilities (CARF) legen großen Wert auf Patientenrechte. Auf politischer Ebene sind mehrere wichtige Punkte, denen Menschen mit MS gegenüberstehen, ein fruchtbarer Boden für Pflegefürsprache, und zwar:

- Gesetzgebung zu Patientenrechten
- Schutz des Patienten und Vertraulichkeit
- Ausweitung der Deckung durch die Krankenversicherung
- Ausweitung von Medicare und Medicaid
- Unterstützungsprogramme für Medikamente
- Erschwinglichkeit langfristiger Pflege- und Versorgungsdienstleistungen
- altersgerechte langfristige Pflege- und Versorgungsdienstleistungen, die die Lebensqualität fördern
- Steuerermäßigungen für Betreuungspersonen
- finanzielle Förderung der MS-Forschung.

Der Schlüssel bei der Fürsprache für ein bestimmtes Anliegen sind Fakten. Ob man vor einem Gesetzgebungsausschuss aussagt oder Widerspruch gegen die Ablehnung der Kostenübernahme durch eine Versicherung einlegt: der Prozess ist derselbe. Benennen Sie zuerst Sinn und Zweck, spezifizieren Sie den Vorfall, die Verfahrensweise oder das Programm, um das es geht, und liefern Sie Informationen über MS und über die Auswirkungen des Vorfalls, der Verfahrensweise oder des Programms auf den Patienten.

Pflegende sind sich vielleicht stärker als jede andere Gesundheitsfachperson über das Recht des Patienten auf Würde und Selbstbestimmung im Klaren. Ihr Beruf wird als Quelle für Rat und Anleitung bei der Reform der Gesundheitsversorgung geschätzt. Pflegende müssen ihre einzigartige Stellung, ihre Macht und den signifikanten Einfluss erkennen, den sie auf die Gesundheitsversorgung haben können.

In seinem bahnbrechenden Buch *The Power Game: How Washington Works* schreibt Hedrick Smith (1988): «Information und Wissen sind Macht. Sichtbarkeit ist Macht. Ein Gefühl für den rechten Zeitpunkt ist Macht. Persönliche Energie sowie Selbstvertrauen sind Macht». Er hätte genauso gut zum Pflegeberuf sprechen können. Pflegende arbeiten nicht nur in Praxen, Ambulanzen, Kliniken und Einrichtungen der Gesundheitsversorgung, sondern auch überall in Regierungseinrichtungen, Unternehmen, Gesundheitsorganisationen und akademischen Institutionen. Sie wirken in Positionen, die gesellschaftlichen Wandel beeinflussen und können auf die Zukunft der Gesundheitsversorgung einwirken. Die Pflege ist eine kraftvolle Stimme der Fürsprache.

Fallstudie ...

Nancy wandte sich an ihre klinische Pflegende und teilte ihr ihre Sorgen über die Zukunft mit. Die Pflegende hörte aufmerksam zu und machte sich Notizen, in denen sie die wichtigsten Themen zusammenfasste, die Zukunftsangst verursachen. Sie bat Nancy, zu einer weiteren Konsultation wiederzukommen und gab ihr bei dieser Gelegenheit eine Liste mit kommunalen Einrichtungen, Websites und Printmedien zur Durchsicht. Nancy begann, mit verschiedenen Einrichtungen und Personen Nachsorgetermine zu vereinbaren, um mit einer realistischen Planung zu beginnen. Sie und ihr Mann arbeiten gemeinsam auf eine Zukunft hin, bei der ihre MS, ihre finanzielle Situation und potenzielle Ressourcen, die sie beim Übergang unterstützen, berücksichtigt werden.

Literatur

Agency for Health Care Policy and Research. (1999). AHCPR launches research program to improve the safe and effective use of medical products. *AHCPR Research Activities, 230*(15).

Institute for Health & Aging. (1996). *Chronic care in America: A 21st century challenge.* University of California – San Francisco.

Mallik, M., & Rafferty, A.M. (2000). Diffusion of the concept of patient advocacy. *Journal of Nursing Scholarship, 32*(4), 399–404.

Namey, M. (2009). Nurses play a special role in patient advocacy. *MS Exchange, 13*(2).

Nettina, S.M. (2005). Nurses: The perfect patient advocates. *Advanced Practice Nursing eJournal, 5*(2).

Smith, H. (1988). *The power game: How Washington works.* New Zealand: Random House.

Teil II
Management der Krankheit und ihrer Symptome, Fördern gesunden Copings

5 Kulturell kompetente Pflege und Versorgung

June Halper

Fallstudie ...

Carl S. ist ein 45-jähriger Afroamerikaner, bei dem vor 2 Jahren Multiple Sklerose (MS) diagnostiziert wurde. Er hat Paresen in beiden Beinen, eine verminderte Sensibilität am Rumpf, eine leichte Ungeschicklichkeit beider Hände und einen ataktischen Gang. Vor 2 Jahren sagte man ihm, er hätte eine primär progrediente Erkrankung, und bot ihm keinerlei Behandlung an. Er ruft in Ihrer Praxis an und klagt über schwere Erschöpfung; er ist sicher, einen Schub zu haben. Die neurologische Untersuchung ergibt keinerlei Veränderung gegenüber seiner vorherigen Untersuchung. Seine Laborwerte liegen im jeweiligen Normbereich. Er spricht laut und rutscht unruhig auf seinem Stuhl hin und her. Er sagt, sein Zustand werde sich verschlechtern, aber er habe das Gefühl, Grippe zu haben und wolle behandelt werden. Er stellt fest: «Jeder kümmert sich nur um die MS», und für diese Frauenkrankheit bekäme er sowieso keine Behandlung.

Einleitung

Wie im Morgante'schen konzeptionellen Bezugsrahmen der Hoffnung beschrieben, hat der Wandel in der Epidemiologie der MS dazu geführt, dass Pflegende Wissen und Fähigkeiten entwickeln müssen, um bei Patienten mit verschiedenem Hintergrund kulturell kompetente Pflege leisten zu können. Die Natur der MS, ihr breites Spektrum an Auswirkungen von Kindern über Erwachsene bis in die ältere Bevölkerung, ihre unterschiedlichen Verläufe, ihr Symptomspektrum und ihre große Reichweite in verschiedene Populationen hinein rufen nach Fähigkeiten und Wissen, die das gesamte Leben des Patienten mit dieser Krankheit umspannen. Für MS-Fachpflegende liegt die Herausforderung darin, sich über die Vielseitigkeit und die Möglichkeit der Krankheit im Klaren und darauf vorbereitet zu sein.

Jede Person kommt mit einer eigenen persönlichen Geschichte und Anamnese und hat ihre individuellen Symptome, ihre Krankheit hat auf eine eigene Weise begonnen und nimmt einen individuellen Verlauf. In unser Assessment sollten zusammen mit sozioökonomischen Faktoren auch ethnokulturelle Überlegungen einfließen. Die Bedürfnisse des Patienten reichen von klinischer Pflege und Versorgung über Edukation, Beratung, Rehabilitation und Fürsprache bis zur kultursensiblen Pflege und Versorgung. Auch muss bei jedem Patienten beurteilt werden, wie weit er in gesundheitlichen Dingen bewandert ist: Unter Umständen kommt MS in seinem Wortschatz nicht vor. Pflegende brauchen dynamische und flexible Instrumente, um sich selbst zur individuellen Pflege eines jeden Patienten zu befähigen. Neue Pflege- und Versorgungsmodelle und neue Konzepte sind nötig, um diese Bedürfnisse zusammen mit kreativen Wegen des Intervenierens anzugehen. Zu diesen Konzepten gehören das Medical Home, die Notwendigkeit kulturell kompetenter Pflege und Versorgung sowie das Vertrautsein mit den Gepflogenheiten der Population mit Behinderung.

Das Konzept des Medical Home

Der umfassende Bedarf bei MS ruft nach neuen Modellen der Pflege und Versorgung, und eines davon ist das Medical-Home-Konzept. Im Jahre 1967 erstmalig konzipiert durch die American Academy of Pediatrics' Council on Pediatrics diente es ursprünglich dazu, einen Ort, eine alleinige Quelle für alle medizinischen Informationen über einen Patienten zu definieren. Gegenwärtig bezeichnet es eine Gesundheitsversorgung, die zugänglich, familienzentriert, koordiniert, umfassend, kontinuierlich, mitfühlend und kulturell effektiv ist (Sia et al., 2004). Das patientenzentrierte Medical Home hat folgende Prinzipien:

- Jeder Patient hat eine fortlaufende Beziehung zu einem Gesundheitsversorgungsteam, das auf den Erstkontakt sowie eine kontinuierliche und umfassende Pflege und Versorgung trainiert ist.
- Das Team von Individuen übernimmt kollektiv Verantwortung für die fortlaufende Pflege und Versorgung des Patienten.
- Es herrscht eine ganzheitliche Orientierung, die alle Stadien des Lebens sowie alle Stadien der Krankheit und Wellness einschließt.
- Pflege und Versorgung werden über alle Elemente des komplexen Gesundheitsversorgungssystems hinweg koordiniert und integriert.
- Pflege und Versorgung werden durch Ämter, Informationstechnologie, Austausch von Gesundheitsinformationen und alle Mittel zur Sicherstellung kulturell sensibler Interventionen gefördert.
- Qualität und Sicherheit sind die Kennzeichen des Medical Home (American Academy of Family Physicians et al., 2007).

Dieses Konzept deckt sich sehr mit dem Modell umfassender Pflege und Versorgung bei MS, das seit Mitte des 20. Jahrhunderts weltweit entstand. Umfassende Pflege und Versorgung bei MS streben danach, in kosteneffektiver und koordinierter Weise optimale Dienstleistungen zu bieten, die auf jede Person individuell zugeschnitten sind und bei denen doppelt geleistete oder sich überschneidende Pflege und Versorgung vermieden werden (**Abb. 5-1**).

Kulturell kompetente Pflege und Versorgung

Wie definiert man Kultur? Definiert wurde sie als erlernte Überzeugungen, Werte, Verhaltensweisen, Einstellungen und Sitten, die von einer Gruppe geteilt werden. Kultur bedeutet das menschliche Verhalten insgesamt: Denken, Kommunikation, Sitten, Überzeugungen, Werte und Institutionen einer ethnischen Minderheit oder sozialen Gruppe. Kompetenz bedeutet, die Fähigkeit effektiven Funktionierens zu haben.

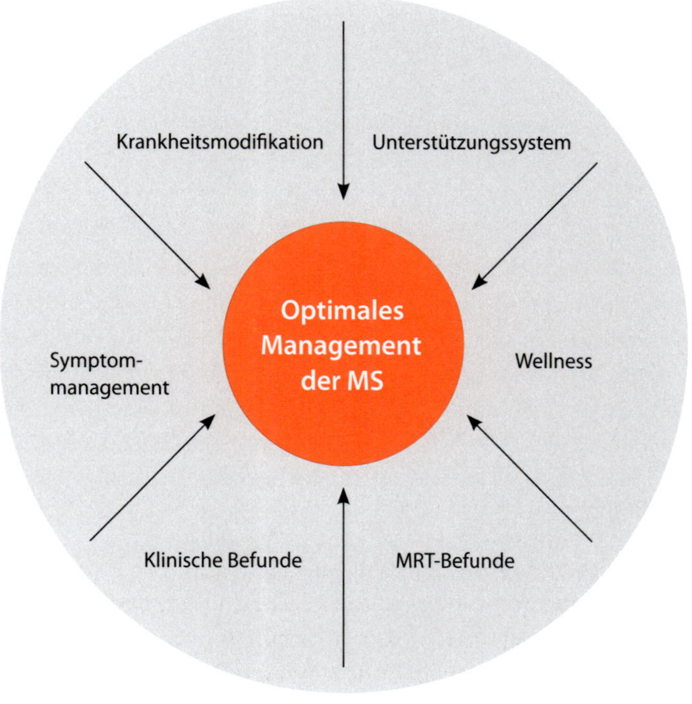

Abbildung 5-1: Optimales Management der Multiplen Sklerose (Quelle: entwickelt von Kathleen Costello, RN, MSCN, NP.C)

Unterweisungstechniken werden modifiziert und Materialien müssen geschaffen werden, um die jeweiligen Ethnien gezielt anzusprechen. Fachkräften stehen Kurse und Seminare zu kultureller Sensibilität zur Verfügung, in denen Fragen der Erwachsenenbildung angesprochen werden. Auch die Vielfalt der Lernstile ist wichtig. Betrachten Sie Einzelunterricht, Printmedien, Video- und Audiomedien, Gruppenprogramme und das Internet als Auswahlspektrum. Heutzutage werden Themen durch mehrere Modalitäten abgedeckt und oft gibt es zu verschiedenen MS-bezogenen Themen mehrere Möglichkeiten. Auch berufliche Praktiken müssen kulturelle Überzeugungen des Patienten zusammen mit kulturellen Praktiken berücksichtigen, wenn Patienten mit verschiedenem Hintergrund Medikamente verordnet werden (Dawson/Lighthouse, 2010).

Easterling (2008–2009) hat ein Modell beschrieben, bei dem kulturelle Vielfalt bei MS gewürdigt wird: das transkulturelle Assessment-Modell, in dem Bildung in Bezug auf Kultur und Gesundheitsversorgung anerkannt und respektiert wird. Zu den Prinzipien, die diesem Modell implizit sind, gehören, dass Pflegende ...

- ... jedes Individuum als einzigartig anerkennen.
- ... das Bildungsniveau feststellen und «Gefährdete» aufspüren.
- ... kulturelle Gesundheitspraktiken und -überzeugungen identifizieren.
- ... kulturbasierte Lernerfahrungen planen.
- ... mehrsprachige Materialien verwenden, soweit angemessen
- ... visuelle Hilfen verwenden.
- ... eher konkrete als abstrakte Worte verwenden.
- ... dazu auffordern, Fragen zu stellen.
- ... den Gebrauch komplexer medizinischer Terminologie möglichst vermeiden.

Zu den Pflegestrategien, die das Lernen unter diesem Modell erleichtern sollen, gehören, dass die Pflegeperson Kurzinformation schriftlich validieren und Humor vorsichtig einsetzen muss. Worte aus der Umgangssprache sollten Pflegende meiden. Man sollte nicht davon ausgehen, dass ein Lächeln oder Nicken Lernverständnis bedeuten. Wichtig ist, die Familie in die Planung und die Lernsitzungen aufzunehmen. Schließlich kann es, wenn Sprache eine Kommunikationsbarriere darstellt, auch angemessen sein, Übersetzer einzusetzen, damit Patient und Familie besser verstehen. Purnell entwickelte das Modell für kulturelle Kompetenz, mit folgenden Grundsätzen:

- Alle Kulturen haben Gemeinsamkeiten.
- Eine Kultur ist nicht besser als die andere, sie ist nur anders.
- Kulturen verändern sich im Laufe der Zeit allmählich.
- Innerhalb einer Kultur, zwischen und unter den Kulturen gibt es Unterschiede.
- Kultur hat einen starken Einfluss darauf, wie Patienten auf Krankheit und auf Interaktionen mit dem Gesundheitsversorgungssystem reagieren (Purnell/Paulanka, 2005).

Kulturelle Kompetenz definiert Purnell als Wissen über biologische Varianten und Effekte von Medikationen und Krankheitsprozesse in verschiedenen ethnischen Gruppen (Purnell/Paulanka, 2005). Außerdem ist sie die Fähigkeit, kulturelle Assessments durchzuführen, die zur Entwicklung individuell gestalteter und ganzheitlicher Pflege und Versorgung führen, die sich sensibel und respektvoll der Unterschiede zwischen Kulturen bewusst ist. Domänen kulturell kompetenter Pflege und Versorgung sind kulturelles Bewusstsein, Kulturwissen, kulturelle Fähigkeiten und Fertigkeiten, kulturelle Begegnung und das Verlangen nach Kultur (Campinha-Bacote, 1998).

Zentrale praktische Punkte für auf MS spezialisierte Pflegende liegen neben dem Erkunden des Hintergrunds eines jeden Patienten darin, die eigenen Befangenheiten gegenüber anderen Kulturen und ethnischen Gruppen im Prozess der Selbstbewusstwerdung zu untersuchen. Ebenso wichtig ist, das eigene kulturelle Erbe und die eigene Erziehung sowie den eigenen beruflichen Hintergrund im Kontext des Umgangs mit Menschen anderer ethnischer Herkunft, Religion und Länder zu untersuchen (Nathenson, 2009).

Huber (2009) entwickelte ein Akronym (ASKED), das der auf MS spezialisierten Pflegeperson hilft, die eigene kulturelle Kompetenz einzuschätzen:

- *Bewusstsein («awareness»):* Bin ich mir meiner Befangenheiten und Vorurteile bewusst?
- *Fähigkeit («skill»):* Bin ich in der Lage, ein kulturell basiertes körperliches Assessment sensibel durchzuführen?
- *Wissen («knowledge»):* Weiß ich etwas über die Weltsicht des Patienten?
- *Begegnungen («encounters»):* Wie viele Begegnungen?
- *Wunsch («desire»):* Ist mein Wunsch echt?

Des Weiteren beschreibt Huber (2009) die zentralen Fragen, die bei einem kulturellen Assessment zu stellen sind. Fragen, die der Pflegeperson helfen, herauszuarbeiten, wie der Patient seine Krankheit wahrnimmt und was er sich von dieser und zukünftigen Begegnungen erwartet, lauten unter anderem:

- Wodurch wurde Ihr Problem Ihrer Ansicht nach verursacht?
- Was hat es Ihrer Ansicht nach ausgelöst?
- Was macht Ihre Krankheit mit Ihnen?
- Wie lange dauert sie Ihrer Erwartung nach?
- Welche Art der Behandlung erwarten Sie?
- Welche Ergebnisse erhoffen Sie sich von der Behandlung?

Dieses Wissen und diese Sensibilität erlauben der MS-Pflegenden, gegenwärtige und zukünftige Interventionen realistisch zu planen und zu implementieren.

Gleichermaßen wichtig ist, kulturelle Dissonanz, ein Gefühl des Unbehagens, hervorgerufen durch Sitten und Überzeugungen des Patienten, anzuerkennen.

Dies ist sehr schwierig zu verhandeln und kann therapeutische Beziehungen stören. Kulturelle Dissonanz kann dazu führen, dass eine Pflegeperson anderen ihre eigenen Werte aufnötigt mit etwas, das als «kulturelle Blindheit» definiert wurde, und kann in missverstandenen Erwartungen resultieren (Huber, 2009).

Die Frage ist: Wie lässt sich dieses Problem überwinden? Huber hat dazu mehrere Strategien vorgeschlagen, und zwar:

- *Erhaltung der Kultur:* Unterstützen der Anwendung wissenschaftlich solider kultureller Praktiken (z. B. Akupunktur zum Schmerzmanagement)
- *Anpassung an die Kultur:* Unterstützen der Anwendung kultureller Praktiken, die sich als unschädlich erwiesen haben (z. B. Yoga, Meditation, Betperlen)
- *kulturelles Umstrukturieren:* Arbeiten mit einem Patienten, um ihm zu helfen, schädliche Gewohnheiten zu ändern (z. B. Phytotherapien, die bei den verordneten Medikamenten kontraindiziert sind) (Huber, 2009).

Im Jahre 2009 billigte das National Quality Forum 45 Praktiken, um Gesundheitsversorgungssysteme zu besseren Patientenergebnissen zu führen. Dazu gehörten kulturell angemessene Pflege und Versorgung, patientenzentrierte Pflege und Versorgung, eine verbesserte Kommunikation, kommunales Engagement, Fort- und Weiterbildung von Mitarbeitern und diagnosegemäße Praktiken. Man billigte die nationalen freiwilligen Konsensus-Standards, zu denen gehört, dass man bei der ersten Begegnung und danach in regelmäßigen Abständen die sprachlichen Bedürfnisse von Patienten erheben und dokumentieren sollte. Auch herrschte Konsens hinsichtlich des Bedarfs an Fort- und Weiterbildung, um die kulturellen Bedürfnisse von Patienten zusammen mit der Aufrechterhaltung demographischer, kultureller und epidemiologischer Profile anzugehen und so geeignete Dienstleistungen zu planen. Ziel dieser Standards ist, Ungleichheiten in Pflege und Versorgung zu verringern, eine stärker patientenzentrierte, kulturell kompetente Pflege und Versorgung zu schaffen und sich unmittelbar an den Zielen der National Priorities Partnership auszurichten, einer vielschichtigen Koalition aus 28 nationalen Organisationen zur Repräsentanz derer, die Gesundheitsversorgung bezahlen, erhalten, leisten und evaluieren. Diese Leitlinien können unter http://www.qualityforum.org/ vollständig eingesehen werden.

Die Kultur der Behinderung

Es ist wichtig, dass auf MS spezialisierte Pflegende sich der Sitten innerhalb der Gemeinschaft derer mit Behinderung bewusst sind. Diese Gemeinschaft ist seit den späten 60er-Jahren gewachsen und hat sich organisiert. Viele Menschen mit MS haben sich ihr angeschlossen und ihre Bedürfnisse und Ansprüche verstärkt zum Ausdruck gebracht. Der American with Disabilities Act (ADA) von 1990 hat im Leben von Menschen mit körperlichen wie geistigen Behinderungen zu erheblichen Veränderungen geführt und Pflegende sowie alle Gesundheitsfachpersonen müssen sensibel für Handlungen und Begriffe sein, die Patienten und deren Familien verletzen können. So sind beispielsweise Formulierungen wie «behindert», «an den Rollstuhl gefesselt», «MS-Opfer» und «geistig zurückgeblieben» inakzeptabel, während «Rollstuhlnutzer», «beeinträchtigtes Sehen» und «jemand mit kognitiven Veränderungen» nicht beleidigend sind. Es ist wichtig, keine Etikettierungen, wie etwa «die MS in Zimmer 1», zu verwenden und stattdessen die Person zu nennen. Patienten sind weder Opfer noch ihre Diagnose, sie haben Probleme infolge ihrer MS. Die ADA-Etikette fordert, dass eine Pflegeperson wartet, bis die Person um Unterstützung bittet, und dass sie sich einer Sprache bedient, die positive Sichtweisen von Behinderung widerspiegelt. Es ist ganz entscheidend, dass wir persönlichen Raum respektieren, dass wir Menschen mit Beeinträchtigungen des Sprechens und der Sprache ausreichend Zeit einräumen, um sich auszudrücken, und dass wir verifizieren, ob die Kommunikation mit einem kognitiv beeinträchtigten Menschen verstanden wurde. Denken Sie daran, eine einfache Sprache mit optischen Hilfen zu verwenden, um komplexe Begrifflichkeiten zu erläutern.

Schlussfolgerung

Eine erfolgreiche individuell zugeschnittene Behandlung spezieller Populationen bei MS ruft nach kontinuierlicher Selbstreflexion, Wissen und Sensibilität gegenüber Unterschieden, wobei jene Unterschiede akzeptiert und respektiert werden, die Übereinstimmung Ihrer persönlichen Überzeugungen mit denen Ihrer Patienten evaluiert wird, vorurteilsbelasteten Einstellungen widerstanden und kulturellen Begegnungen offen und gelassen begegnet wird. Diese Vielfalt unter den Patienten mit MS und deren Familien trägt zu den täglichen Herausforderungen bei, denen auf MS spezialisierte Pflegende in ihrem Bestreben gegenüberstehen, die Bedürfnisse ihrer Patienten über das gesamte Krankheitsspektrum hinweg zu befriedigen.

Fallstudie ...

Es gibt wichtige Aspekte, die die Pflegeperson bei einem Mann mit afroamerikanischem Hintergrund erkennen sollte. Die meisten Menschen fühlen sich bei enger räumlicher Nähe wohl. Gesundheitsfachpersonen sollten sich bewusst sein, dass direkter Blickkontakt als aggressives Verhalten fehlinterpretiert werden kann. Die meisten jüngeren Menschen sind gegenwartsorientiert und gehen mit dem Einhalten von Terminen recht locker um. Im Allgemeinen werden sie als Zeichen des Respekts lieber mit ihrem Nachnamen angesprochen. Die mit Carl S. arbeitende MS-Pflegende setzte sich mit ihm zusammen, um zu erörtern, warum er der Ansicht sei, Grippe zu haben. Er erklärte, er sei schwach, die ganze Zeit müde und das Gehen falle ihm schwerer. Sein Cousin hatte Grippe und wurde behandelt. Jetzt geht es ihm besser.

Die Pflegende fragte Herrn S. dann, was er über seine MS wisse. Er war außerstande, seine Krankheit zu beschreiben und überzeugt, dass «alles nur in seinem Kopf ist», weil niemand eine Therapie für ihn hatte. Die Pflegende verwandte dann Broschüren und Grafiken, um MS in patientenfreundlichen Begriffen zu definieren und erörterte dann Therapien, die Herrn S. bei seiner Schwäche und seinen Gehbeschwerden helfen könnten. Außerdem vereinbarte sie einen weiteren Termin, um kommunale Ressourcen einschließlich Selbsthilfegruppen durchzugehen, die Herrn S. helfen könnten. Dieser bekommt nun Physiotherapie, nimmt mit «gemischten Ergebnissen» oral ein Medikament gegen seine Fatigue und geht regelmäßig in die MS-Praxis. Die Pflegende hofft, dass Herr S. in eine klinische Studie für progrediente MS aufgenommen wird und überwacht das Internet auf Hinweise auf eine solche Studie.

Literatur

American Academy of Family Physicians, American Academy of Pediatrics, American College of Physicians, & American Osteopathic Association. (February 2007). *Joint principles of the patient-centered medical home.* Retrieved from www.pcpcc.net/content/joint-principles-patient-centered-mmedical-home

American With Disabilities Act of 1990, 42 U.S. C.A. § 12101 *et seq.* (West 1993).

Campinha-Bacote, J. (1998). Cultural diversity in nursing education: Issues and concerns. *Journal of Nursing Education, 37*(1), 3–4.

Dawson, L., & Lighthouse, S. (2010). Assessment of self-efficacy for cultural competence in prescribing. *Journal for Nurse Practitioners, 6*(1), 44–48.

Huber, L. M. (2009). Making community health care culturally correct. *American Nurse Today, 4*(5), 13–15.

Nathenson, P. (May/June 2009). Culturally competent care complements interactions with people with disabilities. *Rehabilitation Nursing, 34*(3), 91–95, 109.

News. (2009). *Journal of Nurse Practitioners, 5*(5), 319–320.

Purnell, L. D., & Paulanka, B. J. (2005). *Guide to culturally competent health care.* Philadelphia, PA: F. A. Davis Company.

Sia, C., Tonniges, T. F., Osterhus, E., & Taba, S. (2004). History of the medical home concept. *Pediatrics, 113*(5), 1473–1478.

6 Management und Minimieren von Symptomen

Randall T. Schapiro und Diana M. Schneider

Fallstudie ...

Beth, eine 45-jährige Fachpflegende für Neugeborenen-Intensivpflege hat seit 25 Jahren Multiple Sklerose (MS). Sie kommt recht gut mit ihrer MS zurecht und steht nach mehreren frühen Schüben seit 16 Jahren unter einer immunmodulierenden Therapie. Ihre neurologische Untersuchung zeigt eine leichte Spastik, die die Funktionen nicht stört und bislang außer einem Dehnungsprogramm keiner Behandlung bedurfte. Sie hat erheblichen Harndrang und deutliche Pollakisurie bei erhaltener Darmfunktion. Erschöpfung ist ihr wichtigstes zu Behinderung führendes Symptom. Sie entspricht sehr gut der Formulierung: «...aber Sie sehen so gut aus.» Viele Menschen haben sich entsprechend geäußert, wie gut sie zurechtkommt, aber sie ist erschöpft und ihre Lebensqualität leidet.

Bei Konsultationen äußerte sie sich nicht entprechend, aber als die Erschöpfung dann unerträglich wurde, gestand sie sie schließlich ein. Bei weiterer Befragung zeigt sich, dass Beth nicht nur Intensivfachpflegende, sondern auch Mutter von zwei Teenagern und Frau eines vielbeschäftigten Geschäftsmannes ist und überdies an drei Abenden pro Woche in einem Laden für Grußkarten arbeitet.

Einleitung

Multiple Sklerose (MS) kann mit verschiedenen Symptomen einhergehen, die in nahezu jeder Kombination auftreten können und individuell stark variieren. Diese Symptome werden sowohl durch Reha-Strategien, darunter Physio- und Ergotherapie, als auch mit einer Reihe pharmakologischer Wirkstoffe angegangen. Schwerpunkt dieses Kapitels ist die Behandlung spezifischer Symptome, die infolge des Krankheitsprozesses bei MS auftreten können.[1] Für jedes Problem, auf das man stößt, werden geeignete Medikamente und Reha-Therapien betrachtet.

Symptome der Multiplen Sklerose

Da für die verschiedenen Bewegungen und Empfindungen unterschiedliche Bereiche des Gehirns und des Rückenmarks verantwortlich sind, hängen die neurologischen Symptome und Zeichen (Ausfälle) von der Lokalisation der Läsion ab. So kann beispielsweise die Koordination beeinträchtigt sein, wenn ein Herd im Kleinhirn auftritt.

Aufgrund der Vielfalt der Läsionen gibt es keine zwei MS-Fälle, die einander gleichen. Ungewissheit kann eines der bedeutenden Probleme im Umgang mit MS sein. Untersuchungen deuten darauf hin, dass es jemandem wahrscheinlich auch weiterhin einigermaßen gut geht, wenn es ihm auch 5–6 Jahre nach der Diagnose einigermaßen gut geht.

Besser ist die Prognose, wenn die vorherrschenden Frühsymptome sensorischer Natur sind.

Schließen die Frühsymptome und -befunde auch Tremor und Schwäche ein, ist die Prognose nicht so gut und ein aggressiveres Krankheitsmanagementprogramm ist eher angebracht.

Zwar wird bei MS oft angenommen, sie führe zu schwerer Behinderung, jedoch deuten Studien darauf hin, dass bei vielen Patienten unter Umständen ein relativ benigner Krankheitsverlauf vorliegt, da mehr als zwei Drittel auch 20 Jahre nach der Diagnose noch gehen können. Daher steht bei vielen Menschen mit MS zu erwarten, dass sie ein relativ normales Leben führen können und manche haben überhaupt nur ein oder zwei Schübe mit neurologischen Ausfällen.

Ein spezifisches Merkmal der Krankheit ist das Vorliegen klinischer Symptome, die mehrere sensible oder motorische Funktionen des Zentralnervensystems (ZNS) betreffen und die Existenz multipel lokalisierter Schädigungen widerspiegeln. Die Symptome können fluktuieren oder im Schweregrad stetig zunehmen. Viele Patienten haben jahrelange Phasen der Stabilität und selbst jene, bei denen schließlich eine schwere Behinderung eintritt, haben oft lange Phasen mit leichter ausgeprägten Symptomen.

1 Dieses Kapitel beruht auf: Schapiro, R.T. (2007), Managing the Symptoms of multiple sclerosis (5th ed.), New York: Demos Medical Publishing sowie auf: Schneider, D.M., Symptom Management Update, *The Motivator* (winter/spring 2009).

Management der Multiplen Sklerose

Die Managementstrategien zur Behandlung der MS lassen sich in drei Kategorien unterteilen:

1. diejenigen zur Behandlung der Grunderkrankung durch Verkürzen von Schüben und Verlangsamen des Krankheitsprozesses
2. diejenigen zur Minimierung und Beherrschung spezifischer Symptome, wie Spastik, Darm- und Blasenstörungen oder Erschöpfung
3. diejenigen gegen die vielen nichtmedizinischen Probleme in Verbindung mit MS.

Schwerpunkt dieses Kapitels sind die vielen wirksamen Therapien, die zur Behandlung des breiten Spektrums an Symptomen in Zusammenhang mit dieser Krankheit verfügbar sind. Es ist um bestimmte Problembereiche herum aufgebaut. Keinesfalls treten alle oder auch nur viele der in diesem Kapitel erörterten Symptome bei jedem Individuum auf. Bei wirklich allen gibt es jedoch Managementstrategien, die dem Minimieren von Beschwerden und Unannehmlichkeiten dienen können.

Viele Menschen mit MS nehmen mehrere Medikamente zugleich ein und es ist wichtig, dass jede Gesundheitsfachperson, die irgendein neues Medikament verordnet, *alle* Medikamente kennt, die der Patient zu diesem Zeitpunkt einnimmt. Dies ist besonders bei jenen Medikamenten wichtig, die das ZNS dämpfen oder stimulieren. Außerdem dienen manche Substanzen zur Behandlung von mehr als einem Symptom. Einige Antidepressiva wirken beispielsweise auch zur Behandlung der Fatigue und mehrere ursprünglich als Antikonvulsiva entwickelte Wirkstoffe sind hilfreich bei der Behandlung von Schmerzen und Spastik. Es ist wichtig, anzumerken, dass viele, ja die meisten der Medikamente zur Behandlung von MS-Symptomen zunächst einmal für die Anwendung bei anderen Krankheiten oder gegen dasselbe Symptom bei Menschen, die keine MS haben, entwickelt wurden. Infolge dessen werden diese Substanzen oft zulassungsüberschreitend eingesetzt.

Spastik

Ein erhöhter Tonus und erhöhter Widerstand gegen Bewegung werden durch die Spastik ausgelöst. Im Extremfall werden Spasmen vorherrschen und sind oft recht unangenehm. Die Spastik tritt tendenziell am häufigsten in den Muskeln auf, die für das Bewahren der aufrechten Haltung verantwortlich sind, das heißt in der Stell- und Haltemuskulatur.

Ein erhöhter Muskeltonus kann zu erheblichem Energieverbrauch bei alltäglichen Aktivitäten, wie Gehen, Transfers und anderen Aktivitäten des täglichen Lebens, führen. Die Spastik zu verringern, kann erhöhte Bewegungsfreiheit und -kraft bewirken, oft begleitet von einer Abnahme der Erschöpfung und verbesserter Koordination. Eine Spastik wird hauptsächlich durch Dehnen, Übungen des Bewegungsumfangs, aerobe Übungen und Medikamente abgebaut. Spricht eine Spastik auf diese Maßnahmen nicht an und ist sie eindeutig unangenehm, kann ein chirurgischer Eingriff erforderlich sein.

Weil eine Spastik durch eine Vielfalt anderer MS-Symptome und nicht MS-bedingter Erkrankungen und Zustände hervorgerufen werden kann, ist es wichtig, sie im Rahmen einer umfassenden Strategie zu behandeln. Zu den MS-Symptomen, die häufig zu einem Anstieg der Spastik beitragen, gehören Erschöpfung, Stress, Wärme, Harnwegs- und andere Infekte sowie Schmerz. Therapien zur Linderung dieser Symptome können zur signifikanten Besserung der Spastik führen.

Dehnen und Übungen des Bewegungsumfangs

Die einfachste und oft wirksamste Art, eine Spastik zu verringern, ist die *passive Dehnung*, bei der jedes betroffene Gelenk langsam in eine Stellung bewegt wird, welche die spastischen Muskeln dehnt. Sobald die gedehnten Muskeln ihre Stellung erreichen, werden sie dort etwa eine Minute lang gehalten, um eine langsame Entspannung zu ermöglichen und unerwünschte Spannung abzubauen. Beginnen Sie in Rückenlage der Person mit der Dehnung des Knöchelgelenks, um die Wadenmuskeln zu dehnen, gehen Sie dann nach oben zu den Muskeln an der Oberschenkelrückseite, am Gesäß und in den Leisten über und dehnen Sie nach dem Übergang vom Rücken zum Oberbauch die Muskeln an der Vorderseite der Oberschenkel.

Übungen des Bewegungsumfangs (ROM) unterscheiden sich von Dehnübungen dahingehend, dass die Bewegung um das Gelenk nicht für eine bestimmte Zeit gehalten wird. Zwar sind ROM wichtig, aber es ist maßgeblich, die Dehnung zu halten, und Geduld bei den Dehnübungen ist ganz entscheidend. Zuhause kann auf der Grundlage einiger der Prinzipien, die auch in der Physiotherapie Anwendung finden, ein unabhängiges Dehnungsprogramm durchgeführt werden.

Auch Übungen in einem Schwimmbecken können von Nutzen sein, weil die Auftriebskraft im Wasser Bewegungen bei geringerem Energieverbrauch und effizienterem Einsatz vieler Muskeln erlaubt. Wir empfehlen das Schwimmbecken sowohl für das Stretching als auch für ROM-Übungen, bestehend aus leichter, langsamer, rhythmischer und fließender Gymnastik, bei der die meisten Gelenke des Körpers ihren vollen Dehnungsumfang durchlaufen können. Die Wassertemperatur im Pool sollte kühl bis lauwarm (ca. 29 °C) sein, was sich zunächst ein wenig frisch anfühlen mag, jedoch bewirken höhere Temperaturen Erschöpfung und niedrigere Temperaturen können zu Zittern führen.

Bei vielen Menschen mit MS ist der Bewegungsumfang zumindest in einigen Gelenken und Muskeln eingeschränkt und der Schlüssel zur Bewältigung der Spastik liegt darin, Anzahl und Art der Bewegungen, die sich durchführen lassen, auszuweiten. Die Übungen sollten bei nur minimaler Anstrengung erfolgen.

Eine Spastik lässt sich auch durch Entspannungstechniken reduzieren, die eine Kombination allmählich zunehmender An- und Entspannung einzelner Muskeln mit Vollatemtechniken und Imagination bilden.

Mechanische Hilfsmittel

Für einzelne Patienten lassen sich spezielle Vorrichtungen anfertigen, um einer Spastik entgegenzuwirken und Kontrakturen zu verhindern. So kann beispielsweise ein Zehen- oder Fingerspreizer dazu dienen, die Spannung in Füßen und Händen zu verringern und die Beweglichkeit zu unterstützen. Schienen (Orthesen) für das Handgelenk, den Fuß und die Hand können angefertigt werden, um eine natürliche Stellung beizubehalten und Bewegungseinschränkungen und Deformitäten zu verhindern. So kann beispielsweise eine Knöchel-Fuß-Orthese angefertigt werden, um den Fuß in vielen verschiedenen Winkeln zum Körper einzustellen. Ein guter Orthopädieschuhmacher kann bewirken, dass die Schiene durch Gelenke im Material für zusätzliche Flexibilität eine Belastung des Knies reduziert. Alle Orthesen sollten individuell angefertigt werden, um maximalen Nutzen zu erbringen.

Medikamente

Baclofen ist das bei MS am häufigsten eingesetzte Spasmolytikum und die meisten Patienten sprechen gut darauf an. Die Dosis muss individuell sehr sorgsam bestimmt werden: Zu wenig wäre unwirksam, während zu viel Erschöpfung und Schwäche bewirkt, weil die Substanz den korrekten Grad an Steifigkeit beeinflusst, der für das Gleichgewicht und die aufrechte Haltung verantwortlich ist. Gewöhnlich wird die optimale Dosis bestimmt, indem man auf niedrigem Niveau beginnt und die Dosis langsam steigert, bis ein maximaler Nutzeffekt erreicht ist. Der häufigste Fehler bei der Einnahme von Baclofen ist, es vor dem Erreichen der für eine richtiggehende Relaxation nötigen Dosis abzusetzen. Diese Dosis beträgt unter Umständen nur 5 mg/d, jedoch können bei einigen Patienten bis zu 40 mg vier Mal täglich erforderlich sein.

Das in Form von Kapseln erhältliche Tizanidin wirkt bei Spastik ähnlich wie Baclofen. Es kann eine stärkere Sedierung, aber geringere Schwäche als bei Baclofen auftreten. Es kann daher ein nützliches Medikament für diejenigen sein, bei denen Sedierung weniger ein Problem ist als die Schwäche. Die Ausgangsdosis beträgt gewöhnlich 2–4 mg/d, aber es können Dosen von bis zu 36 mg/d erforderlich sein, um die gewünschte Wirkung zu erreichen. Die Halbwertzeit ist so, dass ein Verteilen der Dosis wichtig ist, um die maximale Aktivität zu erhalten.

Gabapentin ist ein Antikonvulsivum mit spasmolytischen Eigenschaften. Auf bis zu 3600 mg/d in Abständen von 4–6 Stunden aufdosiert, ist es eine ausgezeichnete Zusatzmedikation. Auch einige andere Antikonvulsiva können wirksam sein, darunter Carbamazepin in einer normalerweise von 400 bis 1000 mg/d reichenden Dosis und Levetiracetam.

Eine weitere Substanz, die bisweilen zur Linderung einer Spastik hilfreich ist, ist Dantrolen, das direkt auf muskulärer Ebene wirkt. Allerdings schränkt die Hepatotoxizität ihren Gebrauch ein. Eine Spastik lässt sich auch durch Diazepam verringern, das meist zur Linderung nächtlich auftretender Spasmen angewandt wird, weil seine beruhigende Wirkung auch die Schlafinduktion unterstützt. Seine stark sedierende Wirkung schränkt seine Anwendung tagsüber ein. Clonazepam ist eng mit Diazepam verwandt, hauptsächlich wird es zur Behandlung bestimmter Formen der Epilepsie angewandt. Es bewirkt eine deutliche Relaxation und kann daher als spasmolytische Medikation eingesetzt werden. Wie Diazepam sediert es und wird daher am besten nachts eingesetzt. Bei der Anwendung von Diazepam und Clonazepam müssen sowohl der Arzt als auch die Person mit MS die Möglichkeit einer chemischen Abhängigkeit berücksichtigen.

Erst seit kurzem in Europa verfügbar ist Sativex®, ein Modulator des Endocannabinoidsystems. Es wird synthetisch aus zwei Subspezies der Cannabispflanze (C. sativa) hergestellt. Es kann als Zusatztherapie bei therapieresistenten Patienten mit MS-bedingter Spastizität eingesetzt werden und führte zu signifikanten Verbesserungen im Hinblick auf Symptomreduktion, therapeutisches Ansprechen sowie allgemeine klinische und funktionelle Parameter.

Eine weitere, in Nordamerika oft bei Muskelspasmen des Rückens eingesetzte Substanz ist Cyclobenzaprin, das allerdings in den deutschsprachigen Ländern nicht verfügbar ist. Dieses Medikament wirkt recht spezifisch auf solche Spasmen, kann jedoch auch Spasmen der Gliedmaßen kupieren. Gewöhnlich wirkt es am besten, wenn es mit anderen Spasmolytika kombiniert eingesetzt wird. Jede dieser Substanzen verliert bei längerer Einnahme unter Umständen an Wirkung, da sich Toleranz entwickeln kann. Es kann nötig werden, die Einnahme eine Zeit lang auszusetzen, nach der sie wieder Wirkung zeigen können.

Menschen mit MS entwickeln gelegentlich paroxysmale oder tonische Spasmen, bei denen unter Umständen ein ganzer Arm oder ein ganzes Bein angewinkelt (Flexoren) oder in einer steifen, verkrampften oder gestreckten Position (Extensoren) gehalten wird. Im Allgemeinen dient Carbamazepin der Kontrolle solcher Spasmen, obwohl auch Baclofen und Gabapentin wirksam sein können. Cortison kann die Spastik generell senken und wirkt – kurzfristig eingesetzt – bei paroxysmalen Spasmen; eine langfristige Anwendung wird wegen zahlreicher Risiken nicht befürwortet.

Eine schmerzhafte nächtliche Spastik kann auch mit Dopaminagonisten – Ropinirol, Pramipexol und Carbidopa-Levodopa – behandelt werden, die ursprünglich für die Anwendung bei Parkinson-Krankheit entwickelt wurden und auch zur Behandlung des Restless-Legs-Syndroms dienen.

Physikalische Interventionen

Botulinumtoxin

Botulinumtoxin Typ A wird durch Injektion in einen Muskel (oder in Muskeln) verabreicht, der an der schweren Spastik beteiligt ist, und hat die früher bei Spastik angewandten Phenolblockaden fast vollständig verdrängt. Es blockiert vorübergehend für einige Monate die zu bestimmten Muskeln führenden Nerven. Die Substanz sollte nur durch einen erfahrenen Arzt verabreicht werden. Als Nebenwirkung kann es zu unerwarteter Schwäche kommen.

Baclofen-Pumpe (Baclofen intrathekal)

Ein weiterer Ansatz in der Behandlung einer schweren Spastik besteht in einer Pumpe zur unmittelbaren Verabreichung von Baclofen in den Spinalkanal. In den Kanal wird ein Schlauch eingelegt und dann (unter der Haut) an die im Abdomen gelegene Pumpe angeschlossen, über die die Substanz in verordneten Spiegeln in den Spinalkanal eingebracht wird. Die Pumpe lässt sich über eine Funkfernsteuerung per Computer programmieren, sodass die Dosis nach Bedarf verändert werden kann. Bei manchen Patienten kann diese Technik zur Linderung einer unbehandelbaren Spastik führen. Da die bei diesem Ansatz benötigten Baclofen-Dosen sehr niedrig (µg) sind, sind auch die Nebenwirkungen meist gering und es kommt fast immer zu einer deutlichen Abnahme der Erschöpfung und des Krankheitsgefühls. Diese Behandlung ist aggressiv und teuer und sollte denen vorbehalten bleiben, deren schwere Spastik durch oral verabreichte Medikamente nicht adäquat zu behandeln ist.

Die häufigsten Komplikationen dieser Therapie sind eine Fehlfunktion des Katheters und Infektionen, wobei eine vermehrte Schwäche in den Beinen bei gehfähigen Personen ein Problem ist.

Chirurgische Verfahren

In seltenen Fällen erfordert eine Spastik, die auf medikamentöse Standardstrategien nicht anspricht, irreversible chirurgische Prozeduren, bei denen Nerven zu bestimmten Muskeln durchtrennt werden, die auf die vorangehend erörterten Prozeduren nicht ansprechen.

Tremor

Tremor ist eines der MS-Symptome, dessen Behandlung am schwierigsten ist. Es gibt viele verschiede Arten von Tremor: manche grobschlägig, andere feinschlägig. Manche treten in Ruhe auf, andere nur bei zielgerichteten Bewegungen. Manche Tremorarten sind schnell, andere sind langsam. Manche betreffen die Extremitäten, andere können den Kopf, den Rumpf oder die Sprache betreffen. Mancher Tremor führt zu Behinderung, andere Arten sind lediglich unangenehm. Manche Tremorarten sind behandelbar, andere sind es leider nicht. Wie bei allen Symptomen ist eine korrekte Diagnose aufgrund dieser Variantenvielfalt ganz wesentlich, bevor sich korrekte Therapieentscheidungen treffen lassen.

Medikamentöse Behandlung eines Tremors

Der bei MS am häufigsten zu beobachtende und zugleich der am schwierigsten zu behandelnde Tremor tritt infolge von Erkrankungsherden im Kleinhirn auf, die zu einem grobschlägigen Tremor (Intentionstremor) führt, der bei zielgerichteten Bewegungen des Armes oder Beines auftritt.

Diese Art von Tremor ist bei Stress und Angst fast immer verstärkt, daher besteht ein Behandlungsansatz in Medikamenten, die eine beruhigende oder sedierende Wirkung haben. Hydroxyzindihydrochlorid (in Deutschland nicht zugelassen) ist ein Antihistaminikum, das einen leichtgradigen, durch Stress verstärkten Tremor beruhigen kann. Auch Clonazepam und Buspiron können über ihre sedierende Wirkung einen Tremor verringern. Der Effekt auf den Tremor muss gegen die generell unerwünschte Wirkung einer Sedierung abgewogen werden, indem man langsam eindosiert und sorgsam überwacht, bis die gewünschte Wirkung eingetreten ist. Gabapentin kann ebenfalls wirksam sein.

Propanolol, ein Betablocker, hilft, einige bei MS beobachtete Tremorarten zu beherrschen. Die Wirkung ist unter Umständen nicht sehr stark, aber selbst ein geringfügiger Rückgang des Tremors kann eine deutliche Funktionsbesserung ermöglichen.

Einige Studien haben gezeigt, dass das Antikonvulsivum Primidon dieses schwierige Symptom lindern kann. Trotz der stark sedierenden Wirkung können niedrige Dosen hilfreich sein. Acetazolamid ist ein Diuretikum mit einigen Antitremoreigenschaften, das bei ausgewählten Patienten von Wert sein kann.

Weil ein grobschlägiger Tremor oft auch eine spastische Komponente hat, kann Baclofen manchmal eine Besserung bewirken. Die potenzielle, aber reversible Nebenwirkung der Schwäche muss gegen die Tremor reduzierende Wirkung der Substanz abgewogen werden. Das ursprünglich zur Prävention bzw. Behandlung der Tuberkulose entwickelte Isoniazid kann wirksam sein, sein Wirkmechanismus ist unbekannt. Es kann bei grobschlägigem, durch die Körperhaltung beeinflusstem Tremor wirksam sein. Manchmal lohnt sich ein Versuch, wenn der Tremor besonders behindernd ist, jedoch muss die potenzielle Lebertoxizität überwacht werden.

Sonstige Formen der Behandlung eines Tremors

Medikamente sind nicht die einzige Lösung zur Behandlung eines Tremors. Einen weiteren Ansatz liefern physikalische Techniken. Physikalische Therapien unterteilen sich in drei allgemeine Kategorien:

- *propriozeptive neuromuskuläre Fazilitation (PNF)* ist eine von Physio- und Ergotherapeuten angewandte Technik, um grundlegende Bewegungsmuster zu verfolgen und zu wiederholen. Sie beruht auf der Theorie, dass man bestimmte Muskeln trainieren kann, sich koordiniert zu bewegen, indem man den an einer Bewegung beteiligten Nervenkreislauf wiederholt nutzt. Diese normalen Bewegungen werden vom Therapeuten geleitet und unterstützt, bis sie automatisch werden. Dann wird ein geringer Widerstand hinzugefügt und wieder zurückgenommen, während der Patient die Bewegungsmuster unabhängig wiederholt. Die Muskeln scheinen allmählich eine erhöhte Ausdauer bei diesen erlernten Bewegungen zu entwickeln und schaffen es, auch dann die Kontrolle zu behalten, wenn die Bewegungsmuster bei funktionellen Aufgaben angewandt werden.
- *Immobilisierung* bedeutet, über einem Gelenk eine starre Schiene anzubringen, es in einer Stellung zu fixieren und die Ausprägung eines Tremors zu dämpfen, indem man Zufallsbewegungen im Gelenk verringert. Schienen ist im Knöchelgelenk und am Fuß höchst hilfreich, indem es für eine stabile Basis für Stehen und Gehen sorgt. Es kann auch an Armen und Händen angewandt werden. Die gewünschte Funktionsstellung wird durch die zu fördernden Aufgaben, wie etwa Schreiben, Essen oder Stricken, definiert. Die Schiene dient der Immobilisierung des Arms oder der Hand für diese Aufgaben und wird dann entfernt.
- *Beschweren eines Körperteils durch ein Gewicht («Weighting»)* bedeutet, für vermehrte Kontrolle über dessen Bewegungen zu sorgen. Diesem Ansatz liegt die Theorie zugrunde, dass zur Stabilisierung eines entfernten Punktes am Körper (Hände, Handgelenke, Füße Knöchel) mehr Muskeln eingesetzt werden, wenn

ein schwereres Objekt beteiligt ist. Diese stabilisierende Maßnahme verringert den Tremor tendenziell und sorgt für stärkeres sensorisches Feedback zum Gehirn. Praktisch gesprochen kann entweder die Gliedmaße selbst mit einem Gewicht versehen oder der benutzte Gegenstand, wie etwa ein Gebrauchsgegenstand, Kugelschreiber und Bleistift, Gehstock oder Gehrahmen, schwerer gemacht werden.

Diese Techniken werden primär bei Tremortypen angewandt, welche die Extremitäten betreffen. Sie sollen die Person mit MS lehren, den Tremor zu kompensieren, indem sie für möglichst viel Stabilität der Gliedmaßen sorgen. Es kann von Bedeutung sein, Haltungsanpassungen zu entwickeln, wie etwa, sich der Arme möglichst dicht am Körper zu bedienen. Rutschfeste, leicht zu greifende und stabile adaptive Gerätschaften oder Hilfsmittel können für viele Aktivitäten genutzt werden.

Tremoren von Kopf, Hals und Oberkörper sind schwerer zu behandeln als die der Gliedmaßen. Es kann hilfreich sein, den Hals durch eine Halskrause zu stabilisieren.

Tremoren der Lippen, der Zunge oder des Unterkiefers können das Sprechen beeinträchtigen, indem sie entweder die Atemkontrolle für das Formulieren oder die Lautstärke stören oder indem sie die Fähigkeit beeinträchtigen, Laute zu bilden und auszusprechen. Eine Sprechtherapie beinhaltet unter Umständen eine Veränderung der Sprechgeschwindigkeit oder des Formulierens von Sätzen. Es können Anregungen für die Stellung der Lippen, der Zunge oder des Unterkiefers für eine bestmögliche Lautbildung gegeben werden. Ein einfaches Tastbrett – eine Reihe nebeneinander stehender Rechtecke – kann die Person verlangsamen und ein verbessertes Verständnis ermöglichen. Der Betreffende zeigt auf jedes Feld und gibt dabei eine einzelne Silbe von sich. Wenn er das Tempo verringern kann, um mit dem Zeigen Schritt zu halten, resultiert oft ein dramatischer Anstieg der Sprachklarheit. Tastbretter können bei wirklich keinerlei Kosten einfach und effektiv sein. In einigen Fällen kann der Tremor das Sprechen unmöglich machen, wobei dann alternative Kommunikationsmittel eingesetzt werden müssen.

Keine dieser Techniken beseitigt das Problem des Tremors vollständig. Das Ziel, die Funktion weiterhin zu erhalten, lässt sich oft durch Kombinieren einiger dieser Therapien erreichen.

Da ein Tremor durch Schädigung von Axonen im Thalamus entstehen kann, wird er in Ausnahmefällen auch durch eine Thalamotomie behandelt, bei der ein Abschnitt dieses Bereichs zerstört wird.

Die tiefe Hirnstimulation, eine ursprünglich zur Behandlung des Tremors bei der Parkinson-Krankheit entwickelte Technik, wurde in einer kleinen Studie an etwa 40 Personen mit MS angewandt, aber von der Food and Drug Administration (FDA) noch nicht für den Einsatz bei MS zugelassen. Dabei wird eine Elektrode in den Thalamus implantiert, die über einen Draht mit einem unter die

Haut implantierten Kontrollgerät verbunden ist. Aktivieren des Gerätes sendet Impulse in den Thalamus, die Tremor verursachende Signale unterbrechen.

Gleichgewicht

Gleichgewichtsstörungen kommen bei MS häufig vor und können resultieren aus ...

- ... einer Kombination von Läsionen in verschiedenen Bereichen des Gehirns, die an der Bewegungskontrolle beteiligt sind.
- ... Schwäche, Tremor und Erschöpfung der am Gehen beteiligten Muskeln.
- ... Symptomen wie Sehstörungen und Taubheitsgefühl.

Ein schwaches Gleichgewicht lässt sich durch Bessern der übrigen dazu beitragenden Symptome und durch verschiedene Übungsstrategien stärken.

Bei der *vestibulären Stimulation* wird das Ausmaß an Stimulation, das die «Gleichgewichtszentren» des Gehirns empfangen, erhöht und damit dem Gehirn ermöglicht, normaler zu funktionieren. Bei den Techniken, die den Gleichgewichtssinn des Patienten durch Schaukeln, Schwingen oder Drehen anregen, kommen Aktivitäten wie das Sitzen auf einem Ball oder das Schwingen in einer Hängematte zum Einsatz.

Auf derselben Linie liegen Übungen mit einem Gymnastikball. Dieser große Ball kann Teil eines Gleichgewichtsprogramms werden, das ausgelegt ist, um die verschiedenen Gleichgewichtszentren im Körper anzuregen.

Wenn jemand stehen kann, ist unter Umständen eine computergesteuerte Stimulation des Gleichgewichts mit einem Balance Master genannten Gerät hilfreich. Der Betreffende steht auf einer Plattform, die über einen Computer mit einem Bildschirm verbunden ist. Bewegungen der Füße beeinflussen den Bildschirm ähnlich einem Videospiel und lehren die Person, ihr Gleichgewicht besser zu kontrollieren.

Paresen

Paresen resultieren aus Problemen bei der Übertragung elektrischer Impulse vom Gehirn zu den Muskeln infolge eines MS-Herdes, häufig im Rückenmark, zum Teil auch im Gehirn.

Ganz entscheidend ist, dass der Ursprung der Schwäche geklärt ist, um sie korrekt angehen zu können. Wird die Parese durch schwache bzw. atrophierte Muskeln verursacht, können diese durch Gewichte (Übungen gegen steigenden Widerstand) gekräftigt werden. Ist die Schwäche Folge einer schlechten Übertragung elektrischer Impulse, ermüdet das Heben von Gewichten unter Umständen nur den Nerv und erhöht die Parese zusätzlich. Für Menschen mit MS ist es wichtig zu erkennen, dass Übungen, bei denen Gewichte gehoben oder Bewegungen wiederholt bis zur Erschöpfung ausgeführt werden, nicht die Kraft, sondern die Parese steigern.

Ein schwacher Muskel, der überhaupt nicht stimuliert wird, atrophiert. Wichtig ist, herauszufinden, welche Übungen sich eignen, und dazu bedarf es meist der Unterstützung eines ausgebildeten Physiotherapeuten, der sowohl über das System der Nerven und Muskeln als auch über die spezifischen Probleme bei MS Bescheid weiß.

Die Behandlung der Schwäche lässt sich von der der Spastik und Erschöpfung trennen. Wenn Muskeln weniger starr sind, wird bei Bewegungen weniger Energie verbraucht. Medikamente, die eine Spastik schwächen, erhöhen oft auch die Kraft. Ähnlich kann auch ein Abbau der Erschöpfung die Kraft steigern.

Der Schlüssel zur Steigerung der Kraft bei Patienten mit MS liegt in der *Effizienz*. Energie sollte gespart und klug eingesetzt werden. Das heißt, seine Muskeln für praktische und unterhaltsame Tätigkeiten entsprechend einzusetzen und seine Zeit entsprechend zu planen. Schwierigere Tätigkeiten sollten daher vor leichteren ausgeführt werden. Auch der kluge Einsatz von Hilfsmitteln kann zur Steigerung der Gesamteffizienz hilfreich sein.

Die Kraft lässt sich auch mit einem Gerät für aerobe Übungen, wie etwa einem Fahrrad-Heimtrainer oder einer Rudermaschine, steigern. Das Prinzip, nicht zu erschöpfen und jene Muskeln zu trainieren, die sich stärken lassen, um die schwächeren Muskeln zu kompensieren, muss angewandt werden. Körperliche Betätigung im Allgemeinen ist gut, aber die falsche Betätigung kann schaden.

Obwohl Medikamente bei der Behandlung von Paresen im Allgemeinen unwirksam sind, wurde von der FDA und von der EMA (US-amerikanische und europäische Behörden zur Zulassung von Medikamenten) die Retardform von Fampridin (4-Aminopyridin) zugelassen, um Gangstörungen zu bessern. Ein oder zwei Mal täglich wird es in einer Dosis von 10 mg eingenommen. Es ist ein Kaliumkanalblocker, von dem man annimmt, dass er die Nervenleitung in demyelinisierten Nerven verbessert.

Fatigue (übermäßige Erschöpfung)

Die Fatigue ist eines der häufigsten und unangenehmsten Probleme für Menschen mit MS. Man kann normale Erschöpfung, Erschöpfung bei Depression, Erschöpfung bei Inaktivität und Erschöpfung bei neuromuskulärer Überlastung verspüren. Der Terminus *Fatigue bei MS* bezieht sich jedoch auf eine Mattigkeit oder überwältigende Müdigkeit, die oft plötzlich auftritt und zu jeder Tageszeit ohne Vorwarnung eintreten kann. Sie ist für andere schwierig zu verstehen, weil sie kein sichtbares Symptom ist. Mehrere Strategien und Medikamente können hilfreich sein.

Fatigue kann von verschiedenen metabolischen und hormonellen Zuständen, von Schlafentzug, Depression und Angst sowie von verschiedenen Medikamenten – sowohl zur Behandlung anderer MS-Symptome als auch zur Behandlung nicht MS-bedingter Störungen – herrühren. Daher sollte eine umfassende Evaluation den ersten Schritt darstellen, um dieses Thema anzugehen und einen Managementplan zu erstellen. Ergotherapeuten sind in vielfältiger Weise Effizienzexperten und ihr Rat bei der Planung, Arbeitsvereinfachung und möglichst effizienter Durchführung von Aktivitäten kann Fatigue lindern helfen. Hilfreich sind auch häufige Ruhephasen zur Regeneration von Körper und Geist, um die Leistungsfähigkeit insgesamt zu steigern. Auch Stressmanagementtechniken und ein geeignetes Übungsprogramm – vor allem gemäßigte aerobe Übungen – können hilfreich sein.

Viele Menschen erkennen in ihrer Fatigue ein Muster; so wird sie beispielsweise oft am Nachmittag verspürt. Sie können lernen, ihre Aktivitäten zu planen, um jene Zeiten zu nutzen, in denen sie tendenziell die meiste Energie haben, und das Tempo ihrer Aktivitäten so zu gestalten, dass Ruhephasen möglich sind. Ein Ergotherapeut kann beim Erlernen von Energieerhaltungsstrategien helfen, die es ermöglichen, Aktivität und Ruhe in ein ausgewogenes Verhältnis zu bringen, um jene Dinge genießen zu können, die einem am wichtigsten sind.

Da viele Menschen mit MS wärmeempfindlich sind und finden, dass ihre Fatigue bei warmem Wetter oder in warmen Räumen zunimmt, können verschiedene Kühltechniken hilfreich sein. Dazu gehören, in kühlem Wasser zu schwimmen, an warmen Tagen kühle Getränke zu sich zu nehmen, eine Klimaanlage zu verwenden und eine Kühlweste zu tragen.

Mehrere Medikamente dienen einem effektiven Management der Fatigue. Viele davon wurden eigentlich zur Behandlung anderer Krankheiten, wie etwa bei Aufmerksamkeitsstörungen oder Depression, entwickelt.

Modafinil kann zur Behandlung der Fatigue wirksam sein. Es fördert die Wachheit und wurde ursprünglich zur Behandlung der *Narkolepsie*, einer neurologischen Erkrankung entwickelt, bei der es tagsüber zu unkontrollierbarer Schläfrigkeit kommt. Amantadin ist ursprünglich ein antivirales Medikament, das eingesetzt wird, um Influenza zu behandeln, und das auch bei Parkinson-Syndromen angewandt wird. Sein Mechanismus zur Linderung der Fatigue bei einigen Personen mit MS ist unbekannt, wobei es jedoch unter Umständen die Dopaminspiegel im Gehirn erhöht.

Das ursprünglich zur Therapie der Aufmerksamkeitsstörung entwickelte Methylphenidat dient auch zur Behandlung der Narkolepsie. Bei einigen Patienten mit MS erwies es sich als nützlich zur Behandlung der Fatigue. Weil es Schlafstörungen verursacht, sollte die letzte Dosis vor 18.00 Uhr eingenommen werden. Die Nebenwirkungen dieser Substanzen gleichen einander und umfassen Übelkeit, Schwindel, Schlaflosigkeit, Obstipation, Hypertonie und Tachykardie.

Selektive Serotonin-Wiederaufnahme-Hemmer (SSRI), wie Sertralin, Paroxetin, Citalopram. Escitalopram und Fluoxetin, können Symptome von Fatigue lindern, indem sie eine Depression mildern.

Auch Coffein in Form von Kaffee, Tee oder koffeinhaltigen Softdrinks kann beim Management der Fatigue hilfreich sein.

Gehen

Oft kommt es bei MS zu einer Beeinträchtigung der Mobilität. Es passt gut, dass der Abschnitt über das Gehen auf die Abschnitte folgt, die sich mit Paresen, Spastik und Tremor befassen, weil das Gehen infolge dieser Beeinträchtigungen schwerfällt.

Wenn es zur Beeinträchtigung des Gehens kommt, sollte es – hoffentlich ohne allzu großes emotionales Trauma – durch ein Hilfsittel ersetzt werden, um dasselbe Ziel zu erreichen. Menschen schätzen es weit über seinen wahren Wert hinaus, gehen zu können, und glauben oft, es hieße sich der Krankheit «zu beugen», wenn sie nicht ohne Hilfe gehen können. Sie müssen ermutigt werden, den positiven Aspekt zu betrachten, dass ihre Fähigkeit zur Teilnahme an täglichen Aktivitäten durch den Gebrauch einer Mobilitätshilfe wiederhergestellt wird.

Bei Paresen der Fußhebemuskulatur kann es zum Fallfuß kommen, bei dem die Zehen des paretischen Fußes den Boden noch vor der Ferse berühren und dadurch das Gleichgewicht stören. Wie im Abschnitt über Paresen erörtert, gibt es keine Möglichkeit, einen paretischen Fuß zu stärken, und Kompensationstechniken gewinnen ganz wesentlich an Bedeutung.

Besonders wichtig ist korrektes Schuhwerk. Empfohlen wird ein Oxford-Modell mit Ledersohle. Die Schnürsenkel geben dem Fuß maximalen Halt und die glatte Ledersohle verhindert ein Hängenbleiben, das bei Kreppsohlen auftreten und den Gehenden aus dem Gleichgewicht bringen kann. Oft wird zusätzlich eine Plastikeinlage aus Polypropylen in den Schuh eingelegt, um den Fuß am Herabfallen zu hindern. Die leichte Schiene, eine Knöchel-Fuß-Orthese, nimmt den Fuß auf und ermöglicht den normalen Bewegungsablauf von der Ferse zu den Zehen.

Knöchel-Fuß-Orthesen können auch so konzipiert werden, dass sie den Fuß in einen vorgegebenen Winkel drehen und ihn davon abhalten, nach innen oder außen zu rotieren (Inversion oder Eversion). Der korrekte Gebrauch von Knöchel-Fuß-Orthesen verringert die Erschöpfung und erhöht die Stabilität.

Wenn am Knöchel eine deutliche Steifigkeit besteht, ist unter Umständen eine Metallschiene erforderlich, die außen am Schuh angebracht wird. Sie enthält eine Feder, die den Vorfuß am Herabfallen hindert. Bei bestimmten Personen mit Fallfuß, aber ohne Hüftschwäche können sich neuere elektrische Stimulatoren der peripheren Beinnerven eignen.

Wenn auch die Hüftmuskeln schwach sind, schwingt das Bein nach vorn aus, damit der Fuß vom Boden loskommt. Zum Stabilitätserhalt wird das Knie oft nach rückwärts in die Überstreckung gezwungen, wodurch es erheblich belastet wird. Nach einer Weile beginnt das Knie zu schmerzen und kann infolge einer Arthrose/Arthritis anschwellen. Um diesen Zustand zu verhindern, kann eine als *Schwedische Knieschiene gegen Überstreckung* bezeichnete Vorrichtung das Knie am Zurückschnellen hindern. Alternativ ist unter Umständen eine handelsübliche Knieschiene erforderlich.

Mit Hilfe solcher Vorrichtungen kann es wieder möglich werden, mit weniger Ermüdung zu gehen. Bestehen zudem Gleichgewichtsstörungen, so ist unter Umständen ein weiteres Hilfsmittel, wie ein Gehstock, nötig. Bei starker Ausprägung der Beinschwäche können zwei Gehstöcke erforderlich werden.

Bei vermehrt gestörtem Gleichgewicht und stärker ausgeprägter Schwäche kann es nötig werden, Unterarmgehstützen (Lofstrand) zu verwenden. Sie sorgen für mehr Stabilität als ein Standardgehstock und ihr Gebrauch erfordert nicht so viel Kraft in den Armen.

Wenn das Gehen noch immer schwerfällt oder unmöglich ist, kann ein Rollstuhl die korrekte Wahl darstellen. Ein dreirädriger E-Rolli kann für Menschen mit MS eine Wohltat sein, weil er nicht das mit einem regulären Rollstuhl verbundene Stigma trägt. Obwohl extrem nützlich, wird ein E-Rolli am besten von jenen verwandt, die noch ein wenig gehen können, weil der Sitz eines E-Rollis nicht für langes Sitzen geeignet ist.

Wer nicht die für den korrekten Gebrauch eines E-Rollis nötigen Gehfähigkeiten hat, kann mit einem leichten, motorisierten Rollstuhl Unabhängigkeit erreichen. Ein handbetriebener Standardrollstuhl bietet der Person mit MS aufgrund der durch den Betrieb bewirkten Erschöpfung und der zur Kontrolle nötigen Koordination oft keine hinreichende Unabhängigkeit, Das wichtigste Element bei der Auswahl eines Rollstuhls oder E-Rollis ist *Unabhängigkeit.* Das korrekte Hilfsmittel sollte ausgewählt werden, um in der Umgebung Kontrolle und Unabhängigkeit wiederzuerlangen. Bei der Auswahl des am besten geeigneten Hilfsmittels bedarf es der Unterstützung durch einen Physiotherapeuten oder einen Arzt, der den Gebrauch des Stuhls versteht.

Immobilität verhindern

Zu oft sagt man Menschen mit MS, sie mögen sich ausruhen und es nicht übertreiben, und die Furcht vor Erschöpfung wird fast unerträglich. Sie hat keine reale Grundlage. Menschen mit MS sind nicht gebrechlich! Eine korrekte körperliche Betätigung führt zu erhöhter Fitness und weniger Erschöpfung. Es ist ein langsamer Prozess und er beginnt mit einer sorgsam erstellten Verordnung von Übungen. Wie Medikamente sollten sie von einer Fachkraft – gewöhnlich einem Physiotherapeuten oder Arzt – verordnet werden, der weiß, wie man die Übungen individuell konzipiert.

Die Verordnung für die Übungen sollte vier Elemente der körperlichen Betätigung enthalten:

1. Art (aerob, kraftfördernd, gleichgewichtsfördernd, dehnend)
2. Dauer
3. Häufigkeit
4. Intensität.

Die Rolle von Körperübungen bei MS ist inzwischen etwas umstritten, und zwar teils deshalb, weil die Bedeutung von Körperübungen missverstanden wird. Viele definieren sie als Belastung des Körpers bis zum Auftreten von Schmerzen, ein Ansatz unter dem Motto: «kein Schmerz, kein Gewinn». Es ist jedoch bei MS recht deutlich geworden, dass Erschöpfung einsetzt und Schwäche zunimmt, wenn man bis zum Schmerzpunkt trainiert.

Rigorose Körperübungen erhöhen auch die Körperkerntemperatur. Da bei MS die schützende Abschirmung der Nerven zerstört wurde, erhöht dieser Temperaturanstieg die Entstehung von Kurzschlüssen im Gehirn und verstärkt die Schwäche weiter. Dies ist zweifellos der Grund, warum körperliche Betätigung ursprünglich bei MS-Kundigen in Verruf geriet.

Unser Wissen, welche Übungen für Menschen mit MS gut sind und wie sie trainiert werden sollten, hat in den vergangenen Jahren beträchtlich zugenommen, indem das Konzept der *Fitness* entstand. Bei Fitness geht es um Gesundheit insgesamt. Es ist eine ganzheitliche Begrifflichkeit, bei der nach einer Verbesserung der Funktion von Herz, Lunge, Muskeln und anderen Organen gestrebt und die umgesetzt wird, indem man eine korrekte Ernährung einhält, nicht raucht und sich angemessen körperlich betätigt.

Dem Terminus *angemessen* liegen zwei wichtige Konzepte zugrunde:

1. Aufgrund der großen Bandbreite der Erkrankung ist das, was für jemanden eine gute körperliche Betätigung ist, für eine andere Person unter Umständen nicht gut. Es ist wichtig, ein Übungsprogramm individuell zuzuschneiden, statt für jeden mit MS ein festgelegtes Programm zu haben.
2. Es gibt viele verschiedene Arten körperlicher Betätigung, nicht nur Laufen, Springen o. ä.

Übungen, die die Mobilität durch Dehnen und Aufrechterhalten des Bewegungsumfangs erhöhen, spielen eine wichtige Rolle im Kampf gegen Schwäche, indem sie die bei MS so häufige Rigidität bekämpfen. Wie bereits erörtert, helfen Gleichgewichtsübungen gegen Tremor. Entspannungsübungen sind besonders beim Stressabbau hilfreich, der eine bestehende Schwäche steigern kann. Entspannungsübungen haben als Teil eines Gesamtprogramms zu gelten, das ausgelegt ist, Schwäche und Erschöpfung abzubauen.

Leichte aerobe Übungen, zu denen ein Heimtrainer, eine Rudermaschine, ein Laufband, rasches Gehen, Laufen oder ein Handrad am Rollstuhl gehören können, führen allesamt zu einer langsamen, aber eindeutigen Zunahme der Ausdauer.

Bei einer korrekten Verordnung von Übungen wird berücksichtigt, dass keine von ihnen zu Schmerzen führen sollte. «Kein Schmerz, kein Gewinn» ist die absolut falsche Herangehensweise an Übungen für eine Person mit MS. Die korrekte Verordnung von Übungen ist ausgewogen und umfasst viele verschiedene Arten von Übungen mit dem Ziel, die Gesamtkondition zu verbessern.

Schmerz

Multiple Sklerose kann mit verschiedenen Symptomen einhergehen, die als Schmerzen charakterisiert werden, und mehr als die Hälfte aller Menschen mit MS hat im Laufe ihrer Erkrankung auf die eine oder andere Art Schmerzen. Neben den Formen des Schmerzes, den jeder, ob mit oder ohne MS, spürt, hängen einige Arten von Schmerz unmittelbar mit der MS-Erkrankung selbst zusammen, während andere eine Folge der körperlichen Auswirkungen der MS sind, wie etwa eine Gelenkbelastung durch Probleme wie Gleichgewichtsstörungen in Zusammenhang mit Gehbeschwerden.

Parästhesien sind die häufigsten bei MS beobachteten Formen von Schmerz. Sie werden als Brennen oder Ziehen wahrgenommen. Zur Behandlung dieser Art von Schmerz werden meist die Antikonvulsiva Gabapentin, Pregabalin, Carbamazepin, Levetiracetam und Phenytoin, Anxiolytika, wie Duloxetin, Diazepam und Clonazepam, sowie trizyklische Antidepressiva, wie Amitriptylin oder Nortriptylin, eingesetzt.

Die Trigeminusneuralgie ist ein sehr starker Schmerz im Gesichtsbereich, der oft durch Berühren oder Bewegungen des Gesichts herbeigeführt wird. Sie kann durch Antiepileptika, wie Gabapentin, Carbamazepin oder Phenytoin, behandelt werden. Wenn Medikamente versagen, lässt sich gewöhnlich ein chirurgischer Eingriff durchführen, um den Schmerz zu beseitigen, an dessen Stelle ein weniger störendes Taubheitsgefühl zurückbleibt. Dieses Verfahren, die perkutane Rhizotomie, lässt sich inzwischen mittels Lasertechnologie unter Lokalanästhesie durchführen. Es ist zwar keine Therapie der ersten Wahl, aber eine gangbare Zweitlösung. Weitere Neuralgien können den Nervus glossopharyngeus und den Nervus sphenopalatinus betreffen.

Gelegentlich kommt es beim Beugen des Kopfes zu einer ungewöhnlichen elektrischen Empfindung entlang der Wirbelsäule bis in die Beine. Diese als Lhermitte-Phänomen bezeichnete Empfindungsstörung ist gewöhnlich überraschend und störend. Sie ist meist Zeichen eines MS-Herdes im Rückenmark der Halsregion, hat jedoch hinsichtlich der Vorhersage des MS-Verlaufs keine Bedeutung. Oft dient eine weiche Halskrause dazu, die Vorwärtsbewegung zu verhindern, welche den Schmerz auslöst.

Eine bei MS oft beobachtete Art von Schmerz ist ein brennender, zahnschmerzähnlicher Schmerz, der meist in den Extremitäten auftritt, aber auch am Stamm vorkommen kann. Gegen diese brennenden Parästhesien werden dieselben Medikamente wie bei Trigeminusneuralgie eingesetzt, scheinen jedoch weniger wirksam zu sein als bei Gesichtsschmerz. Seit kurzem steht Capsaicin zur Verfügung. Es ist sicher und kann bei dieser Art Schmerz von Wert sein. Die Creme wird drei Mal täglich sparsam aufgetragen und hat nur wenige Nebenwirkungen. Sie bewirkt eine andere Art Brennen und lindert damit die störende Empfindung.

Stimmungsverändernde Substanzen, wie etwa Tranquilizer und Antidepressiva, können in einigen Fällen wirksam sein, weil sie die Interpretation der Schmerzbotschaft verändern. Es gibt eine Reihe solcher Medikamente und durch sorgsame Wahl der Art sowie vorsichtige Dosierung lässt sich einiges an Linderung erzielen. Unter bestimmten Umständen können Biofeedback, Meditation, Akupunktur und ähnliche Techniken helfen. Da Schmerz ein Symptom ist, das eindeutig an Intensität zunimmt, wenn es nicht behandelt wird, ist eine konzertierte Bemühung um Behandlung von Schmerzphänomenen ein wichtiger Bestandteil des Gesamtbehandlungsplans.

Ganz *eindeutig* ist, dass Standard-Schmerzmedikamente, wie Acetylsalicylsäure, Codein und Narkoanalgetika, oft nicht wirksam sind, weil die Quelle des Schmerzes nicht die typische, bei einer Verletzung auftretende ist. Analgetika sind daher eher zu meiden; sie sind häufig unwirksam und können Sucht erzeugen. Pregabalin und andere neuere Antikonvulsiva scheinen neuritische Schmerzen zu verringern. Es bedarf der angemessenen Dosierung, um zu einem deutlich verbesserten Schmerzmanagement zu gelangen.

Verschiedene der komplementären Therapien können bei der Behandlung MS-assoziierter Schmerzen hilfreich sein. Dazu gehören Akupunktur und Akupressur, gelenkte Imagination, Biofeedback und Yoga oder Tai-Chi.

Zwar kann MS-bedingter Schmerz stark und störend sein, er führt jedoch gewöhnlich nicht zu einer Abnahme des Gehvermögens und ist kein Prädiktor einer schlechten Prognose. Studien zufolge sind Menschen mit dieser Empfindung als Hauptmerkmal der MS in Bewegungsaktivitäten besser als der Durschnitt.

Lumbalgien sind eines der häufigsten von Neurologen behandelten Symptome, es kommt daher nicht unerwartet, dass sie auch bei Menschen mit MS recht häufig vorkommen. Die Multiple Sklerose selbst ist nur selten Ursache einer Lumbalgie, häufiger wird sie durch eingeklemmte Nervenwurzeln oder andere Störungen verursacht. Diese Situation tritt ziemlich oft ein, weil eine abnorme Haltung oder unübliches Gehverhalten infolge der MS die Bandscheiben in der Wirbelsäule belasten und zum Herausgleiten führen, wobei sie beim Herausgleiten aus der Wirbelsäule einen oder mehrere Nervenwurzeln komprimieren.

Natürlich können das Heben schwerer Gegenstände sowie unangemessene Drehungen und Beugungen das Problem verstärken. Solche Bewegungen reizen die Spinalnerven und führen dazu, dass die Muskeln auf dieser Seite des Rückenmarks (paraspinale Muskeln) spastisch werden, und ebendieser Spasmus verursacht die Lumbalgie. Ist ein Spinalnerv deutlich gereizt, kann der Schmerz an einem Bein hinab in die Muskeln ziehen, die von dieser Nervenwurzel innerviert werden.

Besteht das Problem in einer schlechten Haltung beim Gehen, muss das Muster korrigiert werden; trägt eine Spastik zu dem Problem bei, muss sie gemildert werden. Oft hilft eine lokale Versorgung des Rückens mit Wärme, Massage und Ultraschall und es können Übungen zur Entlastung der Rückenmuskulatur empfohlen werden. Auch Medikamente zur Linderung von Spasmen der Rückenmuskulatur können eingesetzt werden und manche Medikamente gegen Arthritis sind bisweilen hilfreich. Liegt das Problem in einer geschädigten Bandscheibe, bedarf es unter Umständen einer Operation, um die Reizung des Rückenmarks zu lindern.

Bewegungen der Wirbelsäule, wie rasche Drehungen oder Stöße, sind bei Personen mit MS nicht empfehlenswert, weil sie das Rückenmark reizen und neurologische Probleme verstärken können.

Ganz entscheidend ist, dass bei jeder Art von Schmerz eine korrekte Diagnose gestellt wird, um eine geeignete Behandlung sicherzustellen. Unter Umständen sind Röntgen-Aufnahmen einschließlich eines Computertomogramms erforderlich, um die Ursache der Schmerzen genau festzustellen und anschließend eine oder mehrere geeignete Formen der Behandlung verordnen zu können.

Bei MS sind oft noch weitere muskuloskelettale Störungen orthopädischer Natur anzutreffen. Bei deutlicher Überstreckung des Knies beim Gehen kann es zu einer Schädigung der Bänder kommen. Das Knie kann anschwellen und schmerzen. Viele Orthopäden sind mit MS nicht vertraut und verstehen nicht, warum dies auftritt. Infolgedessen empfehlen sie unter Umständen Übungen zur Kräftigung des schwachen Beines. Das Bein durch orthopädische Übungen zu trainieren bewirkt Erschöpfung und steigert die Schwäche. Ein besser geeigneter Ansatz besteht darin, das Bein durch ein Hilfsmittel (Gehstock oder Unterarmgehstütze) von seinem Gewicht zu entlasten. Eine Knieschiene kann erforderlich und hilfreich sein, um eine Überstreckung zu verhindern.

Schlafstörungen

Schlafstörungen kommen bei MS häufig vor. Sie können die Folge verschiedener Symptome, wie Spasmen, Pollakisurie, Depression oder Angst, bzw. von Medikamenten sein, die der Behandlung verschiedener mit der Krankheit einhergehender Symptome dienen. Dies kann zu dem sprichwörtlichen «Teufelskreis» führen, bei dem Symptome den Schlaf stören und der Mangel an benötigtem Schlaf wiederum verschiedene Symptome, wie Fatigue, verstärkt.

Verschiedene Strategien können bei Schlafstörungen helfen. Zu den folgenden gehören ein paar recht einfache Veränderungen, die sehr effektiv sein können, um nachts einen guten Schlaf sicherzustellen:

- Selbst am Wochenende einen regelmäßigen Zeitplan einzuhalten, kann dem Körper helfen, sich an einen normalen Schlafrhythmus anzupassen. Menschen mit MS sollten täglich jeweils zur selben Zeit schlafen gehen und aufstehen.
- Flüssigkeiten sollen abends nur minimal aufgenommen werden, um nachts möglichst selten zur Toilette gehen zu müssen.
- Das Schlafzimmer sollte ausschließlich dem Schlaf und dem Sex dienen, nicht dem Fernsehen oder Lesen.
- Körperliche Betätigung am Abend sollte vermieden werden. Jedes regelmäßige Übungsprogramm sollte früher am Tage absolviert werden.

Weil viele MS-Symptome, wie Spastik, Schmerz, Depression oder Angst, sowie Blasen- und Darmprobleme den Schlaf beeinträchtigen können, kann die Behandlung dieser Symptome extrem hilfreich sein, um einen besseren Schlaf zu erreichen und die begleitende Erschöpfung zu verringern.

Es gibt viele Meditations-CDs und andere entspannungsorientierte Ansätze, um die Dauer und Qualität des Schlafs zu verbessern. Sie können sehr effektiv sein, vor allem, wenn sie mit besseren Schlafgewohnheiten und Symptommanagement kombiniert werden.

Auch wenn der gelegentliche Gebrauch von Schlafmitteln hilfreich sein kann, sollten Menschen mit MS rezeptpflichtige Schlafmittel meiden, weil sie rasch an Wirksamkeit verlieren, potenziell suchterzeugend sind und nicht für einen normalen Nachtschlaf sorgen. Diphenhydramin-Präparate oder diphenhydraminhaltige Produkte (in Deutschland, Österreich und der Schweiz apothekenpflichtig) können hilfreich sein, sollten aber nicht regelmäßig eingenommen werden.

Sprech- und Schluckbeschwerden

Das Sprechen wird von vielen Bereichen des Gehirns, vor allem vom Stammhirn kontrolliert. Je nach Lokalisation der demyelinisierten Bereiche sind viele verschiedene Veränderungen des normalen Sprechens möglich. Die meisten betreffen die Sprachproduktion und führen zu *Dysarthrie*, wobei sie von leichten Schwierigkeiten bis zu schweren Problemen reichen, die das Verstehen unmöglich machen.

Wenn an den Sprechstörungen primär das Kleinhirn beteiligt ist, wird die Sprache im Allgemeinen langsam und weniger flüssig. Worte sind unter Umständen verwaschen, aber gewöhnlich verständlich. Sind auch Zunge, Lippen, Zähne, Wangen, Gaumen oder Atemmuskeln beteiligt, wird die Sprache noch verwaschener (dysarthrisch). In beiden Fällen kann eine Sprechtherapie sowohl den Sprachfluss als auch die Sprechgeschwindigkeit erhöhen. Zwar werden bisweilen

Übungen befürwortet, jedoch sind sie bei dieser Art von Sprechproblemen gewöhnlich erfolglos. Dennoch kann sich ein Versuch lohnen. So können beispielsweise motorische Übungen des Mundes dazu dienen, die Koordination der Muskeln aufrechtzuerhalten.

Ein Tremor der Lippen, der Zunge oder des Unterkiefers kann das Sprechen beeinträchtigen, indem er entweder die Atemkontrolle für das Formulieren und die Lautstärke oder die Fähigkeit beeinträchtigt, Laute zu artikulieren und auszusprechen. Dabei kann auch die Sprechgeschwindigkeit oder das Formulieren von Sätzen verändert sein.

Techniken des rhythmischen Abstimmens und des Setzens von Pausen können bei verwaschenem und beschleunigtem Sprechen helfen. Pausen werden zwischen einzelnen Worten oder jeweils zwei Worten gesetzt. Wie bereits beschrieben kann bei dieser Technik anfangs ein Tastbrett zur Unterstützung dienen.

Auch Schluckstörungen fallen in das Gebiet des Sprech- und Sprachtherapeuten. Ein Assessment am Bett des Patienten, gestützt durch Videodarstellungen des Schluckaktes kann spezifische Störungen zutage fördern, für die es spezifische Behandlungen gibt. Es gibt mehrere Kompensationstechniken für ein effizienteres Schlucken bei geringerer Aspiration. Zusammen mit dem Radiologen kann der Logopäde anhand von Schluckmaterialien verschiedener Beschaffenheit das Ausmaß der Beschwerden bestimmen. Schluckversuche können optisch dargestellt werden, um eine verbesserte Funktion sicherzustellen.

Sehen

Die beiden Hauptkomponenten effektiven Sehens sind die Fähigkeit, durch exakte Koordination und die Kraft der das Auge umgebenden Muskeln korrekt wiederzugeben, was man sieht, sowie die Fähigkeit, die Augenbewegungen zu kontrollieren. Beides kann durch MS beeinträchtigt werden.

Entzündung und Demyelinisierung im Sehnerv führen zur Optikus- oder Retrobulbärneuritis, die zu einem akuten Totalausfall des Sehens mit begleitendem Augenschmerz führen. Dies wird oft einfach dadurch behandelt, dass man das Abklingen der Entzündung abwartet, nach der die Funktion wiederkehrt. Ist die Störung hinreichend behindernd, kann Cortison verabreicht werden, um die Entzündung zu verringern. Neuere Studien deuten darauf hin, dass Cortison, wenn es eingesetzt wird, in relativ hohen Dosen verabreicht werden sollte. Das Endergebnis ist nicht besser als ohne eine Behandlung, aber die Zeit bis zur Wiederkehr der üblichen Sehschärfe kann kürzer sein. Nichtsteroidale Antiphlogistika können den Schmerz lindern. Zunehmend wird deutlich, dass nicht jede Optikus- oder Retrobulbärneuritis behandlungsbedürftig ist.

In manchen Fällen bleibt das Sehvermögen auch dann geschwächt, wenn die Entzündung beseitigt wurde. Dies fällt besonders nachts bei schwacher Beleuchtung auf, wobei Farben auch bei normaler Beleuchtung verblasst erscheinen können. Es kann hilfreich sein, nachts eine Lampe angeschaltet zu lassen. Außerdem kann es manchmal zu «Löchern» im Sehen kommen, bei denen ein Teil des Gesichtsfeldes dunkel ist. Dies lässt sich durch eine Brille nicht behandeln, die diese Bereiche tendenziell nur vergrößert. Mit der Zeit kann sich der Patient an diese Störung anpassen. Wenn die Sehstörungen fortbestehen, kann ein auf Sehschwäche spezialisierter Ophthalmologe beim Beschaffen entsprechender Hilfsmittel, wie Vergrößerungsvorrichtungen und Veränderungen am Computer, helfen und darüber hinaus beim Konzipieren verschiedener hilfreicher Strategien zur Bewältigung täglicher Aktivitäten unterstützen.

Eine Schwächung der Koordination und Kraft der Augenmuskeln bewirkt bisweilen Doppelbilder, die sich akut mit Kortikosteroiden behandeln lassen. Das Gehirn lernt schließlich, die Doppelbilder zu kompensieren, sodass Bilder trotz der geschwächten Muskeln als normal wahrgenommen werden. Diese Kompensation tritt bei abgedecktem Auge nicht ein. Eine Abdeckung sollte daher dem Lesen, Situationen, in denen Erschöpfung besteht, dem Autofahren oder der Durchführung wesentlicher Aufgaben vorbehalten bleiben. Prismen in der Brille können die Bilder zusammenführen und sind ein weiterer relativ einfacher Weg, dieses schwierige Problem zu bewältigen.

MS kann mit verschiedenen Formen eines Nystagmus einhergehen, was gewöhnlich eher unangenehm als irgendetwas anderes ist. Clonazepam und verwandte Substanzen verringern einen Nystagmus gelegentlich. Auch Memantin wurde bei einigen Patienten mit Nystagmus empfohlen.

Katarakte entstehen in der Population der von MS Betroffenen oft in geringerem Alter, weil Cortison ihre Entstehung fördert. Das operative Entfernen der abnormen Linse bringt bisweilen eine wesentliche Verbesserung des Sehvermögens mit sich.

Wie bei allen Symptomen der MS kann es auch bei denen des Sehvermögens zu Fluktuationen kommen. Bei Erschöpfung, Temperaturanstieg und Stress sowie bei einer Infektion nimmt die Sehschärfe oft ab, während Doppelbilder zunehmen.

Leichter Schwindel und Drehschwindel

Bei MS resultiert Drehschwindel gewöhnlich aus einer Reizung von Stammhirnstrukturen, die an der Aufrechterhaltung des Gleichgewichts beteiligt sind. Auch das Innenohr spielt beim Gleichgewicht eine Rolle. Eine Störung der Überleitung aus dem Innenohr eingehender Reize zum Gehirn kann belastend sein. Leichter Schwindel und Benommenheit sind nicht so schwerwiegend wie Drehschwindel, aber nichtsdestoweniger unangenehm. Auch andere Krankheiten, bei denen diese Strukturen betroffen sind, bewirken ähnliche Symptome, daher sollte nicht davon ausgegangen werden, dass sie zwingend durch MS verursacht werden.

Antihistaminika, wie Diphenhydramin und Dimenhydrinat, sorgen oft für Linderung bei relativ leichtem Schwindelgefühl und Drehschwindel. Vitamin B dient gelegentlich zur Erweiterung der Blutgefäße, in der Hoffnung, die Störung abzumildern. Die Medikamente der Klasse, zu der Diazepam, Clonazepam und Oxazepam gehören, supprimieren unmittelbar die Innenohrstrukturen, die Schwindel anregen. Es sind sehr wirksame Therapien, die bedachtsam eingesetzt werden sollten. Diese Medikamente sorgen einzeln oder gelegentlich in Kombination für hinreichende Linderung, um es dem Patienten zu ermöglichen, auch weiterhin einigermaßen zu funktionieren. Ein meist zur Behandlung der Reisekrankheit und des damit einhergehenden Schwindels eingesetztes Transdermalpflaster mit Scopolamin kann hilfreich sein.

Nimmt ein leichter Schwindel durch Stellungswechsel zu, kann ein Physiotherapeut effektive Übungen lehren. Der Therapeut stellt fest, welche Stellungen des Kopfes den Schwindel zunehmen lassen. Die Therapie besteht darin, den Kopf so lange es vertragen wird in diesen Stellungen zu halten. Geschieht dies erfolgreich, entwickeln sich Toleranz und Wohlbefinden.

Oft ist ein leichter Schwindel Begleiterscheinung einer Influenza. Wenn eine Grippe mit begleitendem Fieber und Muskelschmerzen auftritt, werden die Symptome durch Acetylsalicylsäure oder andere Medikamente behandelt. Schwindel tritt oft beim Abklingen der Grippesymptome auf.

Wenn ein Drehschwindel stark ausgeprägt ist und Erbrechen die orale Einnahme von Medikamenten verhindert, werden intravenös Flüssigkeiten zusammen mit Cortison verabreicht, um die Entzündung in dem Bereich zu lindern, der die Symptome bewirkt: im Stammhirnbereich und an der Hirnbasis.

Krampfanfälle

Krampfanfälle treten bei Menschen mit MS doppelt so häufig wie in der Allgemeinbevölkerung auf. Bislang wurden keine Studien unternommen, um vorherzusagen, bei welchen Personen mit MS die Wahrscheinlichkeit eines Krampfanfalls größer ist, jedoch kann eine Beteiligung des Gehirns ein Indikator sein. Da MS eine Krankheit ist, an der die subkortikalen Übertragungssysteme des Gehirns beteiligt sind, ist es durchaus möglich, dass Patienten mit signifikanten kognitiven Störungen einem erhöhten Risiko von Krampfanfällen ausgesetzt sind. Fieberkrämpfe treten auch auf, wenn ein Patient einen Infekt hat, der inadäquat behandelt wird.

Zwar gleicht die Behandlung von Krampfanfällen bei MS dem Management bei Krampfanfällen anderer Genese, jedoch sind die Krampanfälle bei diesen Individuen oft schwieriger zu beherrschen. Die Behandlung erfordert unter Umständen höhere Dosen oder verschiedene Kombinationen von Antikonvulsiva.

Gewichtszunahme

Gewichtszunahme kann bei MS ein Problem sein, wenn der Aktivitätsgrad einer Person abnimmt, die Kalorienzufuhr jedoch konstant bleibt. Es gibt keine Daten, die darauf hindeuten, dass eine Gewichtszunahme Schwäche verursacht, aber sie ist nicht gut für die Gesundheit insgesamt und sie ist unattraktiv. Sie kann Bewegung generell und Transfers mit Unterstützung unnötig erschweren. Übergewichtige wissen gewöhnlich, dass sie übergewichtig sind, es bringt daher wenig, ihnen dies ständig unter die Nase zu reiben.

Menschen, die einen Rollstuhl verwenden, zeigen eine Gewichtszunahme zuerst im Bauchbereich. Zwar können Übungen zur Kräftigung der Bauchdeckenmuskulatur von einigem Nutzen sein, jedoch ist es gewöhnlich unmöglich, genügend Wiederholungen durchzuführen, um eine effektive Umverteilung des Gewichts zu bewirken, und das Problem ist praktisch unvermeidbar.

Für Menschen mit MS gelten dieselben grundlegenden Ernährungsrichtlinien, wie für andere auch. Es muss ein ausgewogenes Verhältnis zwischen körperlicher Betätigung, Kalorienzufuhr und Erschöpfung erreicht werden. Dies beginnt mit kleineren Mahlzeiten. Viele Menschen stellen fest, dass kleinere, aber häufigere Mahlzeiten sowohl zu einer niedrigeren Gesamtkalorienzufuhr als auch zu größerer Zufriedenheit führen.

Taubheitsgefühl

Taubheitsgefühl und Kribbeln gehören zu den häufigsten Beschwerden bei MS und sind gewöhnlich eher unangenehm als ein zu Behinderung führendes Symptom. Sie treten auf, wenn die Nerven, die Empfindungen übertragen, die Information nicht korrekt weiterleiten, sodass man außerstande ist, Empfindungen aus diesem Bereich zu spüren.

Zur Behandlung dieser Empfindungen lässt sich nur wenig tun und es ist auch nicht wirklich notwendig, weil sie gewöhnlich harmlos sind. Steroide können die Sensibilität verbessern, indem sie die Entzündung verringern, bleiben jedoch Fällen eines realen Bedarfs vorbehalten.

Sich auf das Taubheitsgefühl zu konzentrieren kann das Problem vergrößern und besonders unangenehm machen. Die beste Vorgehensweise besteht darin, zu erkennen, dass es kein Zeichen einer Verschlechterung der Krankheit darstellt. Ein aggressiveres Vorgehen mit Kortisonbehandlung kann erwogen werden, wenn das Taubheitsgefühl die Hände betrifft und die Feinmotorik beeinträchtigt oder wenn das Genitale betroffen ist, was den Geschlechtsverkehr beeinflusst. Medikamente zur spezifischen Behandlung des Taubheitsgefühls gibt es nicht.

Kalte und marmorierte Füße

Selbst bei den leichteren Formen von MS wird oft über kalte Füße geklagt. Die Aufrechterhaltung der Hauttemperatur steht unter der Kontrolle des vegetativen Nervensystems. Verantwortlich für die Wahrnehmung kalter Füße sind Kurzschlüsse in den Verbindungen, die den Durchmesser von Blutgefäßen sowie jene Nerven kontrollieren, die die Temperatur erfassen.

Dieses Symptom kann unangenehm sein, ist jedoch harmlos. Das Kreislaufsystem selbst in den Händen und Füßen ist in Ordnung und es liegt keine Gefahr in dem leichten Absinken der Temperatur, das diese Empfindung hervorruft. Warme Socken, eine Heizdecke und ähnliche Vorrichtungen sind die beste Art, mit dem Problem zurechtzukommen. Ist das Symptom besonders unangenehm, können Niacin oder gefäßerweiternde Medikamente dazu dienen, es zu lindern.

Knöchelödeme

Geschwollene Knöchel sind das Ergebnis einer Ansammlung von Lymphe, die oft infolge reduzierter Aktivität der Beinmuskeln entsteht. Solange die Schwellung nicht extrem ausgeprägt ist, ist sie gewöhnlich schmerzlos.

Diuretika verringern diese Art der Schwellung gewöhnlich nicht, weil sie keine aufwärts gerichtete Bewegung der Flüssigkeit stimulieren können. Die Behandlung ist relativ einfach und besteht darin, die Füße hinreichend erhöht zu halten, damit die Schwerkraft beginnen kann, die Flüssigkeit in Richtung des Rumpfes zu bewegen.

Kompressionsstrümpfe können helfen, die Lymphe in normalen Bahnen zu halten. Sie müssen korrekt angelegt werden, um die Beinmuskeln nicht einzuschnüren. Inzwischen gibt es Spezialstrümpfe, die im wahrsten Sinne des Wortes als Muskelpumpe wirken und ermöglichen, die Flüssigkeit zu mobilisieren und abzutransportieren. Sie sind teuer und sollten besonderen Situationen vorbehalten bleiben.

Trotz des kontinuierlichen Flüssigkeitsaustritts sind geschwollene Knöchel im Wesentlichen nur ein Ärgernis und kein Symptom einer bedeutenderen Störung. Im Sommer kann die Schwellung stärker sichtbar sein, weil sich Blutgefäße und Lymphbahnen bei höheren Temperaturen erweitern (anschwellen).

Bei einem Herzproblem kann die Schwellung von Kurzatmigkeit, Husten und allgemeinem Unwohlsein begleitet sein. Wenn die Schwellung – vor allem an einem Bein – rasch eintritt und mit Rötung und Schmerzen einhergeht, ist es wichtig, die Möglichkeit einer Thrombophlebitis auszuschließen.

Lungenprobleme

Nicht selten kommt es bei zunehmender Behinderung zu einem Rückgang der Atmung. Bisweilen geschieht dies auf sehr subtile Weise und tritt nur nachts im Schlaf auf. Es kann zu häufigem Erwachen und tags darauf zu zunehmender Erschöpfung führen. Aufgrund dieser Subtilität ist ein Rückgang der Atmung oft schwer zu erkennen und obwohl eindeutige Belege für eine spezifische Störung fehlen, kann ein Versuch mit Überdruckbeatmung unternommen werden. Wer zu Lungeninfekten neigt, sollte als Präventivmaßnahme die Grippeimpfungen wahrnehmen.

Gute Gesundheit

Nur allzu oft ignorieren Menschen mit einer chronischen Krankheit die anderen Dinge, die zu einer guten Gesundheit gehören. Für jeden Menschen mit MS ist es wichtig, sich regelmäßig körperlich untersuchen zu lassen, und für Frauen mit MS, sich gynäkologisch untersuchen und eine Mammographie durchführen zu lassen. Jede Person mit MS sollte über einen Arzt der Primärversorgung und einen Neurologen verfügen. Impfungen sind umstritten und es wird empfohlen, jeder Patient möge sich diesbezüglich an seinen Neurologen wenden. Manche haben den Eindruck, es sei schädigend, das Immunsystem durch Impfungen zu stimulieren, die unter Umständen wirkungslos sind. Andere distanzieren sich vehement von dieser Behauptung. Trotz Versuchen, dies zu untersuchen, kam man zu keiner akkuraten Schlussfolgerung.

Klar *ist* indessen, dass Menschen mit MS ein relativ gesundes und produktives Leben führen sollten und es auch können. Das MS-Management hat sich in der jüngeren Vergangenheit dramatisch verändert und man muss diese Veränderungen zu seinem Vorteil nutzen, um sein Leben zu verbessern.

Fallstudie ...

Beim Erörtern ihrer Fatigue schien es offensichtlich, Beth vorzuschlagen, sie solle ihre Energie planen. Es bedurfte wirklich keines Ergotherapeuten, um anzuregen, sie möge ihren Zeitplan umstellen. Beth wollte jedoch keinerlei Änderung zustimmen. Sie forderte, ihre Vollzeitpflege, ihre Vollzeithaushaltsführung und ihren Teilzeitnebenjob weiterzuführen. Ihr war klar, dass sie nicht nur wegen ihrer MS gebrechlich war, aber dennoch wollte sie mehr Energie für eine bessere Lebensqualität.

Weitere Gespräche mit ihrem Mann ergaben, dass sie sich im Bett so viel bewegte, dass er oft ins Gästezimmer ausweichen musste, um nicht die ganze Nacht lang umhergestoßen zu werden. Auch stellte sich heraus, dass sie oft ins Bad ging. Beth hatte jede unnötige Medikation vermieden und nach dem Abendessen ihre Flüssigkeitsaufnahme eingeschränkt, aber nicht mit hinreichender Wirkung, um durch die Nacht zu kommen.

Die Pflegende schlug vor, sie möchte ihren Zeitplan überprüfen und Energiespartechniken anwenden, die ihr akzeptabel schienen. Sie erhielt einen Dopaminagonisten, um ihre «Restless Legs» zu beruhigen, was ihr deutlich bessere eheliche Beziehungen ermöglichte, und eine anticholinerge Blasenmedikation, welche die Pollakisurie deutlich senkte. Eine Ultraschalluntersuchung der Blase ergab eine kleine, speicherschwache Blase mit geringem Restharn, die nachts so gut ansprach, dass sie zustimmte, die Behandlung auch tagsüber durchzuführen. Ihre Fatigue ließ deutlich nach, als sich ihr Schlaf verbesserte und ihre Lebensqualität stieg. Gegen die Fatigue am Tag wurde ihr eine vitalisierende Medikation angeboten, zunächst jedoch nicht gewünscht.

Viele glauben fälschlicherweise, der größte Teil einer Konsultation wegen MS sei dem Erörtern der Immunmodulation gewidmet. In Wirklichkeit sind erfolgreich auf dem Gebiet der MS Praktizierende besonders gut im Symptommanagement, da dies gewöhnlich den geschwindigkeitsbestimmenden Schritt für die Lebensqualität eines Individuums darstellt.

Weiterführende Literatur

Halper, J. (Ed.). (2001). *Advanced concepts in multiple sclerosis nursing care.* New York: Demos Medical Publishing.

Schapiro, R. T. (2007). *Managing the symptoms of multiple sclerosis* (5th ed.). New York: Demos Medical Publishing.

Schneider, D. M. (2009). Symptom management update. *The Motivator.* Retrieved from www.msassociation.org/publications/winter09/cover.story.asp

7 Management von Ausscheidungsstörungen

Marie A. Namey

Fallstudie ...

Bei einer 39-jährigen Frau wurde im Jahre 2001 eine chronisch-rezidivierende Multiple Sklerose (MS) diagnostiziert. Sie war mit krankheitsmodifizierenden Therapien behandelt worden, hatte aber auch weiterhin Schübe mit aktiven MRT-Scans. Gegenwärtig wird sie mit Natalizumab behandelt und ihre Krankheit ist stabil.

Sie ist Ehefrau und Mutter zweier kleiner Kinder. Sie arbeitet für einen Reha-Dienst. Sie gibt eine Zunahme ihrer Fatigue an.

*Sie berichtet über Blasensymptome einer «möglicherweise unvollständigen Entleerung». Zwei Mal pro Nacht wacht sie auf und entleert die Blase. Täglich nimmt sie ein von ihrem Hausarzt verordnetes Anticholinergikum. Gelegentlich führt sie eine intermittierende Selbstkatheterisierung durch (***Abb. 7-1*** und ***Abb. 7-2***). In letzter Zeit hatte sie keine Harnwegsinfekte. Sie hat täglich Stuhlgang.*

Sie gibt zu, dass ihre Blasenstörung ihre Lebensqualität beeinträchtigt.

Einleitung

Etwa 80 % der Patienten mit Multipler Sklerose (MS) haben irgendwann im Laufe ihrer Erkrankung eine signifikante Blasenfunktionsstörung. Angaben über Darmprobleme reichen von 50 % bis 68 % der Population mit MS. Blasen- und Darmsymptome können belastend sein und persönliche, gesellschaftliche und berufliche Aktivitäten stören. Auch der Schlaf kann gestört sein. Eine Veränderung des Ausscheidungsmusters kann das Gefühl von Kontrollverlust, Verlegenheit, Abhängigkeit und Isolation hervorrufen (Nortvedt et al., 2007).

Die Pflege spielt eine wichtige Rolle beim Assessment und bei der Behandlung von Blasen- und Darmerkrankungen. Pflegeinterventionen sind darauf ausgerichtet, einen absehbaren und effektiven Ausscheidungsplan zu erreichen

1. Tragen Sie die Materialien zusammen und platzieren Sie sie an einem zugänglichen Ort. Benötigte Materialien: Katheter, wasserlösliches Gleitmittel, feuchte Reinigungstücher oder Seife und Wasser, ein trockenes Handtuch.

2. Waschen Sie sich mit Wasser und Seife gründlich die Hände und trocknen Sie sie ab.

3. Bringen Sie sich in eine bequeme Stellung mit gespreizten Schenkeln. Viele Frauen ziehen es vor, auf der Toilette oder auf einem Stuhl vor der Toilette zu sitzen.

4. Befeuchten Sie den Teil des Katheters, der in die Urethra eingeführt wird, mit Gleitmittel. Verwenden Sie ein wasserlösliches Gleitmittel und benetzen Sie die Spitze und 5 cm des Katheters (Gleitmittel ist bei der Frau unter Umständen optional).

5. Führen Sie den Katheter langsam und vorsichtig in die Urethra ein, bis der Urin zu fließen beginnt (ca. 2,5–7,5 cm). Schieben Sie dann den Katheter etwa 2,5 cm weiter vor und halten Sie ihn dort fest, bis kein Urin mehr fließt.

6. Wenn der Urin stoppt, beginnen Sie, den Katheter langsam zurückzuziehen. Es wird empfohlen, ihn dabei langsam zu drehen und jedes Mal anzuhalten, wenn mehr Urin herausfließt.

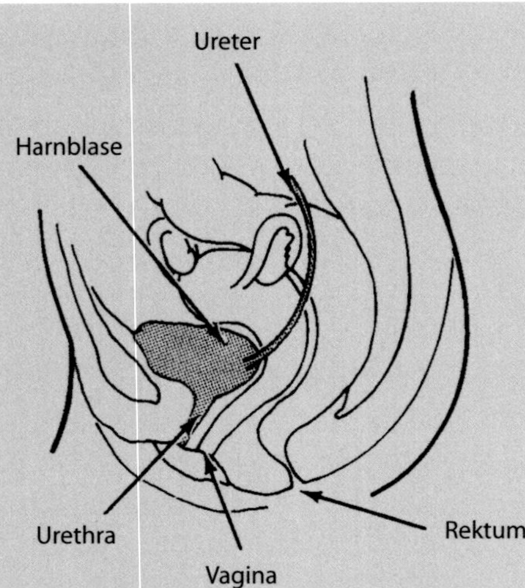

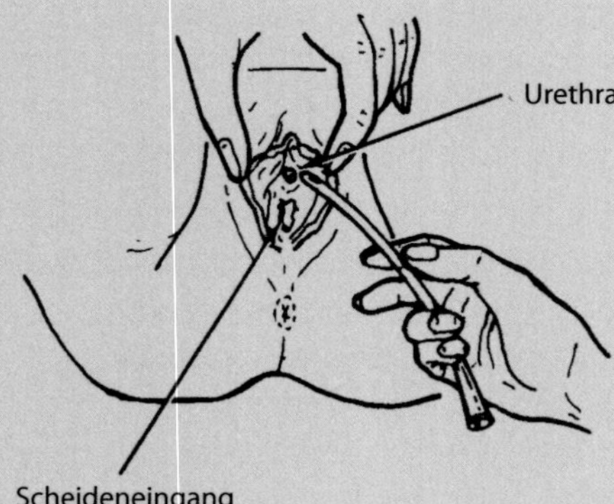

7. Überprüfen Sie Farbe, Geruch und Klarheit des Urins, um jegliche Veränderungen festzustellen, über die Sie unter Umständen Ihren Arzt oder Ihre Pflegeperson informieren müssen.

8. Einen Katheter, der irgendwie rau, starr, abgenutzt, verfärbt oder beschädigt erscheint, sollten Sie keinesfalls wiederverwenden. Fragen Sie Ihren Arzt oder Ihre Pflegeperson, wie oft ein neuer Katheter verwandt werden sollte.

Abbildung 7-1: Schritte einer sauberen intermittierenden Katheterisierung bei der Frau (Quelle: Abbildungen mit freundlicher Genehmigung von Mentor Urology, Inc.)

1. Tragen Sie die Materialien zusammen und platzieren Sie sie an einem zugänglichen Ort. Benötigte Materialien: Katheter, wasserlösliches Gleitmittel, feuchte Reinigungstücher oder Seife und Wasser, ein trockenes Handtuch.
2. Waschen Sie sich mit Wasser und Seife gründlich die Hände und trocknen Sie sie ab.
3. Positionieren Sie sich vor der Toilette oder setzen Sie sich auf einen Stuhl vor der Toilette. Manche Männer ziehen es vor, beim Katheterisieren zu stehen.
4. Befeuchten Sie den Teil des Katheters, der in die Urethra eingeführt wird, mit Gleitmittel. Verwenden Sie ein wasserlösliches Gleitmittel und benetzen Sie die Spitze und 15 cm des Katheters.
5. Halten Sie den Penis in einem Winkel von 60–70 Grad vom Körper weggestreckt. Führen Sie den Katheter langsam und vorsichtig in die Urethra ein, bis der Urin zu fließen beginnt (ca. 15–20 cm). Schieben Sie dann den Katheter etwa 2,5 cm weiter vor und warten Sie, bis der Urin aufhört zu fließen.

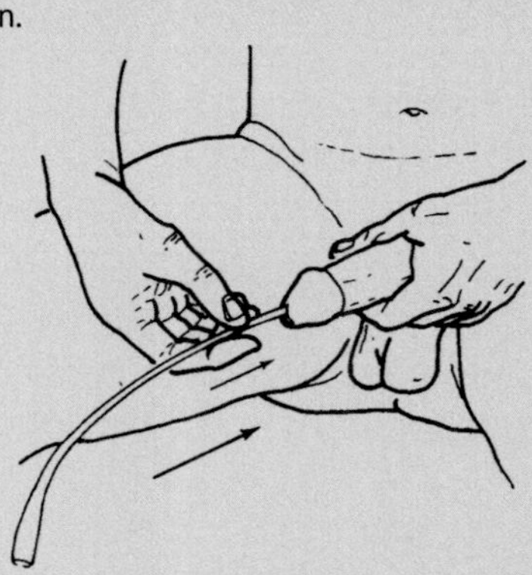

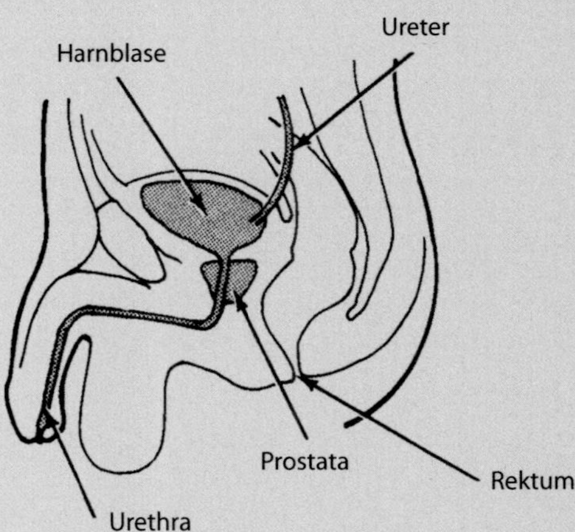

6. Wenn der Urin stoppt, beginnen Sie, den Katheter langsam zurückzuziehen. Es wird empfohlen, ihn dabei langsam zu drehen und jedes Mal anzuhalten, wenn mehr Urin herausfließt.
7. Überprüfen Sie Farbe, Geruch und Klarheit des Urins, um jegliche Veränderungen festzustellen, über die Sie unter Umständen Ihren Arzt oder Ihre Pflegeperson informieren müssen.
8. Einen Katheter, der irgendwie rau, starr, abgenutzt, verfärbt oder beschädigt erscheint, sollten Sie keinesfalls wiederverwenden. Fragen Sie Ihren Arzt oder Ihre Pflegeperson, wie oft ein neuer Katheter verwandt werden sollte.

Abbildung 7-2: Schritte einer sauberen intermittierenden Katheterisierung beim Mann (Quelle: Abbildungen mit freundlicher Genehmigung von Mentor Urology, Inc.)

und Komplikationen auf ein Minimum zu reduzieren. Mit den meisten Blasen- und Darmsymptomen kommt die Mehrzahl der Patienten nach einem korrekten Assessment und der richtigen Intervention zurecht. Zwar ist die Pflegeforschung in den Bereichen Blase und Darm bei Menschen mit MS begrenzt, jedoch steht für die Praxis eine beträchtliche Menge an Informationen zur Verfügung.

In diesem Kapitel werden die normale Blasenfunktion und MS-bedingte Veränderungen eingehend dargestellt. Es werden die drei üblichen Arten der Blasenfunktionsstörung – Speicherstörung, Entleerungsstörung und deren Kombination – erörtert. Ein schrittweises Assessment, das zu einer geeigneten Intervention führt, wird besprochen. Zu den Behandlungszielen gehören:

- Bewahren der Nierenfunktion
- Trockenhalten des Patienten
- Etablieren eines normalen Miktionsrhythmus
- Reduzieren von Symptomen und Steigern der Lebensqualität
- Motivieren des Patienten, sich an die Therapie zu halten.

Auch Fragen des Darmmanagements sind für die Person mit MS von Belang. Zwar kommt es oft zu Obstipation, jedoch sind unwillkürliche Stuhlabgänge besonders belastend. Es werden Techniken des Assessments und der Intervention besprochen.

Blasenmanagement

Normale Blasenanatomie und -funktion

Die Hauptfunktion der Harnblase besteht darin, Urin zu speichern und auszutreiben. Urin wird von den Nieren kontinuierlich produziert und über die Ureteren bzw. Harnleiter zur Blase transportiert. Die Blase ist ein Hohlmuskel und wird nach vorn und vorn-seitlich durch lockere Bindegewebshaftungen an der Symphyse des Schambeins und am Beckendiaphragma (Diaphragma pelvis) gehalten. Das Trigonum und der untere Anteil der Blasenbasis ruhen auf der vorderen Scheidenwand. Die Blasenwand besteht aus:

- einer Schleimhaut mit Übergangsepithel und darunterliegender Lamina propria
- einer Schicht glatter Muskulatur (Detrusor) und
- einer äußeren Adventitia aus Bindegewebe.

Die Urethra bzw. Harnröhre hat einen inneren und äußeren Sphinktermechanismus. Der innere Sphinkter besteht aus drei Komponenten:

- Harnröhrenschleimhaut
- periurethrales Bindegewebe und
- periurethraler Gefäßplexus.

Jede dieser Komponenten ist für ein Drittel des Harnröhrenverschlussdrucks verantwortlich. Der innere Sphinkter besteht aus kleinen Muskelfaserbündeln und steht nicht unter willkürlicher Kontrolle. Der äußere Sphinkter hat jene Komponenten des inneren Sphinkters und wird durch gestreifte, unter willkürlicher Kontrolle stehende Muskelfasern verstärkt.

Die Blase wird durch sympathische Fasern aus dem N. hypogastricus von Th10 bis L2 und durch parasympathische Fasern aus dem N. pelvicus von S2 bis S4 versorgt. Indem sich die Blase durch den Urin weitet, steigt ihr Fundus in die untere Bauchhöhle auf. Zur Einleitung der Miktion entspannt sich zuerst die Harnröhre, dann kontrahiert sich die Blase und treibt den Urin durch die entspannte Harnröhre aus. Diese Funktionen laufen automatisch ab (de Sèze et al., 2007; Fowler et al., 2008).

Die Blasenkapazität eines Erwachsenen beträgt durchschnittlich 300–500 ml. Ein erster Harndrang tritt auf, wenn sich etwa 200 ml Urin in der Blase gesammelt haben. Blasenkontraktionen werden durch das Nervensystem verhindert, bis sich mindestens 300 ml gesammelt haben. Man kann spüren, dass die Blase voll ist, und die Entleerung nach Ermessen einleiten oder hinauszögern. Normalerweise lässt eine Person – je nach Menge und Art der aufgenommenen Flüssigkeit – in 24 Stunden 4–6 Mal Wasser. Im Allgemeinen produziert unser Körper etwa 1 ml Urin pro Minute. Auch wenn Harnwegsinfekte bei Frauen häufiger als bei Männern vorkommen, gilt mehr als ein Harnwegsinfekt pro Jahr als abnorm.

Damit es zur Entleerung kommen kann, entspannen sich der ventilartige Muskel (Sphinkter) und die Harnröhre, damit der Urin leicht hindurchtreten kann, dann kontrahiert sich der Detrusormuskel der Blase und treibt den Urin durch die Harnröhre aus. Da der Füllungsgrad der Blase vom Individuum wahrgenommen wird, kann die Entleerung hinausgezögert werden, indem der externe Sphinkter willkürlich kontrahiert wird, bis ein passender Moment zur Entleerung kommt.

Probleme bei Multipler Sklerose

Eine Blasenfunktionsstörung bei MS hängt primär mit Erkrankungsherden im Rückenmark, in den pontozerebellären Miktionskontrollzentren oder in anderen dazwischenliegenden Punkten im ZNS zusammen (Andersen/Bradley, 1976; Smith/McDonald, 1999). Eine Unterbrechung der Rückenmarkbahnen kann zu exzessiven Detrusorkontraktionen, zur unwillkürlichen Relaxation oder Kontraktion des Sphinkters oder zur Detrusorareflexie mit Harnverhalt führen.

Die Blasenfunktionsstörung wird als *neurogene Blase* bezeichnet und kann verschiedene Symptome zeigen:

- *Harndrang:* eine starke, nicht zu beherrschende Empfindung, Wasser lassen zu müssen; die Miktion lässt sich nicht bis zu einem passenden Augenblick aufschieben.
- *Pollakisurie:* das Bedürfnis, öfter als alle 2–3 Stunden Wasser zu lassen.
- *verzögertes Einsetzen des Harnstrahls:* Schwierigkeiten beim Lösen des Harnstrahls. Obwohl jemand Harndrang empfindet, ist der Harnstrahl nicht leicht zu lösen.
- *Nykturie:* mehr als einmaliges nächtliches Erwachen, um Wasser zu lassen.
- *Inkontinenz:* Verlust der Kontrolle über den Urin. Sie kann im Austritt geringerer Mengen, in Harnträufeln oder im Abgang größerer Mengen Urin vor Erreichen der Toilette bestehen.
- *unvollständige Entleerung:* das Gefühl, nach dem Wasserlassen sei Urin in der Blase verblieben.
- *Harnwegsinfekte (oder Zystitis):* Sie führen zu den klassischen Symptomen des Brennens oder der Schmerzen beim Wasserlassen, Juckreiz, Veränderung von Geruch oder Farbe des Urins, Schmerzen in der Leistengegend oder im Abdomen, Schüttelfrost und Fieber. Harnwegsinfekte können temporär zur Verschlechterung von MS-Symptomen führen oder das erste Zeichen dafür sein, dass jemand eine Veränderung des üblichen Miktionsmusters erfährt. Oft kommt es bei einem Harnwegsinfekt zu vermehrter Rigidität oder Spastik der Beine.

Das Vorliegen eines oder mehrerer dieser Symptome spricht für eine neurogene Blase. Die spezifische Anomalie lässt sich jedoch nicht allein anhand der angegebenen Symptome identifizieren.

Die drei häufigsten Formen der Blasenfunktionsstörung bei MS sind die Folge von:

- Hyperkontraktilität des Blasendetrusors
- Unfähigkeit des Sphinkters, sich zu entspannen und zu öffnen, oder Detrusorareflexie
- fehlende Koordination des Detrusors und der Sphinkteraktivität (Detrusor-Sphinkter-Dyssynergie).

Einfach gesagt kann eine Blasenfunktionsstörung bei MS zu folgendem führen:

- unzureichende Speicherung
- unzureichende Entleerung
- Kombination aus unzureichender Speicherung und Entleerung (Di Benedetto et al., 2006).

Ähnliche Symptome können bei allen drei Formen der Blasenfunktionsstörung vorliegen. Ein Patient kann die Symptome Harndrang, Pollakisurie und Inkontinenz sowohl als Folge einer unzureichenden Speicherung als auch infolge einer unvollständigen Entleerung angeben. Eine kombinierte Blasenfunktionsstörung kann sich mit einem Symptomenmix zeigen, der auch für den Arzt verwirrend sein kann.

Diagnose der Blasenfunktionsstörung

Einer der Schlüssel zur akkuraten Diagnose einer Blasenfunktionsstörung liegt darin, beim Patienten eine vollständige Anamnese aller Blasensymptome zu erheben. Oft ist es für den Patienten hilfreich, für einen genauen Bericht einige Tage lang ein Tagebuch der Blasenfunktion und -entleerung zu führen (**Abb. 7-3** und **Abb. 7-4**).

Zu den entscheidenden Fragen für das Assessment, ob die Blasenfunktionsstörung neurogen ist oder andere Ursachen hat, gehören:

1. Welches ist ihre Hauptbeschwerde in Bezug auf die Blasenfunktion? Was stört Sie am meisten daran, wie Ihre Blase gegenwärtig funktioniert?
2. Wie oft lassen Sie in den wach verbrachten Stunden Wasser (einschließlich willkürlicher versus unwillkürliche Entleerung)?
3. Wie oft wachen Sie nachts auf, um Wasser zu lassen (Nykturie)?
4. Gehen bei Ihnen kleine Mengen Urin ab, wenn Sie husten, niesen oder lachen?
5. Haben Sie starken Harndrang, der bisweilen zu einem Zwischenfall führt? Wie oft tritt dies ein?
6. Haben Sie beim Wasserlassen den Eindruck, die Blase vollständig zu entleeren?
7. Fällt es Ihnen schwer, den Harnstrahl zu lösen?
8. Tragen Sie Vorlagen oder Binden? Wie oft?
9. Hatten Sie Blasen, Harnwegs- oder Niereninfekte? Wenn ja, wie oft und wann war die letzte Infektion?
10. Haben Sie beim Wasserlassen Schmerzen oder Beschwerden?
11. Hatten Sie Blut im Urin?
12. Welche Medikamente nehmen Sie zurzeit?
13. Ist Ihre Blasenfunktion schon früher einmal untersucht worden? Wenn ja, welche Tests wurden durchgeführt?
14. Bei Frauen: Wie viele Schwangerschaften hatten Sie? Wie viele Geburten?
15. Hatten Sie schon einmal eine Bauchoperation? Wenn ja, welche Art von Operation und wann hat sie stattgefunden? (Abrams/Cardozo, 2002)

Tragen Sie in die erste Spalte jedes Mal die Uhrzeit ein, zu der Sie auf der Toilette Wasser lassen. Tragen Sie in die zweite und dritte Spalte jedes Mal die Uhrzeit ein, wenn ein ungeplanter Urinabgang stattfindet. Tragen Sie in die vierte Spalte den jeweiligen Grund ein.

In die Toilette uriniert	Kleiner unwillkürlicher Urinabgang	Großer unwillkürlicher Urinabgang	Grund für den Urinabgang

Abbildung 7-3: Beispiel für ein Blasentagebuch

Uhrzeit	Entleerte Menge	Aktivität	Aus-getretenes Volumen	Harndrang vorhanden	Menge/Art der Zufuhr

Abbildung 7-4: Beispiel für ein Miktionstagebuch

Nach dem Erheben einer vollständigen Anamnese ist es wichtig, den Patienten die Blase spontan entleeren zu lassen und die Menge des entleerten Urins zu bestimmen. Es sollte eine Urinprobe zur Analyse, Kultur und Sensibilitätstestung gewonnen werden, und zwar entweder aus dem spontan entleerten Urin oder aus dem anschließend verbliebenen Restharn. Wichtig ist, anzumerken, dass ein Harnwegsinfekt Blasensymptome und eine Veränderung des Ausscheidungsrhythmus bewirken kann. Sprechen die Urinanalyse und -kultur für einen Harnwegsinfekt (Nitrit positiv, mehr als 100 000 Keimkolonien), sollte eine geeignete Antibiotikatherapie verordnet werden.

Im Anschluss an die Spontanentleerung durch den Patienten wird mittels Katheterisierung oder Blasenultraschall der Restharn bestimmt. Auf der Grundlage der Ergebnisse der Erstanamnese und der Blasenuntersuchung können Annahmen hinsichtlich der Blasenfunktion und einer wahrscheinlichen Diagnose getroffen und mögliche Interventionen erwogen werden. Angaben über Blasensymptome und ein Restharnvolumen unter 60 ml sprechen für ein Speicherstörungssyndrom. Oft ist ein Versuch mit einem Anticholinergikum eine effektive Behandlung. Angaben über Blasensymptome und ein Restharnvolumen unter 100 ml sprechen für eine Entleerungsstörung. Ein erster Schritt in der Behandlung besteht in der intermittierenden Katheterisierung. Wenn die Symptome danach fortbestehen, können zusätzlich Anticholinergika erwogen werden (Fowler/Kalsi, 2006).

Gewöhnlich haben Patienten eine kombinierte Blasenfunktionsstörung und ein Erstassessment der Blase liefert keine vollständigen Informationen (**Tab. 7-1**).

Tabelle 7-1: Spektrum der Blasenfunktionsstörung bei MS

Diagnose	Symptome	Restharn	Interventionen
Harnwegsinfekt	• Harndrang • Dysurie • Pollakisurie	unterschiedliche Mengen	Behandlung mit geeigneten Antibiotika
Speicherstörung	• Harndrang • Pollakisurie	< 60 ml	Anticholinergika
Entleerungsstörung	• Harndrang • Pollakisurie • verzögertes Einsetzen des Harnstrahls	< 100 ml	intermittierende Katheterisierung
Kombinierte Funktionsstörung[1]	• Harndrang • Pollakisurie • verzögertes Einsetzen des Harnstrahls	uneinheitliche Restharnmengen	Anticholinergika und intermittierende Katheterisierung

1 Kann nur anhand der Urodynamik diagnostiziert werden.

Weitere Untersuchungen der Blasenfunktion

Eine Ultraschalluntersuchung der Blase und der Nieren kann nützliche Befunde liefern, jedwede strukturelle Anomalie auszuschließen, die Blasensymptome verursachen könnte. Das intravenöse Pyelogramm (IVP) ist eine Methode zur Darstellung der Harnwege sowie ein Test der Nierenfunktion. Nach der Injektion einer strahlendichten Lösung wird die Lage der Ureteren bzw. Harnleiter und der Nieren untersucht. Ultraschall und IVP sind übliche Tests für die Funktion der oberen Harnwege, um eine Diagnose zu stellen oder andere Anomalien auszuschließen.

Urodynamische Untersuchungen klären den funktionellen Prozess im unteren Harntrakt und konzentrieren sich dabei speziell auf die Blasenfunktion. Urodynamisches Testen hilft, die Blasenfunktion zu qualifizieren und zu quantifizieren. Zu einer vollständigen urodynamischen Testreihe gehören die Harnflussmessung bzw. Uroflowmetrie sowie die quantitative und qualitative Analyse des Harnstrahls. Bei der Uroflowmetrie werden die Harnflussrate und die Kraft gemessen, mit der die Blase den Urin austreibt. Sie ist der erste Test der eingehenden urodynamischen Untersuchungen, nichtinvasiv und auf ambulanter Basis leicht durchzuführen.

Der Patient sollte angewiesen werden, 2 Stunden vor der Untersuchung etwa einen Liter Flüssigkeit zu trinken. Dann wird er aufgefordert, die Blase in eine toilettenstuhlartige Vorrichtung zu entleeren, welche den Urin trichterartig in ein Behältnis auf einer Sensorplatte leitet. Die Harnflussgeschwindigkeit wird in Millilitern pro Sekunde gemessen und ein Flussdiagramm erstellt. Die Uroflowmetrie dient als «Ausgangswert» für das Miktionsverhalten des Patienten.

Ein normales Ausscheidungsmuster zeigt sich als glockenförmige Kurve (**Abb. 7-5**). Das Maximum bzw. der Peak Flow beträgt mehr als 12 ml/s und die durch-

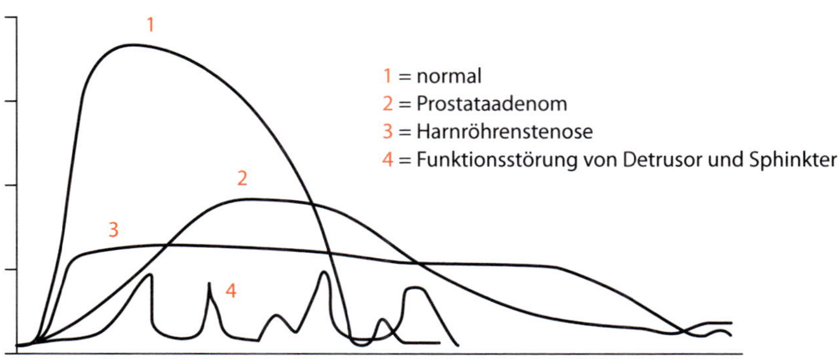

Abbildung 7-5: Uroflowmetrie bzw. Harnflussmessung
1 normale Kurve;
2 deutliche verminderte maximale Flussgeschwindigkeit, verlängerte Anstiegszeit des Harnflusses, beginnende Plateaubildung in Fällen eines Prostataadenoms;
3 stark verringerte maximale Flussgeschwindigkeit und Plateaubildung;
4 schwallartige Miktion in Fällen einer Detrusor-Sphinkter-Dyssynergie bei Reflexblase

schnittliche Flussgeschwindigkeit mehr als 8 ml/s. Es werden ein schwacher, ein intermittierender und ein schwallartiger Harnfluss dargestellt. Ein intermittierender Harnfluss ist Zeichen einer mangelhaften Detrusorfunktion oder eines Blasenabflusshindernisses infolge anatomischer oder funktioneller Faktoren. Stressinkontinenz ist eine häufige Ursache eines schwallartigen Harnflusses.

Weitere Durchfluss- und Druckparameter in der Untersuchung sind der Blasendruck, der Rektaldruck, der Differenzdruck, der Harnröhrendruck, die Flussgeschwindigkeit, das Volumen und das Elektromyogramm (EMG) der Sphinkteraktivität. Die urodynamischen Untersuchungen haben folgendes zum Ziel:

- Feststellen der Pathophysiologie von Blase und Harnröhre
- Vorschläge für eine Therapie
- Erstellen einer Prognose.

Im Idealfall lässt sich die urodynamische Evaluation in einem Setting durchführen, das dem entspricht, in dem die Symptome des Patienten natürlicherweise auftreten. Urologische Untersuchungen beinhalten wahrscheinlich auch eine Füllungs- und eine Miktionszystometrie, ein EMG des quergestreiften Sphinkters und eine Druck-Fluss-Analyse.

Gewöhnlich dient steriles Wasser oder Kochsalzlösung zur Füllung der Blase mittels eines Katheters. In die Blase werden entweder ein einzelner, mehrlumiger Katheter oder zwei Katheter eingeführt. In einem Schlauch wird der intravesikale oder Blasengesamtdruck (P_{ves}) gemessen. Zusätzlich wird ein Schlauch ins Rektum eingeführt, um gleichzeitig den Abdominaldruck (P_{abd}) zu messen. Während der Füllung wird der Patient gebeten, das Füllungsgefühl, den ersten Harndrang und starken Harndrang anzugeben.

Eine Computeraufzeichnung der zystometrischen Ergebnisse liefert die Messwerte der Zystometrie, des P_{ves} (Summe des auf der Blase lastenden Drucks durch den Detrusor und die Bauchmuskulatur) und des Detrusordrucks. Letzterer gibt den intravesikalen Druck wieder, der durch Detrusorkontraktionen während der Blasenfüllung und -entleerung entsteht.

Die Füllungszystometrie wird begleitet von einem EMG der Sphinkteren. Während der Blasenfüllung werden Muskeln rekrutiert; das EMG zeigt stärkere Ausschläge, wenn sich die Blase der Kapazitätsgrenze nähert. Sowohl das mit Nadelelektroden durchgeführt EMG als auch das Oberflächen-EMG sind bei der Diagnostik einer Detrusor-Sphinkter-Dyssynergie hilfreich (Ciancio et al., 2001).

Abhängig von den Symptomen des Patienten und der anfänglichen Pflegediagnose kann man dem Patienten verschiedene Interventionen empfehlen, um seine Blasenfunktion zu verbessern. Einige häufige Interventionen werden im folgenden Abschnitt erörtert.

Interventionen für das Blasenmanagement

Blasentraining, festgelegte Entleerungszeiten und Blasenentleerungsanregung sind Verhaltenstechniken, die oft zur Verbesserung der Blasenfunktion vorgeschlagen werden. Ein Blasentraining besteht aus Unterweisung, geplanter Ausscheidung und positiver Verstärkung. Ein Blasen-Retraining erfordert, dass der Teilnehmende der Empfindung des Harndrangs widersteht oder sie unterdrückt, um die Miktion hintanzusetzen und entsprechend einem Zeitplan, statt dem Harndrang Wasser zu lassen. Ein Blasentraining kann auch Taktiken umfassen, die der Blase ermöglichen, mehr Volumen aufzunehmen. Zu Beginn wird das Intervallziel auf 1,5–2 Stunden festgelegt, wobei dieser Miktionsplan während des Schlafens im Allgemeinen nicht beibehalten wird. Eine ausreichende Menge Flüssigkeit auf einmal zu trinken führt im Allgemeinen innerhalb des Retrainingszeitrahmens zu Harndrang. Patienten müssen wissen, dass bestimmte Flüssigkeiten und vor allem diejenigen, welche Coffein, Aspartam und Alkohol enthalten, die Blase reizen und zusätzlich Harndrang mit Pollakisurie verursachen. Diese Produkte zu eliminieren oder ihre Zufuhr einzuschränken kann Blasensymptome lindern. Bei jemandem mit MS kann auch die funktionelle Schwierigkeit Probleme verursachen, ins Bad zu gelangen und Kleidung auszuziehen. Für Personen mit Inkontinenz gibt es inzwischen absorbierende Produkte. Schützende Vorlagen – zum einmaligen Gebrauch oder wiederverwendbar – werden getragen, um unwillkürlich abgehenden Urin zu absorbieren. Zu diesen absorbierenden Produkten gehören Mini- und Maxivorlagen, windelähnliche Kleidungsstücke, Windelhöschen, Inkontinenzwäsche sowie absorbierende Stuhl- und Bettauflagen. Absorbierende Produkte sorgen für Schutz und können eine nützliche und hilfreiche Art des Umgangs mit Blasenproblemen sein. Externe Katheter für den Mann (Kondomurinale) gibt es in verschiedenen Größen und Formen. Die meisten Kondomurinale sind nur für den einmaligen Gebrauch gedacht. Manche Menschen bevorzugen bestimmte Markenpräparate.

Bei der Behandlung von Blasenstörungen, wie Harndrang, Pollakisurie und Inkontinenz, sind auch Medikamente von Nutzen. Vor allem Anticholinergika sind hilfreich, um die Kontraktion des Blasendetrusors zu blockieren. Verschiedene von ihnen dienen zur Behandlung der Blasensymptome Harndrang und Pollakisurie. Diese Medikamente haben gewöhnlich die typischen anticholinergen Nebenwirkungen Mundtrockenheit, Durst und Obstipation.

Desmopressinacetat (DDAVP), ein Analogon des antidiuretischen Hormons, senkt die nächtliche Urinproduktion und kann Episoden von unwillkürlicher Blasenaktivität oder Nykturie verringern oder beseitigen (Cardozo et al., 2008; Karram et al., 2009).

Wegen der Gefahr einer Drucksteigerung und Schädigung der oberen Harnwege ist der Credé-Handgriff bei Sphinkterhyperreflexie und Detrusor-Sphinkter-Dyssynergie kontraindiziert. Stattdessen erlaubt es die intermittierende

Selbstkatheterisierung, die Blase regelmäßig zu entleeren und dadurch das Risiko eines Harnwegsinfekts, struktureller Schäden und anderer belastender Blasensymptome zu senken. Lapides et al. (1972) berichteten zum ersten Mal über die intermittierende Selbstkatheterisierung als effektive Therapie für Personen mit Überlaufinkontinenz, Sphinkterdyssynergie und Harnverhalt. Diese Technik des Katheterisierens ist aufgrund der niedrigeren Inzidenz an symptomatischen Harnwegsinfekten, Blasensteinbildung und sozialen Folgen einem Dauerkatheter vorzuziehen. Die Technik der intermittierenden Katheterisierung wurde in der Literatur zum Blasenmanagement bei Personen mit MS ausgiebig befürwortet. Im Grunde wird einer Person beigebracht, sich unter Einsatz einer sauberen Technik zu katheterisieren.

Ein Dauerkatheter kann bei einer Kurzzeitbehandlung erforderlich werden. Er ermöglicht die kontinuierliche Blasendrainage mittels Schwerkraft. Der Einsatz von Dauerkathetern sollte auf Personen beschränkt bleiben, deren Inkontinenz sich durch Anticholinergika und intermittierendes Katheterisieren nicht effektiv behandeln lässt. Ein Dauerkatheter wäre auch bei jemandem anzuregen, der einen chronischen, zu häufigen Harnwegsinfekten führenden Harnverhalt hat und sich nicht selbst intermittierend katheterisieren kann. Personen mit Druckulzera im Sakralbereich können Dauerkatheter verwenden, um eine Harninkontinenz zu beseitigen, die das Abheilen des Dekubitus komplizieren kann.

Der langfristige Einsatz von Dauerkathetern ist eine bedeutsame Quelle für Bakteriurien und Harnwegsinfekte. Das Management eines Dauerkatheters ist unterschiedlich, gängige Praxis ist jedoch, den Katheter mindestens alle 30 Tage oder nach Bedarf zu wechseln. Hat der Patient einen symptomatischen Harnwegsinfekt, muss das gesamte System (Katheter und Beutel) gewechselt und beim Einlegen des neuen Katheters eine Urinkultur abgenommen werden.

Auch mit einem Dauerkatheter kann eine Person mit MS immer noch Inkontinenz erleben. In diesem Fall ist es nicht angezeigt, einen Katheter mit größerem Durchmesser zu nehmen, sondern die Einnahme eines Anticholinergikums zu empfehlen, um Spasmen des Blasendetrusors zu verringern.

Operative Verfahren

Suprapubische Katheter haben sich bei Mann und Frau als Alternative für den urethralen Dauerkatheter erwiesen. Der suprapubische Katheter wird knapp über dem Schambein durch die Bauchwand in die Blase eingeführt. Dies ist ein kleiner chirurgischer Eingriff, bei dem der Bereich vor dem Einführen des Katheters mit einem Lokalanästhetikum umspritzt wird. Bei suprapubischen Kathetern entfällt die Reizung der Harnröhre und sie bergen ein geringeres Risiko von Infektionen und Komplikationen als intraurethrale Katheter. Es empfiehlt sich, vor diesem Eingriff einen Urologen zu konsultieren.

Die *Sphinkterektomie* kann bei einem stark behinderten männlichen Patienten mit unbehandelbar verzögertem Einsetzen des Harnstrahls und Harnverhalt empfohlen werden. Für das Management der Blasenaktivität können ein Anticholinergikum und ein Kondomurinal verwandt werden.

Manche Frauen mit einer Blase mit geringem Fassungsvermögen können von einem laparoskopischen Eingriff profitieren, bei dem eine *Blasenaugmentation mit kontinenter Harnableitung* vorgenommen wird. Die Patientinnen können dann ein Stoma am Nabel oder Abdomen katheterisieren.

Ableitungsverfahren wie die *Zystotomie* (bei Obstruktion des Blasenauslasses oder bei Männern, die einen lange verweilenden Dauerkatheter brauchen) oder die *transurethrale Resektion* (Entfernen von überschießendem Gewebe in dem Bereich, wo sich Blase und Harnröhre verbinden) sorgen für eine klare Passage und freien Abfluss des Urins. Dieses Verfahren wird nur selten und im Allgemeinen zur Behandlung bei Männern angewandt.

Eine weitere Behandlung bei Blaseninstabilität ist die Injektion von *Botulinustoxin* in den Detrusor. Diese Intervention kann bei nur wenigen Nebenwirkungen die Kontinenz wiederherstellen helfen. Die Verbesserung der Blasenfunktion kann bis zu 9 Monate anhalten. Die Injektion des Botulinustoxins wird in Abständen wiederholt, um die Blasenkontrolle aufrechtzuerhalten.

Darmmanagement

Normale Darmfunktion

Normalerweise führt die Kommunikation vom Gehirn zum Rektum und zum Analsphinkter über das auf der Höhe von S2 bis S4 gelegene parasympathische Nervenzentrum zur Defäkation. Wenn aufgrund eines mit Stuhl gefüllten Darms sensible Nerven stimuliert werden, wird die an das Gehirn gesandte Botschaft als Drang zur Defäkation interpretiert. Wenn es passend erscheint, dies zu tun, werden innerer und äußerer Sphinkter willkürlich entspannt und der Stuhlgang kann stattfinden. Ist die Zeit für die Defäkation jedoch ungeeignet, wird der externe Analsphinkter tonisch kontrahiert gehalten, bis der Defäkationsreflex unterdrückt ist und für mehrere Stunden verschwindet. Zur geeigneten Zeit kann der Betreffende den Defäkationsreflex dann durch die Bauchpresse stimulieren. Allerdings ist die Bauchpresse gewöhnlich nicht so stark wie ein natürlicher Reflex.

Die Ausscheidung von Stuhl wird mit Hilfe des Valsalva-Manövers erreicht. Dies kann als «Abwärtspressen» bezeichnet werden, weil die Person tief einatmet und dann versucht, gegen die geschlossene Glottis auszuatmen, wobei sie gleichzeitig die Bauchmuskeln anspannt. Um dieses Manöver durchzuführen, ist eine intakte Innervation zum unteren Rückenmark (Th6 bis Th12) erforderlich.

Die meisten Menschen mit MS haben sich vor dem Beginn ihrer Krankheit kaum Gedanken über ihre Darmfunktion gemacht und viele haben auch im weiteren Krankheitsverlauf keine Funktionsstörung des Darms. Schätzungen zur Darmfunktionsstörung reichen von 52 % (Chia et al., 1995) bis 68 % (Hinds/Wald, 1989).

Meist klagt eine Person mit MS über Obstipation, aber die am stärksten belastende Beschwerde ist wahrscheinlich die des unwillkürlichen Abgangs von Stuhl.

Diagnosen von Ausscheidungsstörungen

Obstipation

Zu den Faktoren in Zusammenhang mit Obstipation bei einem Individuum mit MS gehören:

- die entsprechende, im Folgenden beschriebene Pathophysiologie
- eine unzureichende Flüssigkeitszufuhr
- zu wenig Ballaststoffe in der Nahrung
- verminderte körperliche Aktivität oder Immobilität und/oder
- Medikamente wie Anticholinergika zur Blasenkontrolle.

Obstipation kann unmittelbar aus dem MS-Befall des Anteils des Nervensystems resultieren, der die Darmfunktion kontrolliert, nämlich dem Sakralbereich. Dies bewirkt einen langsamen Darm, bei dem sich Fäzes langsam durch das Verdauungssystem bewegen. Ein weiterer, indirekter Einfluss der MS auf die Darmbewegungen besteht in einer Schwäche der Bauchmuskulatur, die es erschwert, stark nach unten zu pressen, um einen für das leichte Entleeren des Stuhls ausreichenden abdominellen Druck (P_{abd}) aufzubauen.

Außerdem ist verminderte körperliche Aktivität aufgrund beeinträchtigten Gehens oder leichter Ermüdbarkeit eine häufige sekundäre Ursache einer verlängerten Kolontransitzeit. Zur Obstipation kommt es auch, wenn die Flüssigkeitsmenge, die jemand zu sich nimmt, aufgrund von Blasenproblemen bewusst eingeschränkt wird. Oft verringern Menschen ihre Flüssigkeitszufuhr, um mit Blasenproblemen «zurechtzukommen», und entwickeln dann zusätzlich noch Darmprobleme. Für bessere Stuhlgewohnheiten ist es daher wichtig, die Blasenfunktion zu verbessern, damit eine adäquate Flüssigkeitszufuhr vertragen wird.

Gewöhnlich gibt jemand eine gegenüber dem üblichen Rhythmus verringerte Häufigkeit des Stuhlgangs an. Wichtig ist, daran zu denken, dass eine «normale» Häufigkeit des Stuhlgangs vom Individuum abhängt und dieser nicht unbedingt täglich stattfindet. Gewöhnlich wird über Pressen beim Stuhlgang, Schwierigkeiten beim Entleeren des Stuhls und harten Stuhl geklagt. Weitere Symptome in Zusammenhang mit Obstipation sind:

- starke Darmwinde
- das Gefühl eines gefüllten Rektums
- geblähtes Abdomen
- Kopfschmerzen
- Anorexie
- Übelkeit oder Erbrechen
- Diarrhö (in Verbindung mit Kotstau)
- vermehrte Erschöpfung.

Gewöhnlich beobachtet die Pflegeperson ein geblähtes Abdomen, verminderte Darmgeräusche und den Austritt von Stuhl um einen Kotstau herum.

Zu den spezifischen Pflegeinterventionen bei Obstipation gehören:

1. Feststellen des prämorbiden Ausscheidungsrhythmus einschließlich Häufigkeit, Tageszeit und Faktoren, welche die Ausscheidung erleichtern
2. Assessment des aktuellen Ausscheidungsrhythmus
3. Palpieren des Abdomens auf Blähung oder Raumforderungen und Auskultieren des Abdomens auf Darmgeräusche
4. Identifizieren beeinflussender Faktoren, die zu dem Problem beitragen, darunter Aspekte der Privatsphäre, die Fähigkeit, zur Toilette zu gelangen, oder nicht genügend Flüssigkeit und Ballaststoffe in der Nahrung
5. Implementieren von Interventionen auf der Grundlage des Assessments, um die Normalisierung der Darmfunktion zu fördern.

Die Erstinterventionen zur Besserung einer Obstipation umfassen:

a) Flüssigkeitszufuhr von 1,5–2 l Flüssigkeit pro Tag
b) ballaststoffreiche Ernährung (mindestens 15 g Ballaststoffe pro Tag)
c) Einführen einer Stuhlgangroutine und Auffordern des Patienten, den Stuhlgang täglich auf die gleiche Zeit zu legen. (Die beste Zeit, Stuhlgang zu versuchen, liegt etwa eine halbe Stunde nach einer Mahlzeit, wenn der gastrocholische Reflex am stärksten ist.)

Obstipation sollte zunächst durch nichtmedikamentöse Interventionen angegangen werden. Es ist wichtig, den Patienten in der Darmfunktion und der Bedeutung einer adäquaten Flüssigkeits- und Ballaststoffzufuhr sowie angemessener körperlicher Betätigung zu unterweisen. Ein erster Schritt bei den Interventionen besteht in der Schulung über ballaststoffeiche Nahrungsmittel. Erstaunlicherweise wissen viele Patienten nicht, welche Nahrungsmittel viele

Ballaststoffe enthalten. Die besten Ballaststoffquellen sind Zerealien, Obst und Gemüse (**Tab. 7-2**).

Die nächste Stufe sind Quellmittel, die dem Stuhl Substanz verleihen, indem sie Masse und Wassergehalt erhöhen. Um wirksam zu sein, sollten Quellmittel mit einem oder zwei Glas Flüssigkeit genommen werden. Die Wirkung tritt gewöhnlich in 12–24 Stunden ein, kann bei einigen Personen jedoch verzögert sein. Um maximale Wirkung zu erzielen, wird die tägliche Einnahme empfohlen (Quellmittel sind nicht gewohnheitsbildend). Zu den häufig verwandten Quellmitteln gehören beispielsweise Agar-Agar, Leinsamen, Flohsamenpräparate, Trockenpflaume, Weizenkleie,

Auch Stuhlerweicher können hilfreich sein, um erhöhte Mengen Wasser aus den Geweben des Körpers in den Darm zu ziehen und dabei die Härte des Stuhls zu verringern und die Ausscheidung zu erleichtern. Stuhlerweicher wirken gewöhnlich innerhalb von 24–48 Stunden. Um den größten Nutzen zu erzielen, wird eine regelmäßige Einnahme empfohlen. Ebenso wie Quellmittel sind auch Stuhlerweicher nicht gewohnheitsbildend. Zu den häufig verwandten Stuhlerweichern gehören beispielsweise Lactulose, Polyethylenglykol, Macrogol (z. B. Molaxole, Movicol).

Orale Stimulanzien liefern einen chemischen Reizstoff für den Darm, der dessen Aktivität erhöht und die Stuhlpassage unterstützt. Es gibt mehrere freiverkäufliche Produkte. Der Stuhlgang wird sanft, gewöhnlich über Nacht oder innerhalb von 8–12 Stunden eingeleitet. Zu den häufig verwandten Stimulanzien gehören beispielsweise Na-Picosulfat (z. B. Agaffin, Guttalax). Stärkere Laxanzien, wie Bisacodyl oder Castoröl (Rizinus), haben ein hohes Potenzial der Gewohnheitsbildung. Die tägliche Einnahme von Lactulose oder Polyethylenglycol zur Förderung

Tabelle 7-2: Beispiele für Nahrungsmittel mit hohem Ballaststoffanteil

Nahrungsmittel	Menge	Ballaststoffe [g]
Fiber-One® Cereal	237 ml	12
All-Bran® cereal (Weizen-Zerealie)	237 ml	9
100 % Bran cereal (Weizen-Zerealie)	356 ml	8
Baked Beans (weiße/rote Bohnen, Limabohnen)	356 ml	9
Mais	474 ml	4
Pflaumen	3 Stück	4,5
Rosinen	356 ml	5
Himbeeren	356 ml	5

einer osmotischen Entleerung und zur Erhöhung des Wassergehalts im Stuhl ist beliebt geworden, um regelmäßige Stuhlgewohnheiten wiederherstellen zu helfen.

Rektale Stimulanzien sorgen für eine chemische Stimulation, kombiniert mit lokaler mechanischer Stimulation und Lubrikation zur Förderung der Stuhlausscheidung. Sie können nach Bedarf oder regelmäßig (jeden zweiten Tag) in Verbindung mit anderen in diesem Kapitel beschriebenen Darmbehandlungen angewandt werden. Suppositorien wirken gewöhnlich innerhalb von 15 Minuten bis zu einer Stunde. Meist werden Glycerin- oder Bisacodyl-Suppositorien verwandt.

Häufige Einläufe sollten vermieden werden, weil der Darm von ihnen abhängig wird, wenn sie routinemäßig zur Förderung der Stuhlausscheidung eingesetzt werden. Das Mikroklistier mit Natriumdocusat ist ein stuhlerweichendes Laxans, das zur Linderung chronischer Obstipation eingesetzt werden kann. Andere Einläufe enthalten Mineralöl und pflanzliche Öle als Retentionseinlauf, Kochsalzlösung und Seifenlaugen.

Eine Stuhlgangroutine zu entwickeln kann Wochen bis Monate dauern. Der Schlüssel zum Erfolg liegt in der Beständigkeit und Reevaluation des Darmmanagementprogramms.

Diarrhö

Diarrhö kann als Begleiterscheinung eines Kotstaus, ernährungsbedingt oder durch Reizerscheinungen hervorrufende Nahrungsmittel, durch eine Darmentzündung oder -reizung, Medikamente (Antazida oder Antibiotika) sowie übermäßigen Gebrauch von Laxanzien oder Stuhlerweichern hervorgerufen werden. Sie kann auch von einem Magen-Darm- oder Grippevirus herrühren. Gewöhnlich klagt der Patient über Unterleibskrämpfe oder Schmerzen mit Stuhldrang.

Chronische Diarrhö ist ein besorgniserregendes Symptom und wird wahrscheinlich nicht direkt durch MS verursacht. Es mag für den Patienten ratsam sein, einen Gastroenterologen zu konsultieren.

Zu den Pflegeinterventionen gehören das Basisassessment der Stuhlmerkmale (Farbe, Geruch, Menge, Häufigkeit) sowie das Assessment der Darmgeräusche, Zeichen und Symptome einer Dehydratation, Medikamente sowie der Angst oder Stressfaktoren. Wenn die Diarrhö seit längerem besteht, liefert die Überwachung der Elektrolyte, des Gewichts des Patienten sowie der Ein- und Ausfuhr ebenso wertvolle Parameter wie das Überwachen der täglichen Ernährungsgewohnheiten und das Absetzen von Nahrungsmitteln, die Reizerscheinungen bewirken und Ersetzen durch ballaststoffreiche Zerealien, Obst und Gemüse.

Eine weitere Komplikation der Diarrhö besteht in der Veränderung der Hautbeschaffenheit. Bei Diarrhö ist eine extrem sorgsame Hautpflege wichtig. Bestimmte Medikamente (z. B. Loperamid), können helfen, die Magen-Darm-Motilität und den Flüssigkeitsverlust zu senken. Ballaststoffreiche Quellmittel als Nahrungsergänzung können die Stuhlkonsistenz verbessern.

Stuhlinkontinenz

Eine ungehemmte Stuhlausscheidung kann aus dem Verlust oder einer Abnahme der Sphinkterkontrolle oder aus einem hyperreflektorischen Darm resultieren. Der Patient berichtet über unwillkürlichen Abgang von Stühlen, Stuhldrang oder fehlendes Wahrnehmen des Bedürfnisses, Stuhl abzusetzen. Zu den Pflegeinterventionen gehören ein vollständiges Assessment normaler Stuhlrhythmen oder -gewohnheiten einschließlich Häufigkeit, Tageszeit, Farbe, Konsistenz, Menge und der Anwendung von Laxanzien oder Einläufen. Ernährungsmuster oder -gewohnheiten können zu diesem Problem beitragen.

Ein strukturierter Tagesplan für das Darmmanagement kann zu besser vorhersagbaren Stuhlgewohnheiten führen. Die Patienten sollten angehalten werden, den gastrocholischen Reflex zu nutzen, indem sie eine feste Tageszeit für Stuhlgang innerhalb von 30 Minuten nach einer Mahlzeit festlegen. Sie sollten eine Tageszeit wählen, die am besten zu ihrem häuslichen Zeitplan passt. Die Anwendung von Suppositorien kann hilfreich sein, um einen täglichen Stuhlgang zu strukturieren. Anticholinergika können eine Übererregbarkeit des Darms verringern, sollte sie ein ursächlicher oder beeinflussender Faktor sein.

Das Management von Darmsymptomen ist bei einem Patienten mit MS oft das Ergebnis von Versuch und Irrtum. Im Allgemeinen tritt der Erfolg eher langsam im Laufe von Wochen und Monaten ein. (Denken Sie daran: Eile mit Weile!) Wichtig ist, daran zu denken, dass das Ziel jedes Darmmanagementprogramms für einen Patienten darin besteht, bequem und in einem geeigneten Setting Stuhlgang zu haben.

Fallstudie …

Die Blasenuntersuchung bei der 39-jährigen Frau zeigte eine adäquate tägliche Flüssigkeitsaufnahme. Die Anamnese ergab drei Schwangerschaften, drei unkomplizierte Geburten und keine weitere Bauchoperation. Sie konnte 240 ml bei 70 ml Restharn entleeren (gemessen mittels Blasen-Scan). Die Urinprobe wurde zur Analyse eingeschickt.

Höchstwahrscheinlich lautet die Diagnose: «Unfähigkeit zur vollständigen Entleerung» (oder mögliche Detrusor-Sphinkter-Dyssynergie, aber die urodynamischen Tests wurden nicht abgeschlossen).

Der Patientin wurde vorgeschlagen, die Anticholinergika abzusetzen und zum Blasenmanagement Verhaltensmodifikationstechniken einzusetzen (Flüssigkeiten auf einmal trinken, Wasserlassen 1,5 Stunden danach). Man riet ihr, 2 Stunden vor dem Schlafengehen keine Flüssigkeit mehr zu sich zu nehmen und unmittelbar vor dem Schlafengehen Wasser zu lassen. Außerdem wurde mit ihr besprochen, dass sie sich unter Umständen gelegentlich würde katheterisieren müssen.

Urinanalyse und -kultur waren negativ.

Nach ein paar Wochen rief die Patientin an und sagte, sie habe alle Vorschläge umgesetzt und sie hätten «ihr Leben verändert». Sie kann die Nacht durchschlafen, hat kein Harnträufeln mehr und ihre Kontrolle über die Blase hat sich deutlich verbessert.

Literatur

Abrams, P., Cardozo, L., Fall, M., Griffiths, D., Rosier, P., Ulmsten, U., [...] Wein, A. (2002). The standardisation of terminology of lower urinary tract function: Report from the Standardisation Sub-committee of the International Continence Society. *Neurourology and Urodynamics, 21*(2), 167–178.

Andersen, J.T., & Bradley, W.E. (1976). Abnormalities of detrusor and sphincter function in multiple sclerosis, *British Journal of Urology, 48*(3), 193–198.

Cardozo, L., Hessdörfer, E., Milani, R., Arano, P., Dewilde, L., Slack, M., [...] SUNRISE Study Group. (2008). Solivenacin in the treatment of urgency and other symptoms of overactive bladder: Results from a randomized, double-blind, placebo-controlled rising-dose trial. *British Journal of Urology International, 102*(9), 1120–1127.

Chia, Y.W., Fowler, C.J., Kamm, M.A., Henry, M.M., Lemieux, M.C., & Swash, M. (1995). Prevalence of bowel dysfunction in patients with multiple sclerosis and bladder dysfunction. *Journal of Neurology, 242*(2), 105–108.

Ciancio, S.J., Mutchnik, S.E., Rivera, V.M., & Boone, T.B. (2001). Urodynamic pattern changes in multiple sclerosis. *Urology, 57*(2), 239–245.

de Sèze, M., Ruffion, A., Denys, P., Joseph, P.A., Perouin-Verbe, B., & GENULF. (2007). The neurogenic bladder in multiple sclerosis: Review of the literature and proposal of management guidelines. *Multiple Sclerosis, 13*(7), 915–928.

Di Benedetto, P., Giorgini, T., Delneri, C., & Biasutti, E. (2006). Pathophysiology of urinary dysfunction in multiple sclerosis. *Neurological Science, 27*(Suppl.), S320–S322.

Fowler, C.J., Griffiths, D., & de Groat, W.C. (2008). The neural control of micturition. *Nature Reviews Neuroscience, 9*(6), 453–466.

Fowler, C.J., & Kalsi, V. (2006). Bladder dysfunction in multiple sclerosis. *Neurological Science, 27*(Suppl. 4), S323–S327.

Hinds, J.P., & Wald, A. (1989). Colonic and anorectal dysfunction associated with multiple sclerosis. *American Journal of Gastroenterology, 48*(6), 587–595.

Karram, M.M., Toglia, M.R., Serels, S.R., Andoh, M., Fakhoury, A., & Forero-Schwanhaeuser, S. (2009). Treatment with solifenacin increases warning time and improves symptoms of overactive bladder: Results from VENUS, a randomized, double-blind, placebo-controlled trial. *Urology, 73*(1), 14–18.

Lapides, J., Diokno, A.C., Silber, S.J., & Lowe, B.S. (1972). Clean intermittent self-catheterization in the treatment of urinary tract disease. *Journal of Urology, 107*(3), 458–461.

Nortvedt, M.W., Riise, T., Frugård, J., Mohn, J., Bakke, A., Skår, A.B., [...] Myhr, K.M. (2007). Prevalence of bladder, bowel and sexual problems among multiple sclerosis patients two to five years after diagnosis. *Multiple Sclerosis, 13*(1), 106–112.

Smith, K.J., & McDonald, W.I. (1999). The pathophysiology of multiple sclerosis: The mechanisms underlying the production of symptoms and the natural history of the disease. *Philosophical Transactions of the Royal Society of London. Series B, Biological Sciences, 354*(1390), 1649–1673.

8 Umgang mit Risikofaktoren aus dem gesamten Krankheitsspektrum

Colleen Harris

Fallstudie ...

Holly ist eine 40-jährige Frau mit seit langem bestehender Multipler Sklerose (MS). Spät im Laufe ihrer Erkrankung begann sie mit Interferon beta-1b, ohne einen klinischen Nutzen davon zu haben, bevor ihre Krankheit einen progredienten Verlauf nahm. Im Laufe der Therapie bekam sie eine lokale Reaktion, die sich zu einer nekrotischen Läsion entwickelte und einen chirurgischen Eingriff erforderte. Nach der Operation setzte sie ihre Injektionen ab und seither nimmt ihre Erkrankung einen langsam progredienten Verlauf. Während ihrer Zeit unter Interferon beta-1b hielt sie eine engmaschige Nachsorge mit ihrem MS-Gesundheitsteam ein, aber seit dem Absetzen ihrer Medikation hat sie nur sporadischen Kontakt mit der Ambulanz.

Holly bezieht eine Behindertenrente und ist nun an den Rollstuhl gebunden. Vor 4 Jahren zog sie zu ihrer Mutter, weil sie in ihrem Apartment nicht länger unabhängig zurechtkommen konnte. Sie bekommt Unterstützung durch eine Haushaltshilfe, aber ihre Mutter hilft ihr bei der Nahrungsaufnahme und bei den Transfers ins Bett. Sie hat einen Dauerkatheter und die aktuelle Medikation umfasst Baclofen, Tizanidin und ein Antidepressivum. In den vergangenen 6 Monaten war sie zwei Mal wegen einer Pneumonie und eines Harnwegsinfekts in stationärer Behandlung. Gegenwärtig hat sie wegen eines geröteten Bereichs, den man für einen beginnenden Dekubitus hält, Bettruhe. Sie ist sehr dünn geworden, weint oft und sieht für sich keinen Sinn im Leben. Ihre Mutter macht sich große Sorgen und zeigt Schuldgefühle, weil sie Hollys Bedürfnissen nicht entsprechen kann. Beide haben sich um Hilfe an ihre MS-Fachpflegeperson gewandt.

Einleitung

Trotz der Einführung neuer und vielversprechender Therapien gibt es Personen mit MS, die, wie Holly, über das gesamte Spektrum der Krankheit hinweg Behinderungen ansammeln. Seit Einführung der krankheitsmodifizierenden Therapien befinden wir uns in einer Ära des Krankheitsmanagements und der Beherrschung der Krankheit, aber es gibt immer noch kein Heilverfahren. Von MS Betroffene und deren Gesundheitsversorger stehen in dem Bestreben, angesichts einer chronischen und oft zu Behinderung führenden Krankheit ein Leben in Wellness zu führen, vor einzigartigen Herausforderungen. Diese speziellen Bedürfnisse können Gefahren für die Gesundheit darstellen, wenn sie nicht im Rahmen eines von Tag zu Tag auf Wellness ausgerichteten Lebens angegangen werden. Zu den betreffenden Bereichen gehören eine adäquate Ernährung und Flüssigkeitsaufnahme, Probleme beim Essen und Schluckbeschwerden, schwere Spastik sowie Komplikationen der Immobilität, wie etwa Hautschäden.

Ernährung bei Multipler Sklerose

Eine adäquate Ernährung gilt von jeher als Kernfaktor der Gesunderhaltung sowohl von Menschen bei guter Gesundheit als auch von Menschen mit veränderten Gesundheitszuständen. Gute Ernährung ist gekennzeichnet durch einen gut entwickelten Körper, Idealgewicht für die Körperzusammensetzung (Muskelmasse-Fett-Quotient), gesundes Haar und gesunde Haut sowie geistige Wachheit (Williams, 1995).

Um eine adäquate Nahrungsaufnahme sicherzustellen, halten viele Regierungen Ernährungsempfehlungen auf neuestem Stand, damit diese mit der aktuellen Forschung und den vorhandenen Belegen in Einklang stehen. Nahrungsmittelleitfäden sollen Menschen helfen, einer gesunden Ernährung mit essenziellen Vitaminen und Nährstoffen zu folgen. Sie enthalten technisch ausgefeilte Diätanalysen und umfassen nationale Ernährungsziele, Daten aus Umfragen unter Konsumenten sowie Aspekte der Nahrungsmittelversorgung und -produktion (Health Canada, 2007). Sie übertragen die Wissenschaft des Nährstoffbedarfs unter Einbeziehen von Vielfalt und Flexibilität in ein praktisches Spektrum der Nahrungsmittelauswahl. In den USA werden diese Empfehlungen als Dietary Guidelines for Americans bezeichnet und in Kanada sind sie als Canada's Food Guide bekannt. Solche Empfehlungen sind strukturiert, um Gesundheit zu fördern und die Gefahr wichtiger chronischer Krankheiten durch Ernährung und körperliche Aktivität zu senken (Health Canada; United States Department of Agriculture, 2005). Sich die aktuellen Trends der Anforderungen an eine gesunde Ernährung anzueignen ist wichtig für jeden, aber noch wichtiger, wenn man mit einer lebenslangen chronischen Krankheit wie MS lebt.

Die Rolle von Ernährungsfaktoren im Verlauf der MS ist für Patienten wie für Fachkräfte der Gesundheitsversorgung seit längerem von beträchtlichem Interesse (Wozniak-Wowk, 1993). Mehrere Diäten, darunter die Swank-Diät, die glutenfreie Diät und andere Auslassdiäten haben zusammen mit Nahrungsergänzungen wie Vitaminen, Nahrungsmittelzusätzen und Nachtkerzenöl einige Aufmerksamkeit erregt. Die weitverbreitete Verwendung von Nahrungsergänzungsmitteln hat zur näheren Betrachtung potenzieller Risiken und Vorteile geführt (Bowling/Stewart, 2004). Außerdem gibt es viele Zeugnisse, Werbung und Einzelfallempfehlungen für Nahrungsergänzungsmittel bei MS. Immer mehr Belegmaterial deutet auf einen Vitamin-D-Mangel und dessen Auswirkungen auf viele Aspekte der Gesundheit hin. Es gibt jedoch keine schlüssigen wissenschaftlichen Belege dafür, dass sich irgendeine Ernährungstherapie auf den Verlauf der MS auswirkt, und bislang wurden keine Diäten wissenschaftlich kontrollierten Studien unterworfen, die einen signifikanten therapeutischen Nutzen bei MS gezeigt haben (Kosich, 1998).

Wesentlich ist, den Schulungsbedarf von Menschen mit MS zu erkennen und zu unterstützen, indem man sie mit Informationen über den Wert guter Ernährung und über die Fallstricke von Modediäten und nicht belegten therapeutischen Behauptungen informiert. Eine schlechte oder inadäquate Nahrungszufuhr verstärkt viele der Risikofaktoren, denen Menschen mit MS ausgesetzt sind, wie etwa Hautschäden Darm- und Blasenkomplikationen und Osteoporose.

Die Pflegeperson ist in ausgezeichneter Position, um Patienten und deren Familien dabei zu unterstützen, ihre Ernährungsbedürfnisse zu erkennen und sie Wege zu lehren, um sie in ihre Lebensweise zu integrieren. Diese Bedürfnisse unterscheiden sich nicht sehr von denen der Allgemeinbevölkerung, sollten aber anhand des Krankheitsverlaufs, des funktionellen Status sowie des Aktivitätsgrades und Alters des Patienten individuell evaluiert werden. Verschiedene MS-spezifische Symptome können die Fähigkeit eines Individuums, einen adäquaten Ernährungszustand aufrechtzuerhalten, beeinträchtigen und beim Management der Gesamterkrankung oft übersehen werden. Tremor, Schwäche und Lähmung können die Fähigkeit des Patienten, zu essen und zu trinken, beeinträchtigen. Dysphagie, ein bei MS häufig beobachtetes Problem, kann nicht nur eine adäquate Ernährung gefährden, sondern durch Aspiration von flüssiger oder fester Nahrung sekundär auch zu einer Pneumonie führen. Erschöpfung kann wegen der für das Zubereiten von Mahlzeiten, das Schneiden von Nahrung sowie das Kauen und Schlucken großer Portionen erforderlichen Energie zu inadäquater Nahrungsaufnahme führen. Auch eine Depression kann zu schwachem Appetit und geringer Nahrungsaufnahme führen (Samuel/Cavallo, 1999).

Ein aktuelles Interessengebiet ist die Rolle der Adipositas bei MS. In einer Studie an weiblichen Jugendlichen war Adipositas im Alter von 18 Jahren mit einem um mehr als das Doppelte erhöhten MS-Risiko verbunden (Munger et al., 2009). Andere Forschungsergebnisse sprechen dafür, dass Adipositas bei MS Symptome verstärkt und zu schlechten Gesundheitsergebnissen, wie kognitiver und körperlicher Erschöpfung sowie erhöhten Graden an Depression, Schmerzen und Stress, beiträgt (McMullen et al., 2009). Das Gewicht des Patienten sollte überwacht werden, um Veränderungen frühzeitig festzustellen und sofort Empfehlungen für Modifikationen der Zufuhr und Aktivität auszusprechen. Adipositas bei jemandem mit eingeschränkter Mobilität ist sehr schwer zu überwinden.

Ein zugelassener Ernährungstherapeut oder eine Ernährungsberaterin kann auf der Grundlage einer eingehenden Befragung den individuellen Kalorienbedarf bestimmen helfen und dabei individuelle Vorlieben berücksichtigen. So könnten beispielsweise bei jemandem mit eingeschränkter Mobilität (jemand, der einen Rollstuhl oder Gehrahmen verwendet) 1200 Kalorien täglich ausreichen, während jemand leicht Erkranktes seine übliche Nahrungsaufnahme fortsetzt. Ein Patient, der ganztägig oder große Teile des Tages im Bett liegt und bei Aktivitäten des täglichen Lebens von anderen abhängig ist, wird bei adäquater Nährstoff- und Flüssigkeitszufuhr nur eingeschränkt Kalorien benötigen. Ein Patient mit Hautschäden wird eine zusätzliche Kalorien- und Eiweißzufuhr benötigen, um die Heilung zu fördern und die Verluste von Nährstoffen und Flüssigkeit über die Wunddrainage zu ersetzen.

Wenn die Person vollkommen abhängig ist, wird ihre Familie Unterstützung beim Erlernen von Techniken des Eingebens von Nahrung und Informationen zur korrekten Lagerung des Patienten brauchen, damit er sich nicht verschluckt. Überweisungen an Programme für häusliche Gesundheitsversorgung zur Entlastung der Betreuungsperson sollten ebenso sondiert werden, wie Informationen über kommunale Programme wie Essensmarken oder Essen auf Rädern für diejenigen mit nicht zu steigerndem und begrenztem Einkommen.

Jemand mit verminderter Energie sollte angehalten werden, sich Techniken wie das Vorkochen und Einfrieren von Mahlzeiten, das Verwenden einer Mikrowelle zum Erwärmen von Speisen, häufige kleine Mahlzeiten anstelle einer großen Mahlzeit sowie bei Müdigkeit den Einkauf von Tiefkühlkost anzueignen. Hilfsmittel, wie etwa mit Gewichten versehene Utensilien und verlängerte Strohhalme können bei Patienten mit Tremor und Schwäche hilfreich sein. Eine Konsultation des Ergotherapeuten oder eines anderen Angehörigen des Rehabilitationsteams kann für diejenigen hilfreich sein, die zur Unterstützung beim Zubereiten und Einnehmen von Mahlzeiten unter Umständen speziell konzipierte Strategien und Hilfsmittel benötigen. Flüssige Nahrungsergänzungsmittel sowohl zur Energieerhaltung als auch, um eine adäquate Zufuhr grundlegender Nährstoffe sicherzustellen, sind ebenfalls hilfreich, um eine adäquate Nahrungsaufnahme aufrechtzuerhalten. Für Patienten, denen das Schlucken von Flüssigkeiten schwerfällt oder die eine feste Form der Nahrungsergänzung bevorzugen, gibt es diese Ergänzungen in Form von Pudding.

Flüssigkeitszufuhr

Um alle Körperfunktionen auf höchstem Niveau zu halten, ist es äußerst wichtig, ausreichend Flüssigkeit zu sich zu nehmen. Nahrung ohne Flüssigkeit gleicht einem Auto ohne Öl. Flüssigkeit ist das zur Unterstützung des Schluckens nötige Gleitmittel, die Hydratation für die Gewebe des Körpers, wird zur Bildung von

Stoffwechselendprodukten und Körperflüssigkeiten (Blut, Lymphe, Schweiß) benötigt und gibt Haut, Haar und Nägeln ihre Feuchtigkeit. Eine inadäquate Flüssigkeitszufuhr trägt zu Obstipation, Harnwegsinfekten und Hautschäden bei. Täglich sollte man mindestens acht Gläser mit Flüssigkeit zu sich nehmen. Menschen mit häufigen Harnwegsinfekten können ihr Risiko senken, indem sie Preiselbeer- oder Pflaumensaft trinken, um ihren Urin anzusäuern. Flüssigkeit kann auch indirekt durch Gelatine und andere aus Flüssigkeiten hergestellte Nachspeisen aufgenommen werden.

Schluckstörungen

Dysphagie oder erschwertes Schlucken wird von Patienten und ihren Betreuungspersonen oft genannt. Zu den Symptomen von Schluckbeschwerden gehören nicht nur das Verschlucken, sondern auch Gurgeln, Aufstoßen, Halsschmerzen, Spucken oder Husten nach den Mahlzeiten (O'Connor, 2009: 84). Unentdeckt gebliebene Schluckbeschwerden können zu Gewichtsabnahme und Pneumonie führen (Leslie et al., 2003). Die Forschung hat gezeigt, dass Schluckanomalien bei MS häufig vorkommen und oft mit einer gestörten Stamm- und Kleinhirnfunktion, insgesamt hoher Behinderung, depressiver Stimmungslage und niedriger respiratorischer Vitalkapazität verbunden sind (Thomas/Wiles, 1999). Dieses Problem muss von der Pflegeperson identifiziert werden, indem sie Fragen stellt, wie:

- «Fällt Ihnen das Schlucken schwer?»
- «Haben Sie Probleme mit Flüssigkeiten?»
- «Haben Sie Probleme mit fester Nahrung?»
- «Haben Sie sich je verschluckt und mussten würgen?»
- «Hatten Sie je eine Lungenentzündung?»
- «Haben Sie ihr gegenwärtiges Gewicht beibehalten oder abgenommen?»

Ist das Problem erst identifiziert, ist eine Überweisung zum Sprach- und Sprechtherapeuten angezeigt, gewöhnlich gefolgt von Tests. Zu den am häufigsten angewandten Tests zur Evaluation der Dysphagie gehören die Untersuchung des Schluckens am Krankenbett, ein modifizierter Bariumbreischluck mit Videofluoroskopie und andere endoskopische Verfahren (Leslie et al., 2003). Die Videoaufzeichnung der Untersuchung ermöglicht es dem Kliniker, den Eingriff mehrfach und in Zeitlupe zu überprüfen. Ein abnormes Untersuchungsergebnis kann Alternativen zu normalen Methoden der Nahrungsaufnahme aufzeigen, wie etwa die Lagerung von Kopf und Kinn, Verändern der Konsistenz von Nahrung und Flüssigkeiten (Kleinschneiden oder Mischen von Nahrung oder Hinzufügen von Verdickungsmitteln) und das Einplanen von Ruhepausen vor den Mahlzeiten, um die Erschöpfung zu verringern. Infolge ihrer niedrigeren postprozeduralen Komplikationsrate hat die perkutane endoskopische Gastrostomie als Verfahren der Wahl zur langfristigen Ernährung von Patienten mit Schluckstörungen die operative Gastrostomie zunehmend ersetzt (Ljungdahl/Sundbom, 2006). Die häusliche Sondenernährung bedarf der Schulung von Patient und Familie und bei der Entlassungsplanung müssen Vorkehrungen getroffen werden, um für die geeigneten Materialien zu sorgen.

Zwar ist das Aufrechterhalten einer adäquaten Ernährung ein der Pflege inhärentes Prinzip, jedoch wird die Ernährung bei MS durch die Vielfältigkeit des Krankheitsverlaufs kompliziert. Es bedarf dynamischer Interventionen als Reaktion auf die sich wandelnden Bedürfnisse von Patienten mit MS.

Lungenkomplikationen

Eine Schwäche der Atemmuskulatur, und zwar hauptsächlich der exspiratorischen Muskeln, ist für Personen mit fortgeschrittener MS charakteristisch und kann zu Schwierigkeiten beim Abhusten von Sekret und zu wiederholten Pneumonien führen (Wiens/Reimer, 1999). Eine MS-bedingte Lungenfunktionsstörung ist die führende Ursache der Morbidität und Mortalität in dieser Patientenpopulation (Lehman/Picone, 2001). Es wurde nachgewiesen, dass eine Schwäche der exspiratorischen Muskulatur und geringe Husteneffizienz mit einem beeinträchtigten funktionellen Status bei MS zusammenhängen (Gosselink et al., 2000). Symptommanagementprotokolle sollten die Zeichen und Symptome der Hypoventilation, wie Dyspepsie, Orthopnoe, schwaches Abhusten, ein auskultatorisch vermindertes Atemgeräusch und Erschöpfung, ansprechen (Lehman/Picone, 2001). Es ist ganz entscheidend, dass an der Pflege von Individuen mit deutlicher Behinderung beteiligte Pflegepersonen auf Veränderungen der Atmung achten, die zu lebensbedrohenden Komplikationen, wie etwa einer Pneumonie, führen können. Der Verdacht auf Atemschwäche sollte bei jeder Person mit MS und ausgeprägter Schwäche der oberen Extremitäten bestehen, da diese auch von einer Schwäche der Thoraxwand begleitet wird. Das Assessment der Lunge ist einfach und kostengünstig und sollte durchgeführt werden, um bei Verdacht auf eine Lungenstörung Komplikationen zu vermeiden. Ein Atemwegsinfekt oder Aspiration können für stark behinderte Patienten mit MS sehr schwer zu überwinden sein. Pflegeergebnisse sollten sich an der Schulung von Patient und Familie orientieren und folgendes hervorheben:

- Vermeiden von Atemwegsinfekten, indem sich Patient und Betreuungsperson gut die Hände waschen und andere Personen mit Atemwegsinfekten meiden
- halbhohe Oberkörperhochlagerung zur Unterstützung beim Atmen und Ableiten von Sekret
- häufiges Hin-und-her-Gehen zwischen Bett und Rollstuhl sowie häufige Lagewechsel im Bett unter Verwendung von Hilfsmitteln wie Bettgittern

- bei Sekretansammlung in der Lunge Vollatmung und Hustenübungen, bei Bedarf mit Unterstützung einer Betreuungsperson
- Vermeiden einer Aspirationspneumonie durch Achten auf Schluckbeschwerden.

Wegen der mit vielen Grippeviren einhergehenden Gefahr einer Pneumonie wird bei Personen mit einer Schwäche der exspiratorischen Muskulatur eine Grippeimpfung sehr empfohlen (O'Connor, 2009: 41). Es hat sich gezeigt, dass Impfungen bei MS mit einer Zunahme der Krankheitsaktivität einhergehen können, jedoch führt die Grippeimpfung Belegen zufolge weder zu einer Zunahme der Schübe noch der Krankheitsaktivität und stellt ein geringeres Gesundheitsrisiko dar als eine Grippe zu bekommen (Confavreux et al., 2001). Eine Pneumonie zu umgehen kann bei jemandem mit fortgeschrittener MS lebensrettend sein.

Harnwegsinfekte

Aufgrund der unvollständigen Blasenentleerung oder der Notwendigkeit eines Dauerkatheters bei Inkontinenz kommt es bei einer schwer durch MS behinderten Person häufig zu Harnwegsinfekten. Wird beim Auftreten von Symptomen keine geeignete Antibiotikabehandlung eingeleitet, können sie zu einer ernsthaften Gesundheitsgefährdung werden (Schapiro, 2003: 76). Um die Gefahr von Harnwegsinfekten auf ein Minimum zu reduzieren, sollte durch den Patienten oder die Betreuungsperson regelmäßig die intermittierende Katheterisierung durchgeführt werden. Bei Personen mit einem Foley-Dauerkatheter sollte sich die Aufmerksamkeit darauf richten, die Schläuche und den Drainagebeutel möglichst sauber zu halten und unter korrekter steriler Technik mindestens einmal im Monat den Katheter zu wechseln (ebd.: 77).

Spastik

Spastik oder ein Hypertonus der Muskulatur tritt infolge abnormer Spinal- und Stammhirnreflexe auf und ist ein häufiges und behandelbares Symptom der MS. Spastik wird definiert als geschwindigkeitsabhängig erhöhter Widerstand von Muskeln gegen eine Dehnung infolge der Aktivierung tonischer Dehnungsreflexe (Lance, 1987). Läsionen in mehreren zerebrospinalen oder propriospinalen Fasersystemen können zu diesem Symptom beitragen (Stein et al., 1987). Spastik tritt gewöhnlich in den größeren, stärkeren Muskeln auf, die für das Aufrechterhalten einer aufrechten Haltung und/oder Bewegungen gegen die Schwerkraft zuständig sind (O'Connor, 2009). Ihr Schweregrad schwankt entsprechend der Größe und Lokalisation der Plaques (Chan et al., 1993). Die Messung einer Spastik erfolgt subjektiv nach Angaben des Patienten oder objektiv unter Einsatz der Ashworth-Skala (**Tab. 8-1**) und der Spastikskala (**Tab. 8-2**; Chan et al., 1993).

Aufgrund interkurrenter Symptome, wie Schwäche und Fatigue, ist das Management einer Spastik bei MS eine Herausforderung. Das primäre Management der Spastik besteht in regelmäßigen Dehnprogrammen und Medikamenten wie Baclofen, Diazepam, Dantrolen und Tizanidin (Schapiro, 2003: 37). Baclofen ist das meistverwandte Spasmolytikum und die Dosierungen reichen von 5 mg/d bis zu 180 mg/d (Coyle/Halper, 2001: 46). Diazepam und Clonazepam, beide zur Gruppe der Benzodiazepine gehörend, werden erfolgreich zur Linderung nächtlicher Spastik eingesetzt, eignen sich aber aufgrund ihrer sedierenden Nebenwirkungen nicht für die Anwendung tagsüber (Schapiro, 2003: 39). Dantrolen wird selten verwandt und Patienten, die dieses Medikament einnehmen, müssen wegen der hepatotoxischen Nebenwirkungen, Übelkeit, Krankheitsgefühl, Benommenheit und Schwäche engmaschig überwacht werden (Coyle/Halper, 2001: 47). Tizanidin wird in Dosen von bis zu 36 mg/d eingenommen und bewirkt zwar eine

Tabelle 8-1: Die Ashworth-Skala

Stufe	Kriterien
1	keine Erhöhung des Muskeltonus
2	leichte Erhöhung des Muskeltonus mit Klappmesserphänomen bei Beugung oder Streckung der betroffenen Gliedmaße
3	deutlichere Zunahme des Muskeltonus, die betroffene Gliedmaße ist jedoch noch leicht zu beugen
4	erheblicher Anstieg des Muskeltonus; passive Bewegung erschwert
5	betroffene Gliedmaße in Beugung oder Streckung fixiert

Tabelle 8-2: Spastizitätsskala

Stufe	Kriterien
0	keine Spastik
1	keine spontane Spastik (ausgenommen bei heftiger motorischer Stimulation)
2	gelegentliche spontane Spastik und leicht induzierte Spastik
3	mehr als ein und weniger als zehn Mal Auftreten einer spontanen Spastik pro Stunde
4	mehr als zehnmalige spontane Spastik pro Stunde

stärkere Sedierung als Baclofen, aber bekanntermaßen auch weniger Schwäche (Schapiro, 2003: 38). Tizanidin hemmt eher die polysynaptischen Reflexe, während Baclofen tendenziell monosynaptisch hemmt (Stein et al., 1987). Weil Baclofen und Tizanidin an verschiedenen Orten im Nervensystem wirken, kann ihre Kombination zur Behandlung einer schweren Spastik effektiver sein als eine Substanz allein (Coyle/Halper, 2001: 46). Auch Gabapentin wird allein oder in Kombination mit Baclofen zur Behandlung einer Spastik eingesetzt, aber seine Wirkungen wurden bislang noch nicht gut untersucht (Coyle/Halper, 2001: 47). Manche Patienten mit schwerer Spastik können von der Injektion von Botulinustoxin direkt in einen Muskel profitieren, was die Spastik bestimmter großer Muskelgruppen bis zu 3 Monate lang lindern kann (O'Connor, 2009: 76).

Seit dem Aufkommen von intrathekal injiziertem Baclofen, das über eine implantier- und programmierbare Pumpe verabreicht wird, werden Phenolblockaden und chirurgische Techniken, Rhizotomie und Myelotomie ganz erheblich seltener angewandt (Penn, 1992). Nach einer Probedosierung über eine Lumbalpunktion zur Evaluation der Wirksamkeit wird die Pumpe unter die Bauchhaut implantiert und mit einem Katheter im Spinalkanal verbunden. Baclofen wird den Tag über kontinuierlich verabreicht und kann je nach den Bedürfnissen des Patienten (Aktivitätsgrad und die Notwendigkeit einer gewissen Spastik für Transfers, um sich aufzusetzen etc. sowie zur Nachtruhe) in verschiedenen Dosierungen titriert werden. Innerhalb von 24 Stunden können bis zu zehn Dosen verabreicht werden. Die Wartung der Pumpe ist relativ einfach und das Nachfüllen geschieht mit einem computergesteuerten Programmiergerät entweder über einen häuslichen Pflegedienst oder in der Praxis des behandelnden Arztes.

Zur Behandlung der Spastik bei MS steht eine große Vielfalt an Behandlungsoptionen zur Verfügung. Das Management dieses Symptoms kann das Funktionieren des Patienten und der Familie sowie die Lebensqualität verbessern. Wird es nicht gut gemanagt, kann es zu Komplikationen wie Kontrakturen, Hautschäden und Schmerzen kommen.

Osteoporose

Osteoporose ist eine progrediente Erkrankung mit Knochenmasseverlust, die zu Deformitäten und Schmerzen sowie zu Frakturen führen kann, die schon bei geringer Krafteinwirkung eintreten (Coyle/Halper, 2001: 104). Es ist eine häufige Erkrankung bei älteren Frauen, jedoch ist die Gefahr sowohl bei Männern als auch bei Frauen mit stark fortgeschrittener MS aufgrund der Immobilität und der früheren Steroidanwendung erhöht (Halper/Murray, 1999: 120). Soweit bei diesen Patienten möglich, sollte eine Messung der Mineralisierungsdichte des Knochens durchgeführt und andere Risikofaktoren, wie Tabak- und Alkoholkonsum sowie eine geringe Kalziumzufuhr mit der Nahrung, sollten beseitigt werden

(Coyle/Halper, 2001: 104). Stark behinderte Menschen mit MS sollten bei passiven Übungen unterstützt werden, die den Wiederaufbau von Knochen fördern können, und es sollte sorgfältig darauf geachtet werden, Stürze zu vermeiden. Behandlung und Prävention umfassen auch die Aufnahme stark kalziumhaltiger Nahrungsmittel und mindestens 1000 mg Kalzium täglich für Frauen in der Prämenopause und für gefährdete Männer sowie 1200–1500 mg/d für Frauen in der Postmenopause. Bei Patienten mit abnormen Werten der Knochendichtemessung kann Alendronat oder Etidronat angezeigt sein (Kalb, 2000: 325–326). Bei stark behinderten Patienten mit MS hat sich eine hohe Prävalenz eines Vitamin-D-Mangels gezeigt, der auf eine geringe Aufnahme mit der Nahrung und geringe Exposition gegenüber Sonnenlicht zurückzuführen ist und zu vermehrtem Knochenverlust führen kann (Cosman et al., 1999). Um eine Osteoporose zu vermeiden, bedarf es zwingend auch einer ausreichenden Vitamin-D-Substitution, um die Kalziumresorption zu fördern.

Hautpflege

Sich der Hautpflege zu widmen ist eine Intervention, die schon sehr früh im Krankheitsverlauf beginnt. Bei der ersten Generation krankheitsmodifizierender Medikamente handelt es sich durchweg um injizierbare Substanzen, die eine geeignete Vorbereitung der Haut, eine korrekte Injektionstechnik und ein Wechseln der Injektionsstellen erfordern. Oft kommt es dort zu Reaktionen und es können Komplikationen, wie eine Hautinfektion und Nekrosen, auftreten. Die Rolle der auf MS spezialisierten Pflegeperson bei der Schulung von Patienten und Versorgungsdienstleistern im Wahren korrekter Injektionspraktiken und in der Überwachung der Haut auf Komplikationen ist seit der Einführung dieser Medikamente bedeutsam.

Die Bedeutung der Hautpflege in der Dekubitusprävention ist bei MS weithin anerkannt. Die wirtschaftlichen und emotionalen Kosten einer langen stationären und häuslichen Behandlung sind offensichtlich. Seit jeher gilt die Prävention von Hautschäden als Teil der Pflege und ist bei der Fürsorge für einen Patienten mit MS ganz entscheidend. Durch das Risikoassessment sollen Patienten identifiziert werden, bei denen die Gefahr von Hautschäden besteht. Die drei an Druckulzera und Hautschäden beteiligten Hauptfaktoren sind:

- Druck zwischen Oberflächen infolge mangelnden Umlagerns
- Scherkräfte durch gegenläufige Bewegung des Knochens und Unterhautgewebes und der Haut und
- Feuchtigkeit durch Körperflüssigkeiten (Grey et al., 2006).

Sowohl der Patient als auch die Dienstleistenden der Gesundheitsversorgung müssen fortlaufend darin geschult werden, Risikofaktoren einzuschätzen und zu minimieren oder zu beseitigen.

Die Braden- und die Norton-Skala wurden in vielen Settings getestet und evaluiert (LaMantia, 1995). Die Norton-Skala besteht aus fünf Faktoren: körperlicher Zustand, geistiger Zustand, Aktivität, Mobilität und Inkontinenz. Jeder Faktor wird mit 1 bis 4 bewertet. Ein Wert von 14 zeigt eine beginnende Gefährdung und ein Wert von 12 und weniger ist Zeichen einer hohen Dekubitusgefahr (LaMantia, 1995). Die Braden-Skala besteht aus sechs Faktoren: sensible Wahrnehmung, Feuchtigkeit, Aktivität, Mobilität, Ernährung sowie Reibungs- und Scherkräfte. Die Subskalen werden mit 1 bis 4 bewertet. Möglich ist ein Wert von 4 bis 23, wobei 16 oder weniger als Gefährdung gelten (LaMantia, 1995).

Bei Patienten mit MS und vor allem bei denjenigen mit Mobilitätsbeeinträchtigungen besteht ein erhebliches Potenzial für Hautschäden. Mehrere Faktoren prädisponieren den Patienten mit MS für dieses Problem:

- die Verwendung von Hilfsmitteln, wie Stützkorsett und Schienen, die Reibung verstärken oder Druck erhöhen könnten
- verminderte Sensibilität oder Parästhesien, die die Wahrnehmung einer Reizung oder von Schmerzen stören könnten
- Harn- oder Stuhlinkontinenz, die die Haut chemisch reizen kann
- Unter- oder Mangelernährung
- kognitive Beeinträchtigungen, die das Urteilsvermögen in Bezug auf Aktivitäten der Selbstpflege stören können.

Ein Druckulkus kann in wenigen Stunden entstehen, benötigt aber mehrere Monate, um abzuheilen. Einen Dekubitus zu heilen erfordert lange Phasen der Immobilität, die sekundär zu Problemen wie einer Pneumonie führen können. In manchen Fällen kann eine Hauttransplantation nötig werden, wenn die Blutversorgung im Bereich der Hautschädigung stark gestört ist (Srivastava et al., 2009).

Der Schlüssel zur Behandlung eines Hautschadens liegt in der Prävention. Das Pflegeassessment zeigt kritische Bereiche und dann lässt sich ein umfassender Managementplan erstellen, um den Druck zu senken. Druckreduktion beinhaltet alle Aktivitäten und Modalitäten vom Bett bis zum Rollstuhl, Transferaktivitäten, den Sitz der Kleidung sowie die Mobilität. Außerdem ist ein Abbau der Spastik der Schlüssel zur Prävention von Hautschäden an den unteren Extremitäten, am Steißbein und in anderen Bereichen mit Knochenvorsprüngen. Sowohl das gewünschte Gewicht zu erhalten als auch maximale Gesundheit zu fördern, tragen zur Prävention von Hautschäden bei.

Zu den langfristigen Ergebnissen der Hautpflege sollte durch korrekte Injektionspraxis und später durch sorgfältiges Achten auf Gefahren der Immobilität gehören, dass schon frühzeitig im Krankheitsverlauf keine Hautschäden und deren Komplikationen mehr bestehen. Kurzfristige Ergebnisse sollten hautsächlich die Compliance und Präventivbehandlungen im Blick haben, zu denen Patienten- und Familienschulung, professionelle Aktivitäten und prompte Behandlung gehören. Dies sollte umfassen:

- Identifizieren prädisponierender Faktoren
- Einhalten guter Injektionspraktiken und eines guten Managements bei Hautreaktionen unter krankheitsmodifizierenden Therapien
- Fortführen einer adäquaten Ernährung
- Demonstrieren von Aktivitäten zur Verringerung fortlaufenden Drucks (Push-Ups im Rollstuhl, Stellungswechsel im Rollstuhl, Transfers auf andere Sitzgelegenheiten)
- geeignete Sitzkissen oder angepasste Matratzen zur Verringerung des Drucks
- Hilfsmittel zur Erleichterung von Lagewechseln im Bett (Bettgitter, Bettgalgen).
- Inspizieren der Haut durch den Patienten, die Familie, häusliche Pflegekräfte oder die Pflegeperson, um Frühzeichen einer Hautschädigung (Rötung, Exkoriation, Abblassen etc.) zu erkennen
- Sorgen für frühzeitige Intervention und Behandlung
- Erhalten der Darm- und Blasenkontinenz oder häufiges Säubern und Wechseln bei MS-Betroffenen mit Harn- oder Stuhlinkontinenz.

Zusammen mit dem Patienten und der Familie ist die Pflegeperson oft das primäre Teammitglied bei der Prävention und Behandlung von Hautschäden. Angemessener Einsatz verschiedener Optionen sowie die Schulung von Patient und Familie senken die emotionalen und finanziellen Kosten für Patient und Familie sowie für das System der Gesundheitsversorgung.

Über das gesamte MS-Spektrum hinweg sind Gesundheitsförderung und Prävention von Komplikationen die optimalen Ziele des Krankheitsmanagements. Nachdem die Krankheit vermehrt Aufmerksamkeit erfährt, besteht erneut Hoffnung auf ein Heilverfahren. Die Hoffnung selbst ist ein machtvolles Coping-Instrument für Patient, Familie und Versorgungsleistende. Bis dieses Heilverfahren da ist, müssen alle Mitglieder des MS-Versorgungsteams sowohl die emotionale als auch die körperliche Gesundheit bei einer chronischen Krankheit fördern.

Fallstudie ...

Durch den Austausch mit Holly und deren Mutter konnte die MS-Fachpflegende einige erfolgreiche Strategien liefern, die sowohl Holly als auch deren Mutter halfen, mit der aktuellen Krise zurechtzukommen. Holly gestand ein, Fachpersonen der MS-Versorgung nach ihrer Operation wegen einer Hautnekrose gemieden zu haben, weil sie glaubte, etwas anderes könnte für sie nicht getan werden. Sie gab offen zu, sich hinsichtlich ihrer Zukunft hoffnungslos zu fühlen. Auch ihre Mutter äußerte das Gefühl, als Mutter wie als Betreuungsperson versagt zu haben.

Anfangs verwandte die Pflegende Zeit auf das Wiederherstellen einer vertrauensvollen Pflegepartnerschaft. Dass eine krankheitsmodifizierende Therapie bei Holly nicht anschlug und sich daraus eine schwere Hautkomplikation ergab, vermittelte ihr das Gefühl, vom Leben benachteiligt zu sein. Die Pflegende erkannte dieses Gefühl an und stellte das Konzept des

Symptommanagements und auf Wellness ausgerichteter Verhaltensweisen als weitere mögliche Krankheitsmanagementoptionen vor. Viele von Hollys Symptomen wurden nicht optimal betreut und behandelt und ihre Depression hatte sich seit Beginn der Therapie mit Antidepressiva nicht gebessert. Ihre Mutter war in Fragen der Ernährung und möglicher Schluckprobleme, der Katheterpflege und der Risikofaktoren für Hautschäden nicht gut informiert. Dies gab der Pflegenden eine hervorragende Gelegenheit zur Schulung.

Durch den fortlaufenden Kontakt mit dem MS-Pflege- und -Versorgungsteam entwickelten sowohl Holly als auch deren Mutter Fertigkeiten, die sich positiv auf ihre Lebensqualität auswirkten. Nachdem eine Untersuchung des Schluckaktes ein anomales Ergebnis erbrachte, das wahrscheinlich zu ihrer letzten Pneumonie geführt hatte, wurden beide in geeigneten Anforderungen an die Ernährung und in Essgewohnheiten geschult. Dies ermöglichte Holly, wieder einiges von dem so notwendigen Gewicht zuzulegen. Es fand sich, dass sie Anrecht auf mehr häusliche Gesundheitsdienstleistungen hatte und dies nahm vieles von der Belastung als Betreuungsperson und den Schuldgefühlen ihrer Mutter. Eine Umstellung der Therapie mit Antidepressiva verbesserte Hollys Stimmungslagen und nach einer Anpassung ihres Rollstuhlsitzes verfolgte sie wieder Interessen im Außenbereich.

Holly ist jetzt sehr aktiv in ihrer örtlichen MS-Gesellschaft tätig und ehrenamtlich sowie als Teilnehmerin am Yoga-Programm beteiligt. Beide stehen auch weiterhin mit ihrem MS-Pflege- und -Versorgungsteam in Kontakt.

Literatur

Bowling, A. C., & Stewart, T. M. (2004). *Dietary supplements and multiple sclerosis. A health professional's guide.* New York: Demos Medical Publishing.

Chan, A., Hugos, C., Morrison, S., & Theriot, K. (1993). Balance and spasticity; what we know and what we believe. *Neurorehabilitation and Neural Repair, 8*(3), 119–130.

Confavreux, C., Suissa, S., Saddier, P., Bourdès, V., & Vukisic, S. (2001). Vaccinations and the risk of relapse in multiple sclerosis. Vaccines in multiple sclerosis study group. *The New England Journal of Medicine, 344*(5), 319–326.

Cosman, F., Nieves, J., Komar, L., Ferrer, G., Herbert, J., Formica, C., [...] Lindsay, R. (1999). Fracture history and bone loss in patients with MS, *Neurology, 51*(2), 1161–1165.

Coyle, P. K. & Halper, J. (2001). *Meeting the challenge of progressive multiple sclerosis.* New York: Demos Medical Publishing Inc.

Grey, J. E., Stuart, E., & Harding, K. G. (2006). Pressure ulcers. *British Medical Journal, 332*(7539), 472–475.

Gosselink, R., Kovacs, L., Ketelaer, P., Carton, H., & Decramer, M. (2000). Respiratory muscle weakness and respiratory muscle training in severely disabled multiple sclerosis patients. *Archives of Physical Medicine and Rehabilitation, 81*(6), 747–751.

Halper, J., & Murray, T. J. (1999). Primary care needs of multiple sclerosis patients. In S. van den Noort & N. Holland, *Multiple sclerosis in clinical practice* (pp. 115–116). New York: Demos Medical Publishing.

Health Canada. (2007). *Healthy eating through Canada's food guide.* Retrieved February 14, 2010, from http://www.hc-sc.gc.ca/fn-an/food-guide-aliment/index-eng.php

Kalb, R. C. (2000). *Multiple sclerosis: The questions you have – the answers you need* (2nd ed.). New York: Demos Medical Publishing.

Kosich, D. (1998). Diet and nutrition. In R.T. Schapiro, *Symptom management in multiple sclerosis* (3rd ed., pp. 111–128). New York: Demos Medical Publishing.

LaMantia, J.G. (1995). Skin integrity. In S.P. Hoeman (Ed.), *Rehabilitation nursing, process and application* (pp. 273–306). St. Louis: Mosby.

Lance, J.W. (1980). Symposia synopsis. In R.G. Feldman, R.R. Young, & W.P. Koella (Eds.), *Spasticity, disordered motor control* (pp. 485–495). Chicago: Year Book.

Lehman, L., & Picone, M.A. (2001). Pulmonary complications. In J. Halper (Ed.), *Advanced concepts in multiple sclerosis nursing care* (pp. 137–148). New York: Demos Medical Publishing.

Leslie, P., Carding, P.N., & Wilson, J.A. (2003). Investigation and management of chronic dysphagia. *British Medical Journal, 326*(7386), 433–436.

Ljungdahl, M., & Sundbom, M. (2006). Complications lower after percutaneous endoscopic gastrostomy than after surgical gastrostomy. *Surgical Endoscopy, 20*(8), 1248–1251.

Munger, K.L., Chitnis, T., & Ascherio, A. (2009). Body size and the risk of MS in two cohorts of US women. *Neurology, 73*(19), 1543–1550.

McMullen, K., Bamer, A.M., Johnson, K.L., & Amtmann, A. (2009). *Obesity in MS: Prevalence and risk factors in a Washington state community sample.* Retrieved February 14, 2010, from http://apha.confex.com/apha/137/am/webprogram/Paper199810.html

O'Connor, P. (2009). Managing MS symptoms. In P. O'Connor, *Multiple sclerosis: The facts you need* (4th ed., pp. 40–102). Toronto: Key Porter Books.

Penn, R.D. (1992). Intrathecal baclofen for spasticity of spinal origin: Seven years of experience. *Journal of Neurosurgery, 77*(2), 236–240.

Phair, L.S., & Holland, N.J. (1993). Nursing outcomes in multiple sclerosis. *Journal of Neurologic Rehabilitation, 7*, 131–138.

Samuel, L., & Cavallo, P. (1999). Emotional issues. In S. van den Noort & N. Holland, *Multiple sclerosis in clinical practice* (pp. 107–114). New York: Demos Medical Publishing.

Schapiro, R.T. (2003). Bladder symptoms. In R.T. Schapiro, *Managing the symptoms of multiple sclerosis* (pp. 64–78). New York: Demos Medical Publishing.

Srivastava, A., Gupta, A., Taly, A.B., & Murali, T. (2009). Surgical management of pressure ulcers during inpatient neurologic rehabilitation: Outcomes for patient with spinal cord disease. *Journal of Spinal Cord Medicine, 32*(2), 125–131.

Stein, R., Nordal, H.J., Oftedal, S.I., & Slettebø, M. (1987). The treatment of spasticity in multiple sclerosis: A double-blind clinical trial of a new anti-spastic drug tizanidine compared to baclofen. *Acta Neurologica Scandinavica, 75*, 190–194.

Thomas, F.J., & Wiles, C.M. (1999). Dysphagia and nutritional status in multiple sclerosis. *Journal of Neurology, 246*(8), 677–682.

United States Department of Agriculture. (2005). *Dietary guidelines for Americans.* Retrieved February 14, 2010, from http://www.mypyramid.gov/guidelines/index.html

Wiens, M.E., & Reimer, M.A. (1999). Music therapy as a treatment method for improving respiratory muscle strength in patients with advanced multiple sclerosis: A pilot study. *Rehabilitation Nursing, 24*(2), 74–80.

Williams, S.R. (1995). *Basic nutrition and diet therapy.* New York: Mosby.

Wozniak-Wowk. C.S. (1993). Nutrition intervention in the management of multiple sclerosis. *Nutrition Today, 28*(6), 21–22.

9 Integration der Komplementär- und Alternativmedizin ins Symptommanagement

Patricia M. Kennedy

Fallstudie ...

S. M. ist eine 40-jährige Frau, bei der nach der Geburt ihres zweiten Kindes im Alter von 32 Jahren Multiple Sklerose (MS) diagnostiziert wurde. Ihr Neurologe empfahl die Behandlung mit einem krankheitsmodifizierenden Wirkstoff, um die Progredienz ihrer Krankheit zu verlangsamen. Sie lehnte seine Empfehlung ab und entschied sich für den «natürlichen Weg». In der Überzeugung, alles überstehen zu können, was auf einen zukommt, hatten ihre Familie und andere in ihrem Unterstützungssystem nur selten medizinische Dienstleistungen in Anspruch genommen. Auch waren sie der Ansicht, Vitamine, Mineralstoffe und pflanzliche Mittel sollten sowohl zur Erhaltung als auch zur Verbesserung der Gesundheit genommen werden. Ferner glaubten sie, Fachpersonen in der Medizin würden zu viel berechnen und Medikamente wären zu teuer.

Sie beschloss, eine lactose- und zuckerfreie Diät einzuhalten, eine große Menge verschiedener Vitamine sowie ein Nahrungsergänzungsmittel zur Stärkung der Immunabwehr einzunehmen. Ihr Neurologe sagte ihr, keine dieser Behandlungen würde ihr helfen, begründete seine Ansicht aber nicht. Sie war zu dieser Zeit symptomfrei und meinte, ihr zuständiger Arzt würde sich für sie und ihre Überzeugungen nicht interessieren, sodass sie 18 Monate lang nicht mehr zu ihm ging. Zu der Zeit hatte sie eine stärkere Symptomatik mit motorischer und sensorischer Beteiligung.

Ein neues MRT zeigte eine erhöhte Läsionslast mit zunehmenden Läsionen. Ihre neurologische Untersuchung ergab Paresen, Spastik, Sensibilitätsausfall und Zeichen einer gestörten kognitiven Funktion. Ihr behandelnder Arzt schloss daraus, ihre Therapieentscheidungen wären nicht klug gewesen und sie sollte eine krankheitsmodifizierende Therapie beginnen.

Zu diesem Zeitpunkt war sie unglücklich über sich selbst und ihren behandelnden Arzt und hatte den Eindruck, keine Macht über die MS und die entsprechenden Therapieentscheidungen zu haben.

Komplementär- und Alternativtherapien und Multiple Sklerose

Der Einsatz alternativer Therapien nimmt weltweit zu. Menschen mit chronischen Krankheiten wie der Multiplen Sklerose (MS) wenden diese Verfahren häufiger an. Im Mai 2008 startete das National Center for Complementary and Alternative Medecine (NCCAM) der National Institutes of Health (NIH) eine Kampagne «Time to Talk», um Patienten sowie Pflege- und Versorgungsdienstleistende zum Gespräch über Alternativtherapien – allein oder zusammen mit konventionellen Therapien angewandt – zu ermutigen. Es ging dabei um die Möglichkeit von Arzneimittelwechselwirkungen und einen Mangel an koordinierter Versorgung (Bowling, 2007).

Komplementär- bzw. Alternativmedizin (CAM) ist die Anwendung von Produkten und Therapien, die sich außerhalb der herkömmlichen, durch Zulassungsstudien belegten medizinischen Behandlungen finden. CAM wird nur zum Teil an den herkömmlichen medizinischen Ausbildungsstätten unterrichtet bzw. CAM-Therapien werden in entsprechenden «alternativen» Kliniken angewandt. CAM wird heute mittlerweile häufiger auch in der konventionellen Behandlung eingesetzt. Medizinische Ausbildungsstätten schaffen Abteilungen für «Integrierte Medizin». Viele Zustände und Krankheiten werden von Dienstleistern der medizinischen Versorgung mit Produkten und Praktiken behandelt, die zuvor außerhalb des Bereichs der konventionellen Therapie eingesetzt wurden, wie etwa Folsäure in der Schwangerschaft, Akupunktur gegen Schmerzen und Diät und körperliche Betätigung bei Herzerkrankungen.

CAM wird mittlerweile alltäglich angewandt. Eine norwegische Studie an 9000 Personen ergab, dass 48 % der Befragten entweder von alternativ Praktizierenden oder von Gesundheitsdienstleistern der Medizin mittels CAM behandelt worden waren. Die Befragten waren nicht der Ansicht, sich für ein System gegenüber einem anderen zu entscheiden, sondern Systeme zu kombinieren, um ihre eigene Gesundheitsversorgung zu konzipieren (Bowling, 2007). Eine deutsche Befragung von 1500 Personen mit MS aus einer Sektion der Deutschen Multiple Sklerose Gesellschaft (DMSG) zeigte, dass der CAM mehr Menschen positiv gegenüberstehen (44 %) als der alleinigen konventionellen Therapie (38 %). Mehr als 70 % hatten CAM in ihrem Leben bereits angewandt. Der Einsatz der CAM war mit religiösen Überzeugungen, funktioneller Unabhängigkeit, dem weiblichen Geschlecht, einem Arbeitsplatz im Angestelltenbereich und höherer Bildung verbunden. Von den Befragten nannten 52 % geringe Zufriedenheit mit konventionellen Behandlungen sowie kurze Arzt-Patient-Kontakte (Fønnebø/Launsø, 2009). Eine Sichtung der Literatur zur Evaluation von Patienten mit MS und der Anwendung von CAM ergab einen CAM-Einsatz von 27–100 %. Zu den genannten Gründen gehörten fehlende/mangelnde Wirksamkeit konventioneller Behandlung, Einzelfallberichte über Vorteile der CAM und Überweisung durch den

Dienstleister. Als Formen der CAM wurden genannt: körperliche Betätigung, Vitamine, pflanzliche und mineralische Nahrungsergänzungsmittel, Entspannungstechniken, Akupunktur, Cannabis und Massage. Die in der Literatur genannten Symptome, bei denen CAM eingesetzt wird, sind Schmerz, Fatigue und Stress (Olsen, 2009).

Patienten mit MS, einer Krankheit ohne klare Ursache, für die es keine Heilung gibt, neigen dazu, sich jede Behandlung anzuschauen, die ihnen ihrer Wahrnehmung nach helfen wird. Überzeugungen können von ihrer Kultur, ihrem Unterstützungssystem oder der Gesellschaft im Allgemeinen herrühren, entspringen jedoch meist der Hoffnung, etwas Kontrolle über die Krankheit gewinnen zu können.

Medizinische Dienstleister sind sich in Bezug auf die CAM uneins. Manche messen ihr auf der Grundlage ihrer Ausbildung und Praxis nur geringen Wert bei. Andere sind schlecht informiert und fragen Patienten weder, ob sie CAM einsetzen, noch erörtern sie deren Anwendung. Immer mehr Dienstleister werden sich der Vorteile der CAM bewusst und sprechen mit ihren Patienten darüber. Auch alternative Dienstleister der Gesundheitsversorgung sind sich uneins. Manche arbeiten eng mit dem Patienten zusammen und integrieren konventionelle Therapie in den Gesamtplan der Gesundheitsversorgung. Sie ermutigen Patienten, CAM mit medizinischen Dienstleistern zu besprechen. Andere Dienstleister vermitteln negative Gefühle und Überzeugungen hinsichtlich der konventionellen Behandlung und fordern ihre Patienten zu ausschließlich alternativem Management auf.

Unabhängig von den Gründen, eine CAM-Therapie zu erwägen, braucht der Patient Informationen. Er muss lernen, das Belegmaterial auszuwerten und die eigene Reaktion auf Risiken, Kosten und Verfügbarkeit zu evaluieren.

Mit Patienten über die Arten von Belegmaterial zu sprechen, auf das sie achten sollten, ist ganz wesentlich für ihre Entscheidungsfindung. Die Auswertung von Belegmaterial sollte umfassen:

- Belege aus Einzelfallberichten
- Belege aus Laboruntersuchungen
- Belege aus Tierversuchen
- experimentelle klinische Belege (Schwarz et al., 2008).

Es sollte für zuverlässige Informationsquellen gesorgt werden. Zu den Quellen, die Patienten auf der Suche nach Informationen häufig nutzen, gehören öffentliche Bibliotheken, der Gesundheitseinzelhandel und das Internet. Informationen über alternative Therapien sind sehr variabel, was Entscheidungen des Patienten schwierig macht. Einige sinnvolle Anregungen für Patienten finden sich in den **Zusatzinfos 9-1** und **9-2**.

Zusatzinfo 9-1: Anregungen für Ressourcen – Bücher

- Curtze, E.; Reinhold, A. (2010): Multiple Sklerose. Sozialratgeber von A bis Z. München: Urban & Vogel.
- Dangl, H. (2012): Mit Multipler Sklerose leben. Werden Sie zum Experten in eigener Sache – Ein Ratgeber für Betroffene, Angehörige und Fachleute. Idstein: Schulz-Kirchner.
- Flemmer, A. (2008): Alternative Therapien bei MS. Bad-Honnef: Hippocampus.
- Friedrich, D. (2008): Multiple Sklerose – das Leben meistern. Eine Patientin gibt Rat und Informationen. Stuttgart: Trias.
- Georgieff, G. S. (2009): Multiple Sklerose. Der Ratgeber für Betroffene und Angehörige. Wien: Facultas/Maudrich.
- Henze, T. (Hrsg.) (2013): Der große Patientenratgeber Multiple Sklerose. Symptome besser erkennen und behandeln. Germering: Zuckschwerdt.
- Jacobs-Kersten, C. (2013): Besser sprechen und schlucken bei Multipler Sklerose. Senden: DMV.
- Jasper, T. (2004): Familie, Partnerschaft und Sexualität bei Multipler Sklerose. Senden: DMV.
- Pöhlau, D.; Werner, G. (2009): Gesund essen bei Multipler Sklerose. Wie die richtigen Fettsäuren die Krankheit positiv beeinflussen. Stuttgart: Trias.

Zusatzinfo 9-2: Anregungen für Ressourcen – Websites

www.dmsg.de – Deutsche Multiple Sklerose Gesellschaft, Bundesverband e. V.

www. msges-ooe.at – Österreichische Multiple Sklerose Gesellschaft

www. multiplesklerose.ch – Schweizerische Multiple Sklerose Gesellschaft

www.amsel.de – Aktion Multiple Sklerose Erkrankter

www.kinder-und-ms.de/teens/multiple-sklerose – Kinder und MS

Wenn ein Patient sich nach einer CAM-Therapie erkundigt oder sich für eine entschieden hat, sollten Dienstleister Informationen über bekannte Vorteile und Risiken liefern und sich dazu äußern, ob sie ratsam ist oder nicht. Dieser Rat gilt sowohl für alternative als auch für konventionelle Therapien. In diesem Gespräch muss der Dienstleister auf das Überzeugungssystem des Patienten achten und darauf bedacht sein, die Hoffnung nicht zu zerstören, die dieser durch manche Behandlungen gewinnen könnte. Bei manchen Therapien kommt es unter Umständen ohne großes Risiko zu positiven Placebo-Reaktionen. Dienstleister sollten diese Behandlung dann ohne Rücksicht auf die eigene Meinung unterstützen.

Wenn Sie mit einem Patienten den Einsatz der CAM erörtern, finden Sie heraus, was er behandeln möchte. Bei der Behandlung der MS haben konventionelle Therapien eine biologische Grundlage und erwiesen sich anhand klinischer Studien als stark wirksam. Zwar haben manche Therapien der CAM eine gewisse biologische Wirkung, aber keine ist wirklich stark. Beim Behandeln von Symptomen haben Therapien der CAM unter Umständen großen Nutzen in nichtbiologischen Bereichen (Stewart/Bowling, 2006).

Die US-amerikanischen National Institutes of Health haben fünf Arten der CAM-Therapie festgelegt:

- *biologisch basierte Therapien:* Diät, Nahrungsergänzungsmittel
- *Mind-Body-Medizin:* Meditation, Hypnose, Spiritualität
- *manipulative und körperbasierte Systeme:* Massage, Chiropraktik
- *alternative Medizinsysteme,* z. B. traditionelle chinesische Medizin, Ayurveda
- *Energietherapien:* Magnete, therapeutische Berührung.

Bei biologisch basierten Therapien herrscht stärkeres Interesse am Krankheitsmanagement. Sie bergen mehr Risiken und können schwere Komplikationen oder Wechselwirkungen verursachen. Bei diesem Thema besteht höchster Bedarf an Patientenedukation. Den Patienten muss beigebracht werden, dass keine CAM-Therapie zur Behandlung des Krankheitsprozesses bei MS der konventionellen Therapie gleichkommt oder sie übertrifft.

Diät

Zwar scheint keine Diät bei MS von überwältigendem Nutzen zu sein, jedoch gibt es Belege aus kleinen Studien, dass eine Diät, die relativ arm an gesättigten Fetten und mit mehrfach ungesättigten Fetten (Omega-3- und -6-Fettsäuren) angereichert ist, bei MS leichte krankheitsmodifizierende Effekte haben kann (NCCAM, 2008).

«Welche Diät sollte ich machen?», ist oft eine der ersten Fragen des Patienten. Es gibt viele Diäten, die bei MS empfohlen werden. Wenn jemand gegen bestimmte Nahrungsmittel allergisch ist, sollten sie gemieden werden. Es gibt jedoch nur wenige Belege dafür, dass das Auslassen von Nahrungsmitteln bei MS von Nutzen ist. Auslassdiäten ohne bestehende Allergie oder Nahrungsmittelunverträglichkeit können dem Körper essenzielle Nährstoffe nehmen, die für eine gute Gesundheit nötig sind.

Pflanzliche Mittel und Nahrungsergänzungsmittel

In der Literatur über das alternative Management der MS herrscht wenig Übereinstimmung bezüglich dessen, was von Nutzen und was schädlich sein kann. Auch wenn man mit Angestellten eines Vitaminhandels oder mit anderen, die sehr von der alternativen Therapie überzeugt sind, spricht, herrscht wenig Konsens. Patienten müssen dazu angehalten werden, jede Empfehlung, die sie bekommen, zunächst genau zu hinterfragen und zu untersuchen, bevor sie sie umsetzen (s. a. Zusatzinfo 9-1 und 9-2). Generell gibt es ein paar Nahrungsergänzungsmittel, die bei einigen Symptomen von Nutzen sein können, einige, die das Immunsystem beeinflussen können (vor allem bei der experimentellen Autoimmun-Enzephalomyelitis im Tiermodell) und viele, die für das System auf andere Weise immunstimulierend oder schädlich sein können. Patienten müssen informiert werden, ihrem Versorgungsdienstleister über jede alternative Therapie zu berichten, die sie anwenden, um die Gefahr von Wechselwirkungen mit Medikamenten zu vermeiden, die dieser ihnen verordnen könnte.

Vitamine und Mineralstoffe

Es ist gängige Praxis, bei der Diagnostik auch die Vitamin-B-Spiegel zu testen, da ein Mangel neurologische Symptome bewirken kann. Bei einem Mangel ist eine Substitution indiziert. Es ist nur wenig belegt, dass große Mengen anderer Vitamine bei MS generell von Nutzen sind. Kalzium spielt jedoch ebenso wie Vitamin D eine Rolle für die Gesundheit des Knochens, und zwar sowohl bei MS als auch für die Gesundheit allgemein.

Osteoporose kommt bei MS sowohl beim Mann als auch bei der Frau häufiger vor. Vitamin D und möglicherweise auch Vitamin C spielen dabei eine große Rolle. Kalzium steht in der Nahrung leicht zur Verfügung und kann substituiert werden, wenn es nicht in ausreichender Menge aufgenommen wird. Patienten müssen ihr Osteoporoserisiko mit ihrem Versorgungsdienstleister besprechen, da diese tendenziell nicht diagnostiziert und zu wenig behandelt wird. Laut jüngsten Erkenntnissen kann es sinnvoll sein, Vitamin D zusammen mit Vitamin C einzunehmen, um die Knochendichte zu erhalten.

Immer mehr Belege sprechen dafür, dass Vitamin D auch bei MS und anderen Erkrankungen eine Rolle spielt. Die Vitamin-D-Spiegel sind bei Patienten mit MS tendenziell niedriger. Wenn dem so ist, wird oft eine Substitution empfohlen. Gegenwärtig ist nicht eindeutig belegt, wie viel, wie lang und wie oft substituiert werden sollte. Es wird weiter geforscht. Die Ursache niedriger Spiegel ist unbekannt, kann jedoch mit Sonnenschutzmitteln, der Hautpigmentierung, Adipositas, dem Altern sowie mit Medikamenten wie Antikonvulsiva und Steroiden zusammenhängen. Vitamin D bzw. dessen Mangel kann auch bei anderen Autoimmunerkrankungen, bei Herzerkrankungen, einigen Tumoren, Lungenerkrankungen und psychiatrischen Leiden beteiligt sein. Bei MS spielt es unter Umständen eine Rolle bei der Veränderung des Krankheitsprozesses.

Nichtbiologische Therapien

Viele der nichtbiologischen Therapien können beim Management der MS-Symptome positive Wirkungen haben. Im Allgemeinen sind sie weniger riskant. Mit herkömmlichen biologischen Therapien kombiniert sorgen sie bei MS unter Umständen für weitergehende Linderung. Nicht alle dieser Therapien wurden rigorosen klinischen Studien unterworfen. Ihr niedrigeres Risikoprofil und ihr Nutzenpotenzial machen dies weniger relevant. Nachstehend einige Beispiele:

- Yoga
- Tai-Chi
- Massage
- Meditation
- Spiritualität
- Musiktherapie
- therapeutische Berührung
- heilende Berührung
- Reiki.

Wichtig ist, unser Denken beim Management der MS zu erweitern. Es ist in unserer Kultur zwar üblich, eine Krankheit mit einer Medizin zu heilen, aber auch andere Managementinstrumente, wie die CAM, spielen eine Rolle, und zwar:

- beim Empowerment
- bei verbesserter Selbstwirksamkeit
- beim Management der Gesundheit im Allgemeinen.

Die CAM kann einigen Patienten helfen, ihre Lebensweise und -qualität zu verbessern und mit vielen Symptomen der MS zurechtzukommen. Anregungen für Bücher und Websites finden sich in den Zusatzinfos 9-1 und 9-2.

Fallstudie …

Ein Freund empfahl M. S., sich an einen anderen Neurologen zu wenden, einen, mit dem sie eine Beziehung anknüpfen und der ihr mehr Optionen anbieten könnte. Der Neurologe, an den sie sich dann wandte, arbeitete mit einer MS-Fachpflegeperson zusammen, die viele ihrer Fragen zur CAM beantworten konnte. Die Pflegende besprach mit ihr Ernährungsumstellungen, wie etwa zusätzliche Omega-3- und -6-Fettsäuren, und schlug vor, langsam wieder Lactose und Zucker in ihre Ernährung aufzunehmen, wenn sie dies wollte. Sie schaute sich auch die Liste der Vitamine, Mineralstoffe und Nahrungsergänzungsmittel von S. M. an. Indem sie die Liste mit ihr durchging, konnten sie viele Punkte streichen und die Pflegende erläuterte, warum einige von ihnen schädlich sein könnten. Sie schaute sich die Auswahl von S. M. an und empfahl ihr, sich an eine Ernährungsberatung bzw. an ihren behandelnden Arzt zu wenden.

Der neue Neurologe empfahl auch eine krankheitsmodifizierende Therapie und lieferte ihr Informationen hinsichtlich der Erwartungen an die Therapie. Er riet ihr nicht ab, einige CAM-Therapien damit zu kombinieren. Er bat sie, ihn jederzeit wissen zu lassen, wenn sie über eine neue CAM-Therapie nachdachte, um sicher sein zu können, dass es nicht zu Wechselwirkungen kommt.

In den folgenden Monaten sprach S. M. mit ihrer Pflegenden über ihre Symptome und wie sie damit zurechtkam. Sie hatte sich in einen Kurs über Hydrotherapie und einen Yoga-Kurs eingeschrieben und ging zu einem Physiotherapeuten. Sie schloss sich einer Gruppe in ihrer Kirchengemeinde an und leistete dort auch einige Stunden pro Woche ehrenamtliche Arbeit.

S. M. ist nicht untypisch. Wir alle versuchen zu tun, was für uns am besten ist. Pflegende spielen eine große Rolle als Ressourcen für CAM-Therapien für unsere Patienten. Was wir nicht wissen, ist, ob wir entweder selbst nachschauen oder unseren Patienten die Ressourcen geben, damit sie ihre eigenen Nachforschungen anstellen. Wir müssen die Kultur und Vorerfahrungen unserer Patienten verstehen. Auch müssen wir vorurteilslos sein und dennoch zu Auswahlmöglichkeiten ermutigen, von denen wir wissen, dass sie besser sind und warum sie es sind, und dabei solide Belege verwenden, wo immer wir können.

Literatur

Bowling, A. C. (2007). *Complementary and alternative medicine and multiple sclerosis* (2nd ed.). New York: Demos Medical Publishing.

Fønnebø, V., & Launsø, L. (2009). High use of complementary and alternative medicine inside and outside of the government-funded health care system in Norway. *Journal of Alternative Complementary Medicine, 15*(10), 1061–1066.

National Center of Complementary and Alternative Medicine. (2008). *Time to talk.*

Olsen, S. A. (2009). A review of complementary and alternative medicine (CAM) by people with multiple sclerosis. *Occupational Therapy International, 16*(1), 57–70.

Schwarz, S., Knorr, C., Geiger, H., & Flachenecker, P. (2008). Complementary and alternative medicine for multiple sclerosis. *Multiple Sclerosis, 14*(8), 1113–1119.

Stewart, T. M., & Bowling, A. C. (2006). *Thinking about complementary and alternative medicine?* Monograph, Multiple Sclerosis Association of America.

10 Umgang mit psychosozialen Aspekten

Nicholas G. LaRocca und Rosalind C. Kalb

Fallstudie ...

Melinda ist eine 43-jährige, verheiratete Mutter zweier Kinder, bei der vor 9 Jahren eine schubförmige Multiple Sklerose (MS) diagnostiziert wurde. Nach einer ersten Phase des Schocks und der Trauer über die Diagnose stellte sie fest, dass sie in der Lage war, wieder in die täglichen Routinen zuhause und am Arbeitsplatz hineinzukommen. Obwohl sie drei Episoden einer Optikusneuritis, erhebliche Fatigue, die an- und abzuschwellen schien, und einige Probleme mit Harndrang und Pollakisurie hatte, war Melinda imstande, ihrer Rolle als Ehefrau, Mutter und Verwaltungsassistentin in Teilzeit gerecht zu werden.

Während der vergangenen Monate stellte sie jedoch fest, dass sie immer mehr darum ringen musste, in all den Dingen auf der Höhe zu bleiben. Einst eine sehr organisierte Person – jemand, der sogar stolz darauf war, die Finanzen zuhause und im Büro zu managen und für jeden den Terminkalender auf dem Laufenden zu halten – hat Melinda jetzt das Gefühl, die Kontrolle verloren zu haben. Sie vergisst Verabredungen, verlegt Sachen und es fällt ihr schwer, die vielen Aufgaben eines Tages nach Prioritäten zu ordnen und zu strukturieren.

All dies hat ihr Selbstvertrauen erschüttert und sie entmutigt und verängstigt. Sie merkt, wie sie ihrem Mann und den Kindern gegenüber ausfällig wird und wünscht sich, sie könne sich vor allen verstecken. Sie weiß, dass sie in vielen Dingen sehr glücklich ist, aber macht sich Sorgen, dass ihre Welt um sie herum zusammenbricht. Melinda fragt sich, was ihr noch bleibt, wenn die MS ihr die Fertigkeiten nimmt, die sie zu dem befähigen, was ihr wichtig ist.

Einleitung

Auswirkungen der MS auf Individuum und Familie

Der Schwerpunkt dieses Kapitels liegt auf den psychosozialen Auswirkungen der MS, es wird beschrieben, wie sie die Gedanken, Gefühle und Beziehungen der Betroffenen beeinträchtigt. Insgesamt gehen die Auswirkungen der MS teilweise auf das Spektrum variabler und unberechenbarer Symptome zurück, die sie verursachen kann, darunter die Beeinträchtigung des Gehens, Fatigue, Funktionsstörungen von Blase und Darm, Tremor, Spastik, Störungen der Sexualfunktion sowie kognitive und emotionale Veränderungen. Jede Facette des täglichen Lebens kann verändert sein. Schwierigkeiten beim Gehen können wichtige Aktivitäten des täglichen Lebens stören und vielleicht zu Arbeitslosigkeit, zum Verlust des Selbstwertgefühls und zu einem dramatischen Zerfall der Lebensweise einer Familie führen. Eine Beeinträchtigung des Gedächtnisses kann grundlegende Aktivitäten, wie etwa das Lesen eines Buches oder das Erlernen einer neuen Fertigkeit, erschweren oder unmöglich machen. Blasen- und Darmprobleme können das Kontrollgefühl eines Menschen bedrohen. Und eine Depression kann selbst die einfachsten Aktivitäten zu etwas Überwältigendem machen. Individuen und Familien erfahren angesichts der Veränderungen, welche die Krankheit mit sich bringt, unter Umständen intensive Verlustgefühle, Angst vor einer unabsehbaren Zukunft sowie Anspannung und Groll wegen der Veränderungen, die sie wenig bis gar nicht unter Kontrolle zu haben glauben.

Die Rolle der Pflegeperson

In der US-amerikanischen Gesundheitsversorgung ist die Pflegeperson mehr noch als in den deutschsprachigen Ländern diejenige Leistungsanbieterin, mit der die Menschen mit größter Regelmäßigkeit und am ausgiebigsten in Kontakt stehen. Die Pflegeperson kann eine elementare Rolle dabei spielen, die Adaptation des Individuums und der Familie an die Krankheit zu erleichtern und angesichts der Ungewissheit Hoffnung zu fördern. Frühzeichen neuer oder sich verschlechternder Symptome fallen unter Umständen zuerst der Pflegeperson auf und geben daher Gelegenheit zu frühzeitiger Intervention und Edukation. Vor allem kann die Pflegeperson die Anzeichen kognitiver, emotionaler und familiärer Probleme erkennen – eben jene Auswirkungen der MS, die oft unbehandelt bleiben. Zwar mag die Pflegeperson vielfach nicht in der Position sein, für eine Behandlung dieser psychosozialen Probleme zu sorgen, kann jedoch als wertvolle Informations- und Edukationsquelle für verschiedene mit MS zusammenhängende Probleme dienen. Oft wird die Pflegeperson diejenige sein, welche Überweisungen organisiert, die die Dinge wieder in Gang bringen. Der Psychologe, Psychiater, Sozialarbeiter oder Berufsberater greift oft auf die Pflegeperson als «Frühwarnsystem» für neue Symptome zurück.

Ziel dieses Kapitels

In diesem Kapitel werden einige der kognitiven, emotionalen und familiären Probleme umrissen, die sich durch MS ergeben, Auch werden die Herausforderungen erörtert, vor denen Pflegende stehen, die mit MS-Betroffenen arbeiten, und wie man ihnen begegnen kann. Außerdem werden die Auswirkungen betrachtet, die MS-Probleme auf die Arbeit der Pflegeperson haben können. So kann beispielsweise ein Gedächtnisverlust die Bemühungen der Pflegeperson um Patientenedukation zuweilen scheinbar fruchtlos machen. Wer dieses Kapitel liest, wird ein Grundverständnis für die psychosozialen Probleme bei MS und dafür bekommen, wie man darauf reagiert. Das Ziel besteht darin, Pflegende dabei zu unterstützen, ...

a) ... ein Verständnis für die psychosozialen Aspekte der MS in ihre Arbeit zu integrieren.
b) ... zu wissen, welcher Art von Hilfe es bedarf, um die Lösung dieser Probleme in Angriff zu nehmen.
c) ... zu lernen, auf welche Weisen sich angesichts signifikanter emotionaler und/oder kognitiver Belastungen Optimismus und Hoffnung fördern lassen.

Emotionale Belastungen bei MS

Stress

Zur Frage der Auswirkungen von emotionalem Stress auf MS gibt es viele Spekulationen, viele Anekdoten und eine umfangreiche Forschung. Viele glauben, Stress könne den Beginn der Erkrankung beschleunigen oder Schübe auslösen. Nahezu jede/r mit MS kann ein emotional belastendes Ereignis anführen, das kurz vor einem Schub stattfand. In manchen Studien fanden sich Belege, welche die Verbindung zwischen Stress und MS stützen (Franklin et al., 1989; Golan et al., 2008; Li et al., 2004; Potagas et al., 2008; Warren et al., 1982), während dies in anderen Studien nicht so ist (Fischer et al., 1994; Nisipeanu/Korczyn, 1993). In den jüngsten Studien scheint sich eine Verbindung zwischen Stress und MS-Schüben zu finden (Mohr et al., 2004).

In vielen der Studien zum Thema Stress wurden wissenschaftlich schwache Methoden angewandt. Infolgedessen ist die Frage einer Verbindung zwischen Stress und MS noch immer unklar und umstritten. Es bestehen jedoch kaum Zweifel, dass der Glaube an diese Verbindung viele unnötige Kopfschmerzen bereiten kann. Familienangehörige äußern unter Umständen Schuldgefühle, weil sie glauben, emotionalen Stress verursacht zu haben, der zu einer Verschlimmerung der MS ihrer geliebten Person geführt hat. Viele Menschen mit MS haben ihren Arbeitsplatz aufgegeben, weil ein fehlgeleiteter Arzt ihnen gesagt hat, sie müssten «beruflichen Stress» vermeiden, damit ihre MS sich nicht verschlechtere. Solche Vorstellungen entbehren jeder wissenschaftlichen Grundlage. Menschen mit MS sollten davon abgehalten werden, wichtige Veränderungen im Leben auf der Grundlage der «Stressvermeidung» zu treffen. Die meisten Stressquellen liegen ohnedies außerhalb unserer Kontrolle. Der Schlüssel liegt darin, zu lernen, wie man mit Stress im Leben umgeht, statt zu versuchen, ihm zu entgehen.

Mohr (2008) liefert einige nützliche Einblicke in dieses komplexe Thema, die im Detail zu zitieren sich lohnt:

- Ein Leidensgefühl kann Frühzeichen der Krankheitsaktivität sein. Wir wissen, dass Veränderungen im Hirngewebe viele Monate vor dem Auftreten Gadolinium anreichernder Läsionen einsetzen können. Solche Veränderungen lösen womöglich das Leidensgefühl durch noch unbekannte Mechanismen aus.
- Belastende Lebensereignisse können ein Faktor unter vielen sein, die darüber bestimmen, ob ein früher pathogener Krankheitsprozess zu Gadolinium anreichernden Hirnläsionen oder voll ausgeprägten Schüben fortschreitet.
- Chronischer Stress kann zu Veränderungen der Spiegel endogener Glukokortikoide führen und dadurch die Fähigkeit des Körpers verändern, die Entzündungsaktivität zu regulieren.
- Wenn es eine echte Beziehung zwischen belastenden Lebensereignissen und einer Verschlechterung der MS gibt, variiert sie von Patient zu Patient wahrscheinlich stark: Manche mögen widerstandsfähig sein, während andere anfälliger sind.
- Die Belege für Stress und Krankheitsprogression oder eine nachhaltige Progression sind widersprüchlich, derzeit lassen sich keine Schlüsse ziehen.

Studien, in denen die Beziehung zwischen Stress und dem Immunsystem untersucht wurde (Foley et al., 1988; Mohr et al., 2000; Heesen et al., 2007), haben gezeigt, dass die Beziehung zwischen Stress und Krankheit keine einfache ist und je nachdem, wie lange die Person bereits an MS erkrankt ist, schwanken kann. Andere Studien haben schon vor langem gezeigt, was eigentlich offensichtlich ist, dass MS eine enorme Stressquelle darstellt und zu emotionalem Leid führen kann (LaRocca, 1984). Es ist belegt, dass psychisches Leid beim Auftreten eines Schubes wahrscheinlich zunimmt und nachlässt, wenn es zur Remission kommt (Brown et al., 2006; Dalos et al., 1983). Bei einem Schub müssen wir besonders auf den emotionalen Zustand einer Person und deren möglicherweise erhöhtes Hilfebedürfnis achten. Da MS das physische und soziale Leben einer Person durcheinanderwerfen und das Selbstwertgefühl untergraben kann, verschärft sie unter Umständen auch bestehende Persönlichkeitsprobleme (**Beispiel 10-1**).

Beispiel 10-1

Mary war schon immer jemand, der das Sagen haben musste. Mancher hätte sie als rechthaberisch oder pingelig beschrieben. Sie hatte zu allem eine Meinung und stand der Art, wie Angehörige in der Familie Dinge taten, generell kritisch gegenüber. Nichts war ihr je gut genug. Nachdem sie MS bekommen hatte, konnte Mary nicht mehr gehen und musste mehr und mehr auf andere Familienmitglieder zurückgreifen, um Dinge im Haus zu erledigen. Nach und nach wurde sie launisch, statt pingelig. Da niemand etwas zu ihrer Zufriedenheit erledigen konnte, tadelte sie Familienmitglieder laut für ihre Unzulänglichkeiten. Schließlich begannen alle im Haushalt, sie zu meiden und Mary war in ihrer eigenen Familie zunehmend isoliert und einsam.

Die hier beschriebene Person ist zu einer Karikatur ihres früheren Selbst geworden. Sie und ihre Familie brauchen die Hilfe eines Psychotherapeuten, um die Gefühle zu ordnen, welche die MS erzeugt hat. Mary wird möglicherweise stets etwas perfektionistisch sein. Gegenwärtig ist es jedoch – auch für sie selbst – unmöglich geworden, mit ihr zu leben, und es bedarf einer Intervention.

Multiple Sklerose wird von vielen Belastungen begleitet, die sich grob in zwei Arten unterteilen lassen: größere Ereignisse im Leben und Alltagsstress. Die größeren Ereignisse im Leben sind Dinge wie der Verlust des Arbeitsplatzes, der von der Person und/oder ihrer Familie eine Umstellung oder Neuanpassung erfordert. Alltagsstress, auch als «der ganze Ärger» bezeichnet, sind die vielen täglichen Begebenheiten, wie etwa, im Stau zu stecken, die keine größeren Lebensumstellungen erfordern, aber emotional belastend sind. Lassen Sie uns einige der psychosozialen Aspekte der MS betrachten, die Stressquellen darstellen, und schauen, wie wir darauf reagieren können. Jeder Aspekt wird durch eine kurze Fallgeschichte illustriert. Diese wurde zwar so aufbereitet, dass sie keiner realen Person gleicht, aber jede Situation entstammt klinischer Erfahrung und verdeutlicht beispielhaft die Belastungen durch MS im täglichen Leben.

Ungewissheit und Unkalkulierbarkeit

Unter den Belastungen, denen jemand mit MS ausgesetzt ist, steht Ungewissheit vielleicht an erster Stelle. Fließende und unklare Symptome, wie etwa Taubheitsgefühl oder verschwommenes Sehen, sind unter Umständen die ersten Zeichen von MS. Es kann Monate oder Jahre dauern, um eine eindeutige Diagnose zu stellen, und in dieser Zeit werden die Symptome der Fatigue, Depression, Hysterie oder irgendeiner anderen einer ganzen Reihe von Ursachen zugeordnet. Schock und Ungläubigkeit können folgen, sobald die Diagnose einer chronischen, degenerativen Krankheit der Person erst einmal bewusst wird. Die bzw. der von MS Betroffene möchte seine Prognose wissen: «Was wird geschehen?» ... «Ende ich schließlich im Rollstuhl?» – und ist frustriert, wenn sie bzw. er erfährt, dass sich weder der Krankheitsverlauf noch das Ergebnis mit Gewissheit vorhersagen lässt. Angesichts solcher Ungewissheit ein Gefühl von Sicherheit und Stabilität aufzubauen ist eine große Herausforderung, die erhebliche emotionale Turbulenzen mit sich bringen kann (**Beispiel 10-2**).

Beispiel 10-2

Tom geht mittels eines Gehstocks nur beschwerlich. Er arbeitet seit mehreren Jahren für ein Telekommunikationsunternehmen, das sich gegenwärtig verkleinert. Er konnte ein Arrangement treffen, demzufolge er 3 Tage pro Woche zuhause arbeitet und die übrigen Tage im Büro ist. Er fühlt sich hinsichtlich seines Arbeitsplatzes recht sicher, weil er ausgezeichnete Bewertungen erhalten hat. Allerdings hat das Unternehmen mehrere Angestellte mit Behinderungen und niemand ist vor Entlassung sicher. Tom hat ein Stellenangebot von einer anderen Firma. Dieses neue Unternehmen hat einen guten Ruf als Arbeitgeber und hat ihm ein gutes Angebot gemacht. Zur neuen Arbeitsstelle müsste er allerdings mehr als eine Stunde fahren und könnte aufgrund der Art seiner Aufgaben nicht mehr als einen Tag pro Woche zuhause arbeiten. Tom meint, mit dem neuen Arbeitsplatz zurechtkommen zu können, solange sich seine MS nicht verschlechtert. Wenn jedoch das Autofahren schwieriger oder die Fatigue zum Problem wird, könnte er es vielleicht nicht. Als er einmal zum Arzt kommt, spricht er darüber, wie ihm die Ungewissheit hinsichtlich seiner Krankheit die Entscheidung erschwert.

Tom muss einiges von seiner Angst wegen der Unkalkulierbarkeit und Ungewissheit seiner Krankheit besprechen. Ein Psychotherapeut könnte ihm dabei helfen. Tom könnte es auch hilfreich finden, mit einem Berufsfachberater und/oder einem Rechtsanwalt zu sprechen, um sicherzustellen, dass er seine Rechte und Möglichkeiten versteht. Der Ungewissheit bei MS kann er nicht entkommen. Seine Aufgabe angesichts der Unkalkulierbarkeit besteht darin, anhand von Informationen eine Entscheidung zu fällen, die weder zu optimistisch noch zu pessimistisch ist.

Verleugnung und Anpassung

Wenn die Diagnose MS feststeht, folgt unter Umständen ein Gefühl der Erleichterung, weil wenigstens etwas von der ursprünglichen Ungewissheit verschwunden ist. Viele mögen sich aber auch in einem leichten Schockzustand befinden. Da eine unheilbare, progrediente Erkrankung, wie MS, bei den meisten Menschen nicht zu den Erwartungen gehört, die man ans Leben stellt, ist ein gewisser Unglaube eine gesunde und normale Reaktion. Verleugnung kann insofern hilfreich sein, als sie dem Individuum Zeit zur Aufnahme und Verarbeitung einer schockierenden Realität gibt, auf die es überhaupt nicht vorbereitet war. In den meisten Fällen verschwindet dieses Gefühl von Schock und Unglauben nach und nach, während der Betreffende die Diagnose zu akzeptieren beginnt und Wege findet, um die Realität der Krankheit in sein Leben zu integrieren. Die meisten Menschen mit MS werden sagen, dass sie die Krankheit niemals vollkommen akzeptieren, ähnlich wie sie auch ein ständiges Erdbeben nicht akzeptieren würden, das den Boden unter ihren Füßen erschüttert. Sie beginnen jedoch, die von der

Krankheit geforderten Anpassungen vorzunehmen. Wenn Gesundheitsfachpersonen feststellen, dass solche Veränderungen nicht vorgenommen werden, so geschieht dies oft deshalb nicht, weil die Verleugnung lang über ihren Nutzen hinaus fortbesteht. Wenn Verleugnung einer effektiven Planung und Entscheidungsfindung, dem Nach-außen-Treten sowie Anträgen um Anpassung des Arbeitsplatzes und Sicherheitsfragen im Weg zu stehen beginnt, ist es Zeit, andere Strategien zu erwägen (**Beispiel 10-3** und **Beispiel 10-4**).

Beispiel 10-3

Nach ihrer kürzlich gestellten Diagnose einer chronisch-rezidivierenden MS empfahl Ellens Neurologe, mit einer krankheitsmodifizierenden Therapie zu beginnen. Er sagte Ellen, ihre anfänglichen Symptome hätten sich zwar wieder zurückgebildet, ihr MRT würde jedoch Zeichen signifikanter Krankheitsaktivität zeigen. Er erläuterte die Vorteile einer frühzeitigen Behandlung und bezeichnete sie als wertvolle Investition in ihre Zukunft. Dennoch entschied Ellen, zu diesem Zeitpunkt nicht mit einer Therapie zu beginnen, weil sie sich gerade gut fühlt und kein Medikament nehmen möchte, bei dem sie sich schlechter fühlt als mit der Krankheit. Und es fällt ihr schwer zu glauben, dass sie wirklich eine chronische, potenziell zu Behinderung führende Krankheit hat, wo sie doch so gesund ist. Ellen möchte abwarten und schauen, was geschieht, weil sich der Arzt ja bei der Diagnose auch geirrt haben könnte.

Beispiel 10-4

William ist Stammkunde beim Karosseriebauer; vier Autounfälle hatte er in den vergangenen 3 Jahren und alle so ziemlich Totalschaden. Vor der Diagnose seiner MS im Alter von 34 Jahren war sein Register als Autofahrer makellos. Als William 36 war, gehörten zu seinen Symptomen auch Taubheitsgefühl und Schwäche in den Beinen, gelegentliche Doppelbilder und leichte Gedächtnisschwäche. Zu seinem ersten schweren Unfall kam es kurz nach seinem 36. Geburtstag, als er, ohne etwas getrunken zu haben, in einer klaren Nacht einen Laternenmast streifte. Williams Frau bat ihn inständig, entweder das Autofahren aufzugeben oder sich auf seine Fahrtauglichkeit hin untersuchen zu lassen. Er weigert sich lautstark und schiebt seine Missgeschicke auf «Pech», «defekte Bremsen» oder «den anderen».

Ellens Abneigung, die Realität ihrer Diagnose zu akzeptieren, beeinträchtigt ihre Fähigkeit zu vernünftigen Entscheidungen. Es wird Edukation und Unterstützung erfordern, um Ellens Bereitschaft zu erhöhen, die Realität ihrer Diagnose zu akzeptieren und mit einer krankheitsmodifizierenden Therapie zu beginnen. Es kann aber auch eines weiteren Schubes bedürfen, bis sie sich bereit fühlt, eine Behandlung zu erwägen (Holland et al., 2001a, 2001b).

William scheint eine besonders gefährliche Art der Verleugnung zu betreiben. Leider ist Verleugnung oft nur schwer zu durchbrechen, weil sie von Natur aus

Vorstellungen ausschließt. Autofahren ist ein bedeutendes Bollwerk der Unabhängigkeit und für viele Menschen ist es schlimmer, das Autofahren aufzugeben als nicht mehr gehen zu können. William braucht eine sorgsam abgemessene Kombination von Konfrontation und Verständnis. Sein Bedürfnis nach Unabhängigkeit sollte auch dann anerkannt werden, wenn man ihn mit dem unwiderlegbaren Beweis konfrontiert, dass etwas nicht stimmt. Verständnis und Konfrontation sind jedoch unter Umständen nicht genug. Vielleicht müssen die Familie und Freunde sich weigern, in einem Auto zu fahren, wenn William am Steuer sitzt. Er sollte getestet werden, um festzustellen, ob bei ihm spezifische Sehschwächen oder Defizite der räumlichen Wahrnehmung vorliegen. In manchen US-Bundesstaaten müssen solche Belege einer Fahrbeeinträchtigung den Verkehrsbehörden des jeweiligen Bundesstaates gemeldet werden. William hat noch niemanden verletzt, aber die Wahrscheinlichkeit, dass dies geschieht, ist hoch. Seine Verleugnung steht der Anpassung im Weg und er wird eine Menge Hilfe brauchen, um sie zu durchbrechen.

Trauer und Depression

Schock und Verleugnung, die an manchen Punkten der MS eintreten können, gleichen dem, was Menschen fühlen, wenn sie zum ersten Mal vom plötzlichen und unerwarteten Tod einer geliebten Person hören. Schock und Verleugnung weichen gewöhnlich der Trauer, sobald jemand den Verlust eines Menschen betrauert, der eine wichtige Rolle in seinem Leben gespielt hat. Bei MS wird Trauer auf etwas andere Weise umgesetzt. Die betrauerten Verluste sind im Wesentlichen Verluste des Selbst. Das alte und leistungsfähige Selbst ist nicht mehr und muss betrauert werden. Unter Umständen müssen langgehegte Erwartungen an die Zukunft aufgegeben werden. Geschätzte körperliche Fähigkeiten, wie Laufen oder Skifahren, können verlorengehen und müssen betrauert werden.

MS-bedingtes Trauern ist für Freunde und die Familie nicht immer angenehm. Bisweilen fällt es ihnen schwer, zu verstehen, warum die Person mit MS «im Loch steckt», wo ihre MS doch «eigentlich nicht so schlimm» ist. Trauer ist jedoch eine normale Reaktion auf die Arten von Veränderung, die bei MS eintreten. Trauern kann mehrere Reaktionen umfassen, darunter:

a) Traurigkeit und Weinen
b) Furcht und Verleugnung
c) Wut und Reizbarkeit
d) die Frage: «Warum ich?»
e) Sich-Erinnern an die Vergangenheit und
f) Sehnsucht nach glücklicheren Zeiten.

Bisweilen können sich Gefühle von Wut und Verbitterung gegen Dritte richten, was zur Verwirrung und Belastung der Familie beiträgt (**Beispiel 10-5**).

Beispiel 10-5

Bevor sie im Alter von 37 Jahren MS bekam, war Sandra erfolgreiche Kundenbetreuerin eines großen Unternehmens für Bürotechnik. Ihre kognitiven Fähigkeiten sind zwar intakt, aber sie kann nicht mehr gehen. Sie bewegte sich auf stark umkämpftem Terrain, und dass sie nicht mehr zu ihren Kunden kam, bedeutete das Ende ihrer Laufbahn. Ihr Unternehmen hatte eine ausgezeichnete Versicherung gegen Behinderung, plante jedoch, sie zusammen mit anderen teuren Elementen betrieblicher Sonderleistungen zu kürzen. Sandra zerbrach sich den Kopf darüber, mit einer Behinderung auszuscheiden oder zu versuchen, innerhalb des Unternehmens auf eine schwächer dotierte Position zu wechseln. Weil sie Familie hat – einen Ehemann und zwei Töchter – optierte sie für die finanzielle Sicherheit, die ihr die Behindertenrente auf der Grundlage ihres alten Gehalts böte. Die ersten paar Wochen des Ruhestands liefen gut, weil sie ihre Lektüre nachholte, Freunde traf, die sie lange nicht gesehen hatte, und an lange vernachlässigten Hobbys arbeitete. Nach mehreren Monaten wurde sie jedoch zunehmend launisch und schwankte zwischen Phasen düsteren Rückzugs und extremer Reizbarkeit. Früher eine heitere und liebende Frau und Mutter schien sie jetzt überall etwas auszusetzen zu haben. Ohne dass ihr Mann es weiß, weint sie jeden Morgen, wenn er zur Arbeit geht. Sie verbringt viel Zeit damit, über ihren alten Job nachzudenken und zu sprechen. Ihr Mann kann nicht verstehen, was vor sich geht. Sie hat eine schöne Rente und viel Zeit, um zu tun, was immer sie möchte. Er wünscht, er hätte es so leicht. Er drängt sie, nicht mehr an die alten Zeiten zu denken und zu versuchen, die Gegenwart zu genießen. Sie ist mit Menschen schon immer gut zurechtgekommen und hat einst darüber nachgedacht, eine Schule zu besuchen, um Sozialarbeiterin zu werden. Aber sie kommt einfach nicht mit der Aussicht zurecht, wieder von vorn anzufangen.

Sandra trauert. Sie braucht Raum, um sich diesem Prozess zu widmen und die damit verbundenen Gefühle zu durchleben. Wenn ihr Mann ein besseres Verständnis für den Trauerprozess entwickeln kann, so kann er ihr beistehen und ermöglichen, dass sie ihren Emotionen Luft macht. Mit der Zeit ist sie dann vielleicht bereit, ein neues Leben für sich selbst aufzubauen und vielleicht ihren Abschluss in Sozialarbeit zu machen.

Wenn wir einer trauernden Person begegnen, sagen wir wahrscheinlich, sie sei «deprimiert». Was ist der Unterschied zwischen Trauer und Depression? Trauer konzentriert sich gewöhnlich auf ein spezielles Ereignis oder eine Reihe von Ereignissen und ist im Allgemeinen zeitlich begrenzt. Das trauernde Individuum mag traurig sein, ist jedoch gewöhnlich imstande, sich anregenden Aktivitäten zuzuwenden und die Gesellschaft Dritter zu genießen. Im Gegensatz zur Trauer ist die klinische Depression im Allgemeinen ausgeprägter, tiefgreifender und anhaltender. Eine klinische Depression wird typischerweise in Form einer Episode der Major-Depression diagnostiziert. Solch eine Episode besteht aus anhaltender (täglich über 2 Wochen oder länger) Traurigkeit und/oder fehlendem bzw. mangelndem Interesse an früher erfreulichen Aktivitäten, zusammen mit mindestens dreien der folgenden Punkte:

a) Verlust oder Zunahme des Appetits
b) gestörter Schlaf
c) Gefühl der Hoffnungslosigkeit
d) anhaltende Gedanken an Tod und Suizid
e) Gefühl der Wertlosigkeit, Selbstvorwürfe oder Schuldgefühle
f) Mattigkeit
g) Unfähigkeit, sich zu konzentrieren.

In der Praxis fällt es oft schwer, zwischen tiefer Trauer und klinischer Depression zu unterscheiden. Professionelle Hilfe kann in beiden Fällen *nützlich* sein und ist bei klinischer Depression *essenziell.* Es gibt Belege dafür, dass Psychotherapie einige der Depressionssymptome bei MS lindern kann (Foley et al., 1987; Mohr et al., 2001). Auch Antidepressiva sind mit Erfolg eingesetzt worden. Viele Jahre lang wurden die trizyklischen Antidepressiva, wie Amitriptylin und Imipramin, eingesetzt, wobei jedoch in den vergangenen Jahren die selektiven Serotonin-Wiederaufnahme-Hemmer (SSRI), darunter Paroxetin, Fluoxetin und Sertralin, als Antidepressiva häufiger verschrieben werden und es Belege für die Wirksamkeit von Sertralin gibt (Mohr et al., 2001).

Der Terminus Depression kann bei MS Verwirrung stiften, weil er auf so viele verschiedene Weisen verwandt wird. Entsprechend obiger Definition verwandt, bezieht er sich auf eine spezifische Gruppe von Zuständen, die zusammengenommen eine bestimmte psychiatrische Diagnose – die Episode einer Major-Depression – bilden. Oft dient der Terminus jedoch zur Bezeichnung eines weniger spezifischen und schweren Zustands von Dysphorie (Traurigkeit) und allgemeinen seelischen Leidens. Demnach beschreibt sich jemand, der einen schlechten Tag hat, an dem alles schiefläuft, unter Umständen als «depressiv».[1] Da MS solch weitreichende Auswirkungen hat, erleben Betroffene oft einiges an emotionalem Leid, vor allem bei einem Schub.

Sowohl die klinische Depression als auch das weniger schwere emotionale Leiden sind bei MS häufig. Schätzungen zufolge durchlaufen Menschen mit MS irgendwann im Laufe ihrer Krankheit eine Episode der Major-Depression, was viel häufiger ist als in der Allgemeinbevölkerung oder bei anderen Erkrankungen mit ähnlichen Behinderungen, wie etwa bei Rückenmarkverletzung. Die sehr hohe Häufigkeit der Depression bei MS hat manche gar zu der Theorie geführt, dass

1 Im Amerikanischen und Englischen heißt es stets «depressed» und ermöglicht daher die beschriebenen Missverständnisse. Das Deutsche erlaubt die Unterscheidung zwischen «depressiv» im Sinne einer Depression und «deprimiert» im Sinne einer gedrückten Verstimmtheit ohne pathologischen Hintergrund. [A. d. Ü.]

einiges von der bei MS zu beobachtenden klinischen Depression unter Umständen die unmittelbare Folge einer Schädigung von Teilen des Gehirns sein könnte, die mit der Regulation von Emotionen befasst sind, und die Forschung hat dies in gewissem Maße bestätigt (Feinstein et al., 2004; Zorzon et al., 2001). Mit allem Vorbehalt gibt es verschiedene Ursachen für die bei MS beobachtete klinische Depression, darunter Krankheitsherde, veränderte Lebensumstände und eine möglicherweise erbliche Anfälligkeit für affektive Störungen. Was auch immer die Ursache ist, eine klinische Depression sollte ernst genommen und behandelt werden. Die Suizidrate ist bei Menschen mit MS viel höher als in der Allgemeinbevölkerung und eine der führenden Todesursachen bei MS. Wenn Sie die Zeichen einer klinischen Depression erkennen, sollten Sie nachhaltig für die Untersuchung durch einen Psychiater eintreten (**Beispiel 10-6**).

Beispiel 10-6

Margaret hatte seit 16 Jahren MS, nachdem sie mit 32 Jahren die Diagnose bekommen hatte. Mehrere Jahre lang ging es ihr gut, sie ging mit einem Gehstock und achtete genau auf das Vorhandensein von Ruheräumen. Vor etwa 2 Jahren hatte sie jedoch einen schweren Schub, der die stationäre Aufnahme zur intravenösen Verabreichung hochdosierter Steroide, gefolgt von stationärer Rehabilitation erforderte. Obwohl sich Margarets Zustand ein wenig besserte, gewann sie ihr Gehvermögen nie wieder zurück und muss jetzt einen Rollstuhl verwenden. Sie schien sich gut zu adaptieren und hatte viele Freunde, zahlreiche Interessen und eine häusliche Teilzeittätigkeit mit Arbeit am Computer. Vor etwa 2 Monaten begann sie, sich zunehmend in sich zurückzuziehen, traf sich nicht mehr mit Freunden und verlor das Interesse an ihren Hobbys. Früher eine eifrige Leserin, nimmt sie jetzt nur noch selten ein Buch in die Hand, sagt, sie könne sich nicht konzentrieren. Nahrung war ihr stets wichtig, aber sie isst jetzt nur noch, wenn man sie daran erinnert, und stochert dann auch nur im Essen herum. In 2 Monaten hat sie rund 7 Kilo abgenommen. Sie hat einen Sohn am College. Ihr Mann versucht, sie in Gespräche zu verwickeln, aber sie scheint lustlos und desinteressiert. In gelegentlichen intimen Momenten vertraut sie ihm an, sie fühle sich vollkommen nutzlos und sehe für sich keinen Sinn im Leben. Margaret hat Fantasien, sie sei tot, so dass sie ihren Schmerzen entgehen könne und für ihren Mann keine Last mehr sei. Ihre Depression wurde bisher nicht behandelt, aber ihr Internist hat ihr ein Rezept für Schlaftabletten gegeben, weil sie Einschlafstörungen hat. Eines Tages fand Margarets Mann ein Plastiktütchen mit etwa 30 dieser Schlaftabletten in ihrem Nachtschränkchen versteckt.

Margaret ist weit über Trauer oder bloßes emotionales Leid hinaus. Sie ist klinisch depressiv und hat zumindest einen groben Plan, sich das Leben zu nehmen. Dies stellt für sie einen abrupten und seit kurzem erst bestehenden Wandel dar. Bis vor kurzem hatte sie das Leben, die Arbeit und Freunde genossen. Sie braucht rasch professionelle Hilfe, vielleicht eine Kombination aus Medikamenten und Psychotherapie. Mit solcher Hilfe sollte sie in der Lage sein, ihre früheren Aktivitäten wieder aufzunehmen und wird die Dinge wahrscheinlich in einem positiveren Licht sehen.

Emotionale Unausgeglichenheit und Persönlichkeitsveränderung

Die bislang beschriebenen Attacken von Trauer und Depression sind Teil eines größeren Komplexes emotionaler Unausgeglichenheit, der bei MS auftritt. Mangels eines besseren Begriffs wird er oft zusammenfassend als *Stimmungsschwankungen* bezeichnet. In Wirklichkeit fallen wir alle von Zeit zu Zeit emotionaler Unausgeglichenheit zum Opfer. Es scheint jedoch, als mache MS einen besonders anfällig für emotionale Unausgeglichenheit aller Art. Die möglichen Schübe und Remissionen bei MS können ihre eigene emotionale Unausgeglichenheit schaffen. Stimmungsschwankungen können auch stündlich oder von Minute zu Minute eintreten. Familien erwähnen oft, dass die Person mit MS in der einen Minute fröhlich und liebevoll und in der nächsten wütend und kritisch sein kann. Andere Familien beschreiben ein Phänomen, bei dem die Person mit MS extrem sensibel ist, rasch in Tränen ausbricht und dann Schwierigkeiten hat, wieder aufzuhören. Bei einer dritten Art emotionaler Unausgeglichenheit kommt es zu Lach- und Weinkrämpfen, die in keiner erkennbaren Weise zum Geschehen in der Umgebung zu passen scheinen. Lassen Sie uns dies im Einzelnen betrachten.

Stimmungsschwankungen

Wenn sie enorm unter Stress geraten, erleben die meisten Menschen ein gewisses Maß an emotionaler Unausgeglichenheit. Sie kann sich anhand von Reizbarkeit, Überempfindlichkeit und labiler Stimmungslage zeigen. Eine gute Stimmung lässt sich leicht kippen und durch dunklere Gedanken und eine pessimistische Perspektive ersetzen. Diese Stimmungsschwankungen sind unter Umständen nicht nur auf die Person mit MS beschränkt. Sie können auch bei Familienangehörigen als Reaktion auf deren eigene Belastungen im Leben und die eigenen Angelegenheiten auftreten. Das bei Menschen mit MS aber bisweilen vorkommende Auf und Ab kann teilweise auch durch Krankheitsherde in jenen Teilen des Gehirns unterhalten werden, die für die Regulation von Emotionen verantwortlich sind. Zwar fehlt es auf diesem Gebiet an Forschung, es könnte jedoch erklären helfen, warum viele Menschen mit MS emotional bisweilen so unausgeglichen sind. Was auch immer die Ursache ist: Der Umgang mit Stimmungsschwankungen kann anstrengend sein. Eine kurze Familientherapie kann jedem helfen, das Phänomen zu verstehen. Die Therapie kann auch helfen, einige der psychosozialen Aspekte zu klären und zu lösen, die eventuell zu den Stimmungsschwankungen beitragen. Manchmal erleben mehrere Familienangehörige den gleichen Schmerz und die gleichen Sorgen, sind aber nicht imstande, sie sich gegenseitig effektiv mitzuteilen. Durch Therapie lässt sich Familienangehörigen helfen, einigen ihrer Sorgen Luft zu machen und auf Lösungen hinzuarbeiten.

Emotionale Labilität

Emotionale Labilität, bei der sich Weinen, Lachen, Wut oder andere starke Gefühle rasch («von jetzt auf gleich») auslösen und nur schwer wieder beherrschen lassen, ist nicht allein auf MS beschränkt. Sie scheint jedoch bei MS viel häufiger vorzukommen als in der Allgemeinbevölkerung. Trotz eines bedauerlichen Mangels an Forschungsarbeiten zu diesem Thema wird diese Art der Gemütsveränderung wahrscheinlich teilweise durch die Erkrankungsherde verursacht. Werden sich die Betroffenen des Problems erst einmal bewusst, können sie konstruktiv damit umgehen. Sich über die Situationen im Klaren zu sein, die wahrscheinlich eine starke Reaktion auslösen, kann Menschen helfen, sich auf den möglichen Ansturm von Gefühlen vorzubereiten. Ein paar tiefe Atemzüge oder ein kurzes Innehalten, bevor sie irgendetwas antwortet, hilft der Person vielleicht, die starken Gefühle zu beherrschen. Schließlich kann es auch hilfreich sein, einzelne Ereignisse in einem größeren Zusammenhang zu sehen. Manchmal wird jedes Ereignis behandelt, als sei es eine Situation auf Leben und Tod. Zu versuchen, die größeren Zusammenhänge zu sehen, kann eine beruhigende Wirkung haben.

Pseudobulbäraffekt

Die dritte und extreme Form von Stimmungswechsel wird als *Pseudobulbäraffekt* bezeichnet. Er ist ein klassisches Symptom der MS, bei dem die Betroffenen Lach- oder Weinkrämpfe haben, die sie anscheinend nicht beherrschen können. Außerdem haben diese Lach- oder Weinphasen unter Umständen keinen oder nur einen schwachen Auslöser, der unter Umständen, wenn überhaupt, nur wenig bis gar nichts mit der geäußerten Emotion zu tun hat. Nach einem Weinanfall sagt der Betreffende eventuell, er sei nicht wirklich traurig gewesen und könne nicht sagen, warum er zu weinen begonnen hätte. Es besteht kaum Zweifel daran, dass solche Episoden ein direktes Resultat der Krankheitsherde im Gehirn sind. Studien zufolge lässt sich der Pseudobulbäraffekt mit einigem Erfolg durch Amitriptylin (Schiffer et al., 1985) und Fluoxetin (Seliger et al., 1992) behandeln.

Anweisungen, die akzeptiert werden

Überweisungen zur Hilfe in emotionalen Angelegenheiten anzuregen und zu unterstützen erfordert Achtsamkeit und Sensibilität. Geschieht es sorgfältig, können Sie Erfolg haben. Geschieht es achtlos, werden Sie nicht nur keinen Erfolg haben, sondern bekommen unter Umständen auch keine zweite Chance. Wer private

Probleme im Vertrauen mitteilt, wird sich in Zukunft wahrscheinlich verschließen, wenn er feststellt, dass unbeholfen und brüsk mit diesen vertraulichen Dingen umgegangen wird. Jemand mag psychosoziale Probleme aufdecken und dennoch im Zwiespalt sein, familiäre und emotionale Probleme mit Ärzten und Pflegenden zu erörtern, die sich primär mit körperlichen Problemen beschäftigen.

Viele Menschen werden zornig, wenn Sie ihnen vorschlagen, sie mögen sich an einen Therapeuten oder Psychiater wenden. Sie haben sich schon kaum an die Vorstellung gewöhnt, dass ihr Körper nicht richtig funktioniert, und missverstehen eine Überweisung zum Therapeuten als eine Andeutung, sie seien «verrückt», hätten «geistige» *und* körperliche Probleme oder seien zu «schwach», um selbst mit ihren Problemen zurechtzukommen. Psychosoziale Interventionen müssen als eine weitere Facette umfassender medizinischer Versorgung präsentiert werden. Menschen zu zeigen, dass Psychiatrie, Psychologie und Sozialarbeit ebenso Routinekomponenten des Teams sind wie die Pflegeperson, der Arzt und der Sprech- und Sprachtherapeut, kann einiges von der Angst zerstreuen helfen. MS beinhaltet verschiedene Herausforderungen und es gibt verschiedene Instrumente, um Menschen im Umgang damit zu helfen. Psychosoziale Interventionen sind wichtige Zusatzinstrumente.

Kognitive Veränderungen

Multiple Sklerose ist eine Krankheit, die eine Demyelinisierung und Axonschäden im Gehirn und im Rückenmark bewirkt. Es überrascht daher nicht, dass mehr als 50 % der Betroffenen bei korrekter Evaluation kognitive Defizite zeigen. Die Häufigkeit kognitiver Veränderungen wurde in der Vergangenheit grob unterschätzt, und zwar, weil man sich auf die meist von einem Arzt durchgeführte Brief Mental Status Exam (MSE) verließ (Peyser et al., 1980). Die Untersuchung des Geisteszustandes am Krankenbett erfasst problemlos nur größere und offensichtliche Hirnschädigungen. Subtilere Schädigungen des Gehirns erfordern unter Umständen ein differenzierteres Assessment unter Einsatz von Standardtests, wie sie etwa ein Psychologe oder ein Sprach- und Sprechtherapeut anwendet. Es gab Untersuchungen unter Einsatz von kurzen Testbatterien (Basso et al., 1996; Beatty/Goodkin, 1990; Beatty et al., 1995; Dent/Lincoln, 2000; Rao et al., 1991) oder von Batterien mittlerer Länge (Benedict et al., 2002). Es bedarf jedoch etwa 5–6 Stunden standardisierten Testens, um Art und Ausprägung kognitiver Ausfälle korrekt einzuschätzen. Weitere innovative Assessmenttechniken, die in den vergangenen Jahren entwickelt wurden, sind Messungen von Eigenangaben (Benedict et al., 2003, 2004) und computergesteuerte Assessments (Wilken et al., 2003).

In den vergangenen Jahren haben zahlreiche MRT-Studien gezeigt, dass das Vorhandensein und der Schweregrad kognitiver Funktionsgestörtheit mit dem

Gesamtmaß der MS-Herde zusammenhängt. Weitere Studien haben gezeigt, dass Läsionen, die sich in bestimmten Regionen des Gehirns häufen, wahrscheinlich mit bestimmten funktionellen Ausfällen einhergehen (Foong et al., 1997; Ryan et al., 1996). So ist beispielsweise das Corpus callosum eine stark myelinisierte Region, welche die rechte und linke Hirnhälfte miteinander verbindet. Läsionen in diesem Bereich gehen tendenziell einher mit einer Verlangsamung der Fähigkeit zur Informationsverarbeitung und mit einer Verlangsamung bei Aufgaben, die den Transfer von Informationen zwischen linker und rechter Hemisphäre erfordern. Im Gegensatz dazu stehen Frontallappenläsionen oft in Zusammenhang mit Gedächtnisausfällen und Beeinträchtigungen der Exekutivfunktionen, wie etwa der Planungsfähigkeit. Studien haben auch eine Beziehung zwischen kognitiver Beeinträchtigung bei MS und Axondurchtrennung, Hirnatrophie, biochemischen Veränderungen im Gehirn sowie abnormen Hirnaktivitätsmustern gezeigt (Amato et al., 2008; Benedict et al., 2002; Mainero et al., 2004; Stone et al., 1995; Trapp et al., 1998).

Zwar sind die im Einzelnen betroffenen kognitiven Funktionen immer noch umstritten, aber mit den Jahren ist ein Konsens entstanden. Im Gegensatz zu Erkrankungen wie der Alzheimer-Krankheit, bei der in nur wenigen Jahren die meisten intellektuellen Funktionen schwer betroffen sind, scheinen die bei MS beobachteten Ausfälle umschriebener und schwächer ausgeprägt zu sein. Typischerweise betrifft MS einige kognitive Funktionen, während sie andere intakt lässt. Dieser Erhalt von Funktionen ist wichtig, weil er den Betroffenen wertvolle Mittel an die Hand gibt, mit denen sich stärker gestörte Funktionen kompensieren lassen. Nur etwa 5–10 % der Menschen mit MS haben kognitive Veränderungen, die schwer genug sind, um tägliche Aktivitäten zu stören. Lassen Sie uns einige der kognitiven Funktionen, die bei MS betroffen sein können, näher betrachten und schauen, was sich dann tun lässt.

Gedächtnis

Die Störung des Gedächtnisses ist die am häufigsten genannte kognitive Funktionsstörung bei MS. Generell war man der Ansicht, Menschen mit MS seien imstande, neues Material adäquat zu lernen, hätten dann aber Schwierigkeiten, sich daran zu erinnern oder die Informationen abzurufen (Rao, 1986). Manche Untersuchungen sprachen dafür, dass viele Personen mit MS neue Informationen schwieriger lernen als Kontrollpersonen, diese Informationen aber gut abrufen können, sofern das Lernen selbst adäquat war (DeLuca et al., 1998; DeLuca/Johnson, 1993). Dies hat wichtige Implikationen, weil es für jene, die Menschen mit MS neue Fähigkeiten beizubringen versuchen, eine frustrierende Erfahrung werden kann. Gedächtnisstörungen bei MS wirken sich in zahllosen anderen Weisen auf den Alltag aus. Die Betroffenen vergessen unter Umständen Verabredungen, verlegen Gegenstände, haben Schwierigkeiten, der Geschichte eines Buches oder

Films zu folgen und können sich nicht an familiäre Ereignisse erinnern. Oft sind sich die Familien nicht im Klaren darüber, dass MS Gedächtnisstörungen verursachen kann. Jemand mit MS vergisst unter Umständen, wichtige Dinge zu tun und verärgert andere Familienmitglieder (**Beispiel 10-7**).

Beispiel 10-7

Don ist ein geachteter Anwalt in den Fünfzigern. Seit 15 Jahren hat er MS. Er geht mit einem Gehstock und arbeitet in Vollzeit. Er und seine Frau, eine Vertrauenslehrerin, haben zwei Kinder am College. Don hat stets die Familienfinanzen einschließlich der Steuern, der Anträge auf finanzielle Unterstützung und der Refinanzierung der Hypothek erledigt. Während der vergangenen Monate sind ihm mehrere Ausrutscher unterlaufen, etwa, indem er vergaß, bestimmte Rechnungen zu bezahlen und einige wichtige Dokumente nicht mehr fand. Kürzlich hatten er und seine Frau einen größeren Streit, weil er vergaß, das Formular für die jährliche finanzielle Unterstützung für ihren jüngeren Sohn einzureichen. Sie konnten eine Verlängerung erwirken, aber seine Frau kochte vor Wut. Sie beschuldigt ihn, nur mit sich beschäftigt, achtlos und faul zu sein. Sie ist seinetwegen auch verärgert, weil er oft vergisst, was sie ihm gesagt hat. Als bei ihm MS diagnostiziert wurde, versicherte man ihm, kognitive Veränderungen träten nur selten auf und dann nur bei sehr stark behinderten Patienten im Endstadium. Als Dons Frau in der Arztpraxis anruft, um eine Rezept für Baclofen zu erneuern, erwähnt sie nebenbei, sie und Don würden alt, wie sich an ihrer beider nachlassendem Gedächtnis zeige. Die Pflegeperson erläutert, dass es zwar kognitive Veränderungen gebe, die mit dem Alter zusammenhängen, dass jedoch Menschen mit MS auch bei nur leichter körperlicher Behinderung oft Gedächtnisstörungen hätten. Mit dieser neuen Information beschließen Don und seine Frau, der Sache nachzugehen. Durch neuropsychologische Tests wird Dons Gedächtnisverlust bestätigt. Mehrere Wochen lang arbeitet er mit einem Ergotherapeuten, der ihm beim Erlernen von Kompensationsstrategien hilft.

Nicht alle Geschichten haben solch ein glückliches Ende, oft ist es die Pflegeperson, die an vorderster Front steht und unter Umständen Dinge hört oder sieht, die anderen entgehen. Sensibilität und rasches Handeln können oft dabei helfen, dass Menschen mit MS die benötigten Interventionen eher jetzt als später bekommen.

Denken und Urteilsvermögen

Abstraktes Denken beinhaltet das innere Bearbeiten von Ideen, vor allem von symbolischen Repräsentationen von Dingen, die in der realen Welt existieren. So ist beispielsweise «Liebe» eine Abstraktion, ein Symbol, das für den Liebenden eine ganze Reihe von Gedanken und Gefühlen repräsentiert. Die Mathematik ist voller Abstraktionen, wie die «Quadratwurzel», etwas, das wir weder sehen noch berühren können, das jedoch in unserem Geist existiert. Das abstrakte Denken kann durch MS beeinträchtigt werden, jedoch wird ein beeinträchtigtes abstraktes Denken aufgrund seiner Subtilität unter Umständen nicht so rasch erkannt wie ein Gedächtnisausfall. Bisweilen kann das erste Zeichen eines Problems mit dem abstrakten Denken ein Lapsus im Urteilsvermögen darstellen. Wer immer sich mit irgendeiner Art von Analyse oder Entscheidung beschäftigt, stellt unter Umständen fest, dass Defizite im abstrakten Denken dabei stören (**Beispiel 10-8**).

Beispiel 10-8

Judy ist 44 Jahre alt und hat MS, seit sie Mitte Zwanzig ist. Sie hat erfolgreich Karriere als Wertpapieranalystin gemacht. Während der vergangenen 2 Jahre spürte sie eine leichte Beeinträchtigung des Gedächtnisses, konnte sie jedoch erfolgreich mittels eines Personal Digital Assistant (PDA) und durch großzügige Nutzung der Informationsmanagementfähigkeiten von Computern kompensieren. In den vergangenen 6 Monaten hatte sie zunehmend Schwierigkeiten bei ihrer Arbeit. Sie analysiert Gesellschaften, um Empfehlungen hinsichtlich ihres Investitionspotenzials zu erstellen. Mittlerweile merkt sie, dass es ihr schwerfällt, die vielen Fakten sortiert zu halten, die sie bei ihren Analysen berücksichtigen muss. Und was noch schlimmer ist: Wo sie seit langem für ihren sechsten Sinn für Investitionen bekannt ist, fällt es ihr nun schwer, bei ihren Analysen die wichtigeren von den weniger wichtigen Faktoren zu unterscheiden. Dies gipfelte kürzlich darin, dass sie einen positiven Bericht über ein europäisches Telekommunikationsunternehmen präsentierte, das alle übrigen Investoren abgeschrieben hatten. Etwa eine Woche, nachdem sie ihren Bericht vorgelegt hatte, kündigte die Gesellschaft massive Entlassungen und die Schließung mehrerer Zweigstellen an. Zum Glück befand sich ihr Bericht noch in der internen Überprüfung und war nicht an Kunden verteilt worden.

Judy steckt in der Zwickmühle. Wenn die MS ihre analytischen Fähigkeiten wirklich in dem Maße beeinträchtigt hat, wie diese Fallgeschichte vermuten lässt, steht sie vor der Notwendigkeit eines Karrierewechsels. Neben einer guten Evaluation ihrer Defizite wird sie im Laufe des Prozesses, diese neuen Einschränkungen zu akzeptieren, ihre Verluste zu betrauern und sich den Veränderungen anzupassen, wohl viel Unterstützung brauchen.

Weitere kognitive Veränderungen

Es ist hier nicht genügend Raum, um alle Arten möglicher Beeinträchtigung des kognitiven Funktionierens durch MS in vollem Umfang zu erörtern. Das Gedächtnis und das abstrakte Denken wurden hervorgehoben, weil sie oft die erste Ursache von Problemen am Arbeitsplatz und in der Familie sind. Es gibt aber noch andere kognitive Veränderungen:

- Die *Geschwindigkeit der Informationsverarbeitung* kann bei MS beeinträchtigt sein und wird von Betroffenen oft erwähnt (Archibald/Fisk, 2000). Eine typische Beschreibung könnte lauten: «Ich kann immer noch alles tun, was ich immer getan habe, aber es braucht jetzt länger. Es ist, als hätte ich Watte im Kopf.» Dieses Problem kann besonders akut sein, wenn man gefordert ist, Informationen zu verarbeiten, die rasch aus verschiedenen Richtungen kommen, wie etwa in einem belebten Büro oder einem hektischen Haushalt.

- *Wortfindungsstörungen* können die sozial demütigendste der kognitiven Veränderungen bei MS sein. Hier geht es um das Phänomen des «Es liegt mir auf der Zunge ...», bei dem der Betreffende mitten im Satz steckenbleibt, weil ihm ein bestimmtes Wort nicht einfällt. Anders als die meisten anderen kognitiven Veränderungen lässt sich diese nur schwer verbergen und tritt dort auf, wo jeder sie mitbekommen kann.
- Die *komplexe Aufmerksamkeit* (auch *Multitasking* genannt) kann bei MS beeinträchtigt sein. Hier können Defizite stark behindern, weil die komplexe Aufmerksamkeit für viele Funktionen im Alltag entscheidend ist und den Einsatz anderer intellektueller Funktionen erleichtern hilft. Menschen mit Problemen bei der komplexen Aufmerksamkeit können Schwierigkeiten in Umgebungen mit vielen Ablenkungen und beim Wechseln zwischen Aufgaben haben. Diese Probleme zeigen sich tendenziell auf subtile Weise, etwa, wenn jemand seine Aufmerksamkeit teilen soll. Bei vielem im Leben geht es darum, zwei Dinge gleichzeitig zu tun, z. B. das Essen vorzubereiten, während Ihnen Ihre 12-jährige Tochter erzählt, warum sie eine neue Jacke braucht. Menschen mit MS stellen oft fest, dass sie den Informationsfluss bremsen und sich auf jeweils nur einen Kanal konzentrieren müssen, sonst brennt das Essen an und die Jacke geht verloren.
- Menschen mit MS haben oft Schwierigkeiten mit visuell-wahrnehmungsbezogenen Fähigkeiten, die Sie beispielsweise bei Möbeln benötigen, die Sie selbst zusammenbauen müssen. Ein erfahrener Kraftfahrzeugmechaniker, der MS bekam, erwähnte, er müsse nun zweimal darüber nachdenken, in welche Richtung er den Schraubenschlüssel dreht. Dies kann sich für jemanden mit einem Beruf, der räumliche Wahrnehmung erfordert, verheerender auswirken als Gedächtnisstörungen. Auch viele Freizeitaktivitäten hängen von ebendiesen Fähigkeiten ab: Holzarbeiten, Nähen usw.
- *Exekutivfunktionen* sind bei MS häufig betroffen. Dazu gehören Planen, Prioritätensetzen und Organisieren. Diese Funktionen kommen ins Spiel, wenn wir ein Projekt implementieren und es zur Reife bringen. Dies kann ein kleines Vorhaben sein, wie etwa das Bezahlen von Rechnungen, oder ein großes, wie es einem im Rahmen einer Berufstätigkeit als Bauleiter begegnen kann. Oft ist das In-Gang-Setzen eines Projektes bzw. Vorhabens betroffen und das Individuum ist so beeinträchtigt, dass es scheinbar einfach nicht in Gang kommen kann. Weitere Anzeichen von Problemen auf diesem Gebiet sind Desorganisiertheit und das Unvermögen, Prioritäten, Termine und Ziele zu setzen. Es versteht sich von selbst, dass eine Beeinträchtigung von Exekutiv-

funktionen nicht nur am Arbeitsplatz, sondern auch in der Familie ernste Konsequenzen haben kann.

Soweit haben wir die bei MS häufiger betroffenen kognitiven Funktionen erörtert. Die kognitiven Auswirkungen der MS können wie ihre körperlichen Symptome von Person zu Person ganz erheblich schwanken (Fischer, 1999). Die meisten Sprachfunktionen bleiben erhalten, daher findet sich nur selten jemand mit MS und motorischer Aphasie (Broca). Vielleicht 90 % der Menschen mit MS zeigen entweder keine (50 %) oder nur relativ leichte (40 %) kognitive Veränderungen, welche die täglichen Verrichtungen nur geringfügig beeinträchtigen. Da MS jedoch variabel und progredient ist, kann eine Minderheit (5–10 %) eine schwere globale Demenz entwickeln, die in ihren stärksten Ausprägungen der Alzheimer-Krankheit gleichen kann. In solchen Fällen sind die meisten kognitiven Funktionen schwer betroffen und die Person ist unter Umständen außerstande, für sich selbst zu sorgen oder persönliche und finanzielle Angelegenheiten zu regeln. Wenn dies eintritt, bedarf es ständiger Überwachung und Unterstützung selbst bei einfachen Aufgaben, wie sich an- und auszukleiden, und zwar auch dann, wenn die Person körperlich imstande ist, diese Aufgaben durchzuführen.

Verlauf der Störungen kognitiver Funktionen

Die kognitiven Symptome bei MS scheinen in keinem sehr engen Zusammenhang zu den körperlichen Symptomen zu stehen. Zwar ist klar, dass die kognitive Beeinträchtigung mit der Zeit fortschreitet, jedoch besteht keine oder nur eine sehr schwache Beziehung zwischen Erkrankungsdauer oder Ausmaß der Körperbehinderung und einer Störungen kognitiver Funktionen (Amato et al., 2001, 2006). Menschen mit nur geringen körperlichen Symptomen haben unter Umständen ausgeprägte kognitive Symptome. Umgekehrt können Personen, die nicht gehen können und eine ganze Reihe körperlicher Symptome haben, kognitiv intakt sein. Zwar sprechen einige Belege dafür, dass bei Menschen mit progredientem Verlauf ein höheres Risiko von Störungen kognitiver Funktionen besteht, jedoch ist diese Beziehung äußerst schwach und beruht vielleicht auf der Tatsache, dass die Läsionslast bei Patienten mit progredientem Verlauf wahrscheinlich größer ist. Einmal aufgetreten, verschwinden kognitive Defizite nie wieder vollständig. Kognitive Symptome können sich jedoch während eines Schubes verschlechtern und gehen bei der Remission nach und nach zurück. Bisweilen können diese Veränderungen dramatisch sein, aber häufiger schreiten kognitive Symptome allmählich fort (Kujala et al., 1997). Manche Studien haben eine geringe oder nicht messbare zeitliche Progredienz kognitiver Beeinträchtigungen ergeben (Rao et al., 1991) oder es zeigte sich eine Mischung von Verschlechterung, Stabilität und Besserung (Amato et al., 2001; Jennekens-Schinkel et al., 1990). Angesichts der im Allgemeinen geringen Ausprägung dieser Symptome und ihrer langsamen Progredienz sowie der Tatsache, dass viele Funktionen intakt sind, sind Menschen mit MS generell exzellente Kandidaten für die kognitive Rehabilitation.

Intervention

Früher waren Störungen der kognitiven Funktion bei MS ein Tabuthema, zum Teil, weil das Problem keine Lösung hatte. Wir haben immer noch kein Heilverfahren, aber weltweit versuchen viele Forschende und klinisch Tätige, Störungen der kognitiven Funktion anzugehen. Viele Familienangehörige, Freunde und sogar Fachleute begingen den Fehler, diese Probleme zu ignorieren oder sie beiseite zu schieben. Wohlmeinende, aber fehlgeleitete Menschen beruhigen von MS Betroffene dahingehend, dass «jeder von Zeit zu Zeit mal was vergisst» oder dass «sie selbst dauernd etwas verlieren». Die kognitiven Probleme der Person mit MS sind im Allgemeinen nicht dieselben wie die alltägliche Vergesslichkeit anderer.

Wie oben angeführt, besteht der erste Schritt im Erkennen des Problems, gefolgt von einem gründlichen Assessment. Eine gute und ausführliche neuropsychologische Evaluation kann knapp 3000 Euro kosten, daher sollte man sie nur dann durchführen, wenn es auch einen guten Grund dafür gibt. Bisweilen lässt sich mittels einer kurzen Screening-Batterie (Strober et al., 2009) bestimmen, ob etwas nicht in Ordnung ist. Allerdings wird die komplette Testbatterie nötig sein, um Art und Schwergrad der Defizite im Einzelnen genau zu bestimmen. Unter Umständen befürchten die Betroffenen, andere würden sie für verrückt oder dumm halten. Kognitive Veränderungen bedeuten nicht, dass jemand dumm ist oder seine intellektuellen Fähigkeiten verloren hat. Kognitive Veränderungen sind im Allgemeinen spezifisch, und der Betroffene behält gewöhnlich einen Großteil seiner Fähigkeiten und kann sie in einem Rehabilitationsprogramm nutzen. Kognitive Veränderungen sind neurologische Manifestationen der Krankheit, wie Spastik oder Optikusneuritis, und nicht einfach nur Verrücktheit, Dummheit, Faulheit oder andere fehlgedeutete Ursachen.

Die Behandlung von Störungen der kognitiven Funktion bei MS hat in den vergangenen Jahren zunehmend Interesse geweckt und Forschung angeregt. Die beiden wichtigsten Behandlungsoptionen sind die kognitive Rehabilitation und die medikamentöse Behandlung. Die vielleicht aufregendste Entwicklung auf diesem Gebiet war die Zunahme kognitiver Rehabilitation bei MS. In vielen Teilen der Welt arbeiten Psychologen, Sprech- und Sprachtherapeuten sowie Ergotherapeuten mit Menschen mit MS und ihren dadurch bedingten kognitiven Funktionsstörungen (Allen et al., 1998; Brenk et al., 2008; Foley et al., 1994; Jønsson et al., 1993; Khan et al., 2008; Plohmann et al., 1998; Rodgers et al., 1996; Sullivan et al., 1990; Tesar et al., 2005). In solchen Programmen werden oft zwei komplementäre Ansätze verwandt:

- Beim *Retraining-Ansatz* wird das Gehirn betrachtet, als habe es «Plastizität» und immer anspruchsvollere Übungen dienen der Stärkung der beeinträchtigten kognitiven Funktionen. Zum Retraining-Ansatz bei Gedächtnisausfällen könnten beispielsweise Übungen gehören, bei denen listenweise Worte von zunehmender Länge auswendig gelernt werden.
- Beim *kompensatorischen Ansatz* gilt die Dauerhaftigkeit der Beeinträchtigung als gegeben und dem Betroffenen wird beigebracht, spezifische Funktionen auf neue Weisen wahrzunehmen und dabei verschiedene Hilfsmittel und Ersatzvorrichtungen zu verwenden. Zum kompensatorischen Ansatz bei Gedächtnisausfällen könnte die Verwendung eines PDA gehören, um Fakten, Aufgaben und Ereignisse zu dokumentieren, die wahrscheinlich vergessen würden. Retraining mag bei einigen Ausfällen, wie z.B. Aufmerksamkeits- oder Konzentrationsstörungen, von Nutzen sein. Vor dem Hintergrund klinischer Erfahrung und der wissenschaftlichen Literatur zu anderen Krankheiten erscheint der kompensatorische Ansatz jedoch produktiver und die neuere Forschung spricht dafür, dass einfache kompensatorische Maßnahmen, wie etwa der Einsatz eines PDA, im Alltag eines Patienten wirklich von Vorteil sein können (Gentry, 2008).

Kognitive Rehabilitation ist bei Schädelverletzungen Routine, zum Zeitpunkt des Verfassens dieses Kapitels bei MS jedoch noch so etwas wie ein Novum. Viele Menschen mit MS sind exzellente Kandidaten für kognitive Rehabilitation: Ihre Ausfälle sind gewöhnlich leicht bis mäßig, viele Fähigkeiten sind intakt, und die Wahrscheinlichkeit, dass ihre Symptome rasch fortschreiten, ist gering. Daher wird dieser Bereich der Behandlung in den kommenden Jahren wahrscheinlich rasch wachsen. In der Zwischenzeit mögen es Pflegende, die mit Patienten mit MS arbeiten, hilfreich finden, einige der von Reha-Spezialisten entwickelten kompensatorischen Techniken zu übernehmen. Im Folgenden einige Strategien, die sich als nützlich erweisen können:

- Versuchen Sie, dem Patienten Informationen in schriftlicher Form oder, wenn möglich, als DVD oder Audio-CD zu geben.
- Geben Sie dem Patienten gedruckte Medikationspläne mit ausführlichen Instruktionen.
- Halten Sie die Instruktionen möglichst einfach.
- Wiederholen Sie Instruktionen bei Bedarf viele Male.
- Versichern Sie sich, dass der Patient die Instruktionen versteht.
- Erwägen Sie den Einsatz kompensatorischer Hilfsmittel wie Blister-Packungen und Pillendosen.

- Trainieren Sie Patienten im Gebrauch von Uhren oder Timern, um die Einhaltung von Medikationsplänen zu verbessern.
- Sorgen Sie für Assistenz durch eine Hilfsperson, wie etwa ein Familienmitglied, um die Einhaltung von Medikationsplänen zu verbessern.

Die Forschung zu medikamentösen Interventionen konzentriert sich auf zwei Arten von Behandlung: krankheitsmodifizierende Wirkstoffe und symptomatische Therapien. Zu den krankheitsmodifizierenden Wirkstoffen gehören Interferon beta-1a, Interferon beta-1b, Glatirameracetat, Mitoxantron, Natalizumab und Fingolimod sowie vermutlich bald auch Teriflunomid, BG-12, Alemtuzumab und Laquinimod. Die Studien zur Untersuchung der potenziellen nützlichen Effekte dieser Wirkstoffe auf die kognitive Funktion hatten gemischte Resultate. In der entscheidenden klinischen Studie, die zur Zulassung von Avonex® [Interferon beta-1a] führte, erhielten 166 Patienten mit chronisch-rezidivierender MS zu Beginn und zum Abschluss nach 2 Jahren eine umfassende Batterie kognitiver Tests. Eine kürzere Batterie kognitiver Tests wurde alle 6 Monate eingesetzt (Fischer et al., 2009). Im Vergleich zu jenen, die Placebo erhielten, zeigten die Patienten, die Avonex® erhielten, bessere Ergebnisse bei den Tests des Lernens, des Gedächtnisses und der Informationsverarbeitung. Außerdem wurden bessere Ergebnisse bei den Tests der Exekutivfunktionen und des räumlichen Sehvermögens beobachtet.

Die Zulassungsstudie zu Betaferon® [Interferon beta-1b] war ursprünglich nicht auch für Messungen der kognitiven Funktion ausgelegt. Allerdings wurde bei einer Untergruppe von 30 Patienten mit chronisch-rezidivierender MS aus dieser Studie nach 2 Jahren Studienteilnahme eine Batterie kognitiver Tests angewandt (Pliskin et al., 1996). Nach weiteren 2 Jahren wurden diese Patienten erneut getestet. Diejenigen, welche Betaferon® erhielten, schlossen in einem Test des optischen Gedächtnisses besser ab als Patienten, die Placebo erhielten. In einer anderen Studie wurden Patienten, die Betaferon® erhielten, ein Jahr lang mit nicht behandelten Patienten verglichen (Barak/Achiron, 2002). Die Patienten in der Behandlungsgruppe besserten sich hinsichtlich der komplexen Aufmerksamkeit, der Konzentration, des visuellen Lernens und des Gedächtnisses, während sich die Kontrollpersonen hinsichtlich der komplexen Aufmerksamkeit, des flüssigen Sprechens, des visuellen Lernens und der Erinnerung verschlechterten.

Eine kurze Batterie kognitiver Tests wurde bei 248 Patienten mit chronisch-rezidivierender MS durchgeführt, die an der Zulassungsstudie zu Copaxone® [Glatirameracetat] teilnahmen (Weinstein et al., 1999). Die Patienten wurden zum Ausgangszeitpunkt sowie nach 12 und 24 Monaten mit jedem der kognitiven Tests getestet.

Stephenson et al. (2009) untersuchten die Wirkungen von Tysabri® [Natalizumab] mit einem Messinstrument nach Eigenangaben für die Auswirkung kognitiver Veränderungen. Nach drei Infusionen berichteten die Patienten über eine leichte Besserung in der wahrgenommenen Auswirkung kognitiver Ausfälle sowie bei Fatigue und in der Lebensqualität. Kognitive Tests im eigentlichen Sinne wurden in der Studie nicht durchgeführt. In einer vorangegangenen Studie (AFFIRM-Studie, Polman et al., 2006) hatte sich gezeigt, dass Tysabri® die Wahrscheinlichkeit einer Progredienz der kognitiven Beeinträchtigung im Vergleich zu Placebo um 43 % senkt, wie sich anhand von Messungen mit dem Paced Auditory Serial Addition Test (PASAT ergab (Fisher et al., 2006).

Obwohl die Forschung zu den Auswirkungen krankheitsmodifizierender Wirkstoffe auf die Kognition nur begrenzt und zuweilen enttäuschend ist, sind die Aussichten vielleicht positiver, als anhand der Ergebnisse zu erwarten stünde. Keine der im Vorangehenden beschriebenen klinischen Studien war primär ausgelegt, um die Wirkungen der Behandlung auf die kognitive Funktion zu testen und die Studiendauer war im Allgemeinen kurz. Darüber hinaus hatten die meisten Patienten in all diesen Studien nur geringe bis keine kognitive Funktionsstörung. Verbesserungen des Studiendesigns, eine bessere Auswahl der Tests und subtilere statistische Analysen sollten Untersuchenden helfen, auf diesem Forschungsgebiet eine höhere Sensitivität und Präzision zu erreichen. Ermutigend ist auch die Feststellung, dass jene Therapien, welche die im MRT gezeigte Ansammlung von Läsionen und die Hirnatrophie verlangsamen können, dabei helfen sollten, kognitive Veränderungen langfristig zu stabilisieren, weil Störungen der kognitiven Funktion erwiesenermaßen mit diesen Veränderungen zusammenhängen.

Mit symptomatischen medikamentösen Interventionen wird nicht versucht, den Verlauf der Grunderkrankung zu modifizieren, sondern eine oder mehrere der Manifestationen der MS, wie etwa Störungen der kognitiven Funktion, zu bessern. Eine Studie mit 4-Aminopyridin, einem Kaliumantagonisten, der die Nervenleitung beschleunigt, ergab bei Patienten mit MS keine Auswirkungen auf Störungen der kognitiven Funktion (Smits et al., 1994). Forschende stellten fest, dass weder Amantadin noch Pemolin (Substanzen zur Behandlung der Fatigue bei MS) sich in irgendeiner Weise vorteilhaft auf Störungen der kognitiven Funktion bei Patienten mit MS auswirken (Geisler et al., 1996). Weitere Substanzen, die sich für die kognitive Funktion bei MS als nicht nützlich erwiesen haben, sind *Ginkgo biloba* (Lovera et al., 2007) und Memantin, das sogar eine reversible Verschlechterung bewirkte (Villoslada et al., 2009).

Positive Ergebnisse fanden sich bei Methylphenidat (Harel et al., 2009) und L-Amphetaminsulfat (Morrow et al., 2009), und Einzelfallberichte sprechen dafür, dass viele Ärzte ihren Patienten mit MS und kognitiver Beeinträchtigung aufmerksamkeitsverstärkende Mittel verschreiben. Bei Kortikosteroiden fanden sich sowohl hinsichtlich positiver als auch negativer Auswirkungen gemischte Resultate (Oliveri et al., 1998; Patzold et al., 2002). Mehrere andere Wirkstoffe befinden sich im Frühstadium der Untersuchung, haben sich jedoch in kleinen

Studien als vielversprechend erwiesen, darunter Testosteron-Gel, monatliche Behandlungen mit Cyclophosphamid und Kortikosteroiden sowie Erythropoetin.

Seit langem besteht Interesse an einer als Acetylcholinesterasehemmer bekannten Substanzklasse (Leo/Rao, 1988). Diese Substanzen dienen zur Behandlung der Gedächtnisstörungen bei der Alzheimer-Krankheit und anderen Erkrankungen. Sie erhöhen die verfügbare Menge eines Neurotransmitters namens Acetylcholin, dem eine entscheidende Rolle beim Gedächtnis zugeschrieben wird. Frühe Studien mit geringer Patientenzahl zu einem der Acetylcholinesterasehemmer ergaben einige Vorteile beim verbalen Gedächtnis (Leo/Rao, 1988). In einigen Studien konzentrierte man sich auf Donepezil, einen Acetylcholinesterasehemmer, der zur Behandlung leichter bis mäßiger Gedächtnisstörungen bei Alzheimer-Krankheit, vaskulärer Demenz und traumatischen Hirnschäden eingesetzt wird (Greene et al., 2000; Krupp et al., 1999). In der größten bislang abgeschlossenen Studie zeigten Krupp et al. (2004), dass Donepezil bei Patienten mit MS und Gedächtnisausfällen leichte Verbesserungen des verbalen Gedächtnisses bewirkt, und dass diese im Alltag von praktischer Bedeutung sind. Galantamin, ein weiterer Acetylcholinesterasehemmer, wurde von der Food and Drug Administration zur Behandlung leichter bis mäßiger Demenz vom Alzheimer-Typ zugelassen (Ortho-McNeil-Janssen Pharamaceuticals, Inc., 2008). Zwar gibt es bislang keine Berichte über Studien zu Galantamin bei MS, jedoch wird diese neue Substanz wahrscheinlich sowohl bei MS-Forschenden als auch bei Patienten mit MS Interesse wecken, und zwar weil einer ihrer Bestandteile aus einer häufig vorkommenden Pflanze, dem Kleinen Schneeglöckchen (*Galanthus nivalis*), gewonnen wird.

Es muss noch viel geforscht werden, bevor wir bezüglich der medikamentösen Behandlung MS-bedingter kognitiver Störungen klare Antworten haben. Schaut man jedoch optimistisch in die Zukunft, so scheint es, als ließen sich diese Probleme angehen, und zwar mit einer Kombination aus:

- krankheitsmodifizierenden Wirkstoffen, die kognitive Veränderungen reduzieren oder stabilisieren helfen
- symptomatischen Behandlungen, die bestimmte Fähigkeiten verbessern, und
- Reha-Strategien, die Menschen helfen, den Alltag effektiver zu bewältigen.

Auswirkungen der MS auf die Familie

Wird bei einem Familienmitglied MS diagnostiziert, so ist es fast, als sei ein Fremder eingezogen und jeder müsse sich anpassen und Platz machen. Die zentrale Herausforderung für die Familie liegt darin, «einen Platz für die Krankheit zu finden und sie zugleich an ihrem Ort zu halten» (Gonzalez, 1989). Mit anderen Worten: Familienangehörige müssen lernen, die MS in ihr individuelles und gemeinschaftliches Leben zu integrieren, ohne sich selbst, ihr Familienleben, ihre Interessen und Aktivitäten und all ihre Energie den Anforderungen der MS zu opfern. Die klinische Erfahrung sagt uns, dass die Anpassung der Familie an das Eindringen der MS in ihr Leben ein kontinuierlicher Prozess ist und im Krankheitsverlauf mal zu- und mal abnimmt.

Die Auswirkungen der MS auf die Familie sind zu umfassend und komplex, um sie in diesem Kapitel auch nur annähernd im Detail zu beschreiben (Kalb, 2006; Miller/Kalb, 2008). Daher betrachten wir einige bedeutende Belastungen für die Familie, nämlich gegensätzliche Coping-Strategien, Rollenveränderungen, den gemeinsamen Trauerprozess, das Kommunikationsverhalten in der Familie und Fragen der elterlichen Fürsorge.

Gegensätzliche Coping-Strategien

Selbst innerhalb ein und derselben Familie unterscheiden sich Menschen erheblich darin, wie sie an Probleme herangehen, mit Stress umgehen und Gefühle äußern. Gehört die MS erst einmal zum Haushalt, muss jedes Familienmitglied versuchen, die Veränderungen, welche die Krankheit mit sich bringt, zu verstehen und sich anzupassen. Der eine möchte – als eine Art des Umgangs mit dem Stress und der Ungewissheit, welche die Krankheit mit sich bringt – vielleicht Informationen über MS zusammentragen und mit anderen darüber sprechen. Die andere ist vielleicht außerstande, über MS zu sprechen oder etwas darüber zu lesen, und versucht, damit zurechtzukommen, indem sie sich mit anderen Dingen beschäftigt. Es gibt keine «absolut korrekte» Coping-Strategie, daher können Familienmitglieder mit unterschiedlichen oder gegensätzlichen Coping-Strategien ihr Verhalten wechselseitig missverstehen oder fehlinterpretieren (**Beispiel 10-9**).

Beispiel 10-9

Nach mehreren Monaten mysteriöser und fluktuierender Symptome wurde bei Susan kürzlich MS diagnostiziert. Gegenwärtig ist sie trotz etwas verschwommen Sehens, Sensibilitätsstörungen und gelegentlicher Attacken von Unbeholfenheit im Wesentlichen symptomfrei. Sie hat sich an die National MS Society gewandt und um Literatur gebeten und in der Bücherei über ein Dutzend Bücher ausgeliehen. Sie versucht, ihren Ehemann dazu zu bewegen, mit ihr über die Krankheit zu sprechen, nachzulesen und an einer Selbsthilfegruppe teilzunehmen, aber Jim scheint nicht interessiert. Er hat ihr gesagt, er sehe keinen Grund, viel Zeit damit zuzubringen, über MS zu sprechen, weil all ihre Symptome verschwunden seien. Susan ist durch sein fehlendes Interesse verletzt und hat begonnen, sich Sorgen darüber zu machen, dass Jim mit ihrer MS unter Umständen nicht zurechtkommt.

Susan und Jim gehen unterschiedlich mit ihren Gefühlen um. Für Susan ist es leicht, Jims fehlende Bereitschaft, mit ihr über MS zu sprechen oder etwas darüber zu lesen, als Insensibilität gegenüber ihren Gefühlen oder als Gefühllosigkeit gegenüber dem, was mit ihr geschieht, zu interpretieren. Oft hat jedoch die Abneigung eines Ehepartners, über die Krankheit informiert zu werden, etwas mit der Angst vor dem Unbekannten zu tun. Unter Umständen sorgt Jim sich auch, ob er mit Susans chronischer Krankheit zurechtkommt, und fürchtet sich davor, zu erfahren, was sie mit sich bringt. Susans Angst wegen der Diagnose mag dazu führen, dass sie sich übermäßig auf die Krankheit konzentriert und dabei letztlich andere Dinge im Leben ausklammert, darunter auch ihren Mann und ihre gemeinsamen Interessen und Aktivitäten.

Susan sollte ermutigt werden, Jim zum gemeinsamen Besuch bei ihrem Arzt aufzufordern. Dies wird sicherstellen helfen, dass beide akkurate Informationen über Susans MS bekommen und Gelegenheit haben, beliebig Fragen zu stellen. Die Pflegeperson ist oft in der idealen Position, die gegensätzlichen Coping-Strategien eines Paares zu beobachten und festzustellen, ob beide Seiten von Familienberatungssitzungen profitieren könnten, um ihnen zu helfen, miteinander über ihre Sorgen zu sprechen.

Rollenveränderungen

MS-bedingte Behinderung kann nach und nach Rollenveränderungen in der Familie erfordern. Wenn ein Mann, der zuvor der Hauptverdiener war, zu behindert wird, um weiter zu arbeiten, muss unter Umständen seine Frau die Rolle der Ernährerin übernehmen und er bleibt zuhause, kümmert sich um die Kinder und führt den Haushalt. Eine Frau, die zuvor größtenteils den Haushalt bewältigt hat, benötigt unter Umständen Unterstützung durch andere Familienmitglieder bei Aufgaben, die sie nicht länger wahrnehmen kann. Das Kind im Teenager-Alter eines schwerbehinderten Elternteils kann plötzlich gehalten sein, nicht nur bei den Arbeiten im Haushalt, sondern auch bei der Körperpflege des Elternteils mitzuhelfen. Diese Rollenveränderungen innerhalb der Familie sind stets anstrengend und bisweilen problematisch. Manche ergeben sich schrittweise und manche sind Folge einer abrupten Verschlechterung von Symptomen. In jedem Fall sprengen sie die allgemein akzeptierten Rollen und Rhythmen des alltäglichen Lebens, die sich mit der Zeit in jeder Familie entwickeln.

Weil diese Veränderungen normalerweise als Reaktion auf krankheitsbedingte Behinderungen eintreten, fällt es den meisten Familienangehörigen schwer, darüber zu sprechen. Das Familienmitglied mit MS mag sich schuldig fühlen, seine frühere(n) Rolle(n) nicht mehr ausfüllen zu können, andere Familienmitglieder ärgern sich vielleicht über die nötigen Veränderungen und fühlen sich deshalb schuldig (**Beispiel 10-10**).

Beispiel 10-10

George war immer stolz darauf, hart zu arbeiten und für seine Familie zu sorgen. Als er vor ein paar Monaten gezwungen war, behinderungsbedingt in Ruhestand zu gehen, nahm seine Frau eine Tätigkeit in einem örtlichen Kaufhaus auf. George ist nun primär für den Haushalt verantwortlich. Er fühlt sich schuldig, dass seine Frau Ellen arbeiten muss, wo er es doch stets für seine Aufgabe gehalten hatte, die Familie zu unterstützen. Es macht ihm Freude, seine Kinder mehr zu sehen, aber er kann sich nicht damit abfinden, Aufgaben zu übernehmen, die für ihn stets «Frauenarbeit» waren. Seine neue Rolle ist ihm peinlich und er ist launisch und gegenüber Ellen und den Kindern jähzornig geworden. Ellen hat immer einen sauberen und ordentlichen Haushalt geführt. Sie ist unzufrieden mit der Art, wie George Dinge im Haus erledigt, hat jedoch weder den Mut, ihn zu kritisieren, noch nach einem langen Arbeitstag auf den Beinen die Energie, Arbeiten im Haushalt selbst zu erledigen.

George und Ellen ist es mit den selbstgewählten Rollen innerhalb der Familie stets gut gegangen und sie sind stolz auf den jeweiligen Beitrag, den sie zur Familie leisten. Als seine Behinderung George zwang, diese Rollen zu tauschen, trafen beide die nötigen Vorkehrungen, fanden jedoch nie einen gangbaren Weg, sich gegenseitig ihre Gefühle in Bezug darauf mitzuteilen. Ein Familientherapeut könnte ihnen helfen, einander durch diese Veränderungen im Leben hindurch zu helfen, vielleicht, indem er sich auf ihren Erfolg als Team konzentriert: Zwar musste jeder einen erheblichen Rollenwechsel vornehmen, aber ihre effektive Teamarbeit hat sie befähigt, den Haushalt zu führen und sich um die Kinder zu kümmern.

Gemeinsame Trauer

Gefühle von Verlust und Trauer begleiten die Familie durch jedes neue Symptom und jede neue Veränderung der Funktionsfähigkeit hindurch. Jedes Fortschreiten der Erkrankung fordert vom Individuum und von den Familienangehörigen, sich dem Verlust anzupassen und sich entsprechend neu zu definieren. «Wer sind wir als Familie, nachdem sich unsere Rollen gewandelt haben und sich unsere Beziehungen untereinander und zum weiteren Umfeld verändern?» Wer sich als Familie früher als «gern an der frischen Luft und sportlich» definierte, muss jetzt unter Umständen eine neue Identität finden. Eine Familie, deren Ressourcen durch medizinische Kosten oder berufliche Umstellungen belastet werden, muss unter Umständen Aktivitäten aufgeben, die früher den Kern ihrer gemeinsamen Freizeit und wichtige Verbindungen zu anderen Menschen des weiteren Umfeldes bildeten (**Beispiel 10-11**).

Beispiel 10-11

Familie Jones war immer sehr aktiv. Sid war Coach der Fußball- und Baseball-Teams der Kinder und er und Mary waren Mitglied in einem benachbarten Tennisclub. Die ganze Familie fuhr im Sommer gerne Fahrrad. Als bei Sid Gleichgewichtsstörungen und schwere Fatigue auftraten, unternahm die Familie allmählich immer weniger ihrer sportlichen Aktivitäten. Sid fühlte sich als Last, da er alle die ganze Zeit bremste, und Mary und die Kinder fühlten sich unwohl bei Aktivitäten, die Sid früher so viel Spaß gemacht hatten. Sowohl Sid als auch Mary trafen sich nicht mehr mit ihren Freunden aus dem Tennisclub; sie machten sich Gedanken über die Mitgliedsbeiträge und Mary hatte den Eindruck, dass es Sid nicht gefiel, wenn sie ohne ihn Tennis spielte. Die Kinder, die zuvor bei all ihren sportlichen Ereignissen ihren Vater bei sich gehabt hatten, fanden, sie sähen ihn einfach nicht mehr so oft wie früher. Niemand war glücklich – und niemand wusste, was zu tun wäre.

Zwar sind die meisten Menschen mit der Begrifflichkeit des Trauerns über den Tod eines geliebten Menschen vertraut, jedoch erkennen viele nicht, dass Trauern eine normale Reaktion auf den Verlust von jemandem oder etwas darstellt, der bzw. das im eigenen Leben eine Rolle spielt. Wenn eine Familie gezwungen ist, für sie wichtige Aktivitäten aufzugeben, muss sie den Verlust betrauern, bevor sie damit beginnen kann, befriedigende und bedeutungsvolle Alternativen zu finden. Sid und Mary müssen mit den Kindern über die Veränderungen sprechen, die die Familie durchlaufen hat, um das Verlustgefühl miteinander zu teilen. Die Kinder können Sid ermutigen, bei den Spielen zuzuschauen, auch wenn er nicht mehr Coach ist. Sid könnte sich nach einer Mobilitätshilfe umschauen, die es ihm ermöglicht, die Familie auf bestimmten Wanderungen zu begleiten. Sid und Mary könnten lernen, als Alternative zur Begegnung mit anderen Paaren Bridge zu lernen. Sid könnte Mary ermutigen, weiterhin Tennis zu spielen, auch wenn er nicht länger mit ihr spielen kann. Viele Familien brauchen die Hilfe eines Familientherapeuten, um den Trauerprozess zu begreifen und mit dieser Art von Problemlösungsdiskussion zu beginnen.

Kommunikationsverhalten in der Familie

Das Kommunikationsverhalten in der Familie ist im besten Falle komplex. In Zeiten von erhöhtem Stress und Wandel neigen bestehende familiäre Muster zu überhöhter Ausprägung. Einer Familie, in der man nur wenig geneigt war, untereinander oder mit Außenstehenden über die eigenen Gedanken und Gefühle zu sprechen, fällt es unter Umständen noch schwerer, ihre privaten Befürchtungen und Sorgen in Bezug auf MS miteinander zu teilen. Jede(r) lebt mit seinem eigenen Erleben der Krankheit, ohne zu versuchen, es einander oder Außenstehenden mitzuteilen.

Eine andere Familie wiederum, der das gegenseitige Äußern von Gefühlen und Meinungen leichter fällt, greift angesichts der Diagnose MS unter Umständen als primäre Coping-Strategie darauf zurück. Wie bei gegensätzlichen Coping-Strategien wird die Kommunikation innerhalb der Familie noch komplexer, wenn einzelne in der Familie verschiedene Kommunikationsbedürfnisse und -stile haben (**Beispiel 10-12**).

Beispiel 10-12

Richard hatte die Diagnose MS schon, als er und Joan heirateten. Er war relativ symptomarm und MS war nie ein größeres Gesprächsthema. Innerhalb des Paares war Richard der ruhigere Teil. Er mochte es, sich allein mit Tischler- und Gartenarbeiten zu beschäftigen und sprach weder mit Joan noch mit irgendjemand sonst viel über MS oder seine Gefühle in diesem Punkt. Joan war der gesellige Teil des Paares. Sie war gern unter Leuten und sprach mit der Familie und mit Freunden über alles und jedes. Als Richards MS zunehmende Behinderungen verursachte, wurde ihre mangelnde Kommunikation immer stärker zum Problem. Selbst als er gezwungen war, seinen Arbeitsplatz aufzugeben, spürte Richard nicht das Bedürfnis, die erheblichen Veränderungen, vor denen die Familie stand, zu besprechen. Auf Joans Bemühungen, mit ihm über die Veränderungen in ihrem Leben zu sprechen, antwortete er: «Was gibt es da zu sagen? So ist es eben.» Joan ärgerte sich zunehmend über die Unfähigkeit oder fehlende Bereitschaft ihres Mannes, über ihre Situation zu sprechen und erwähnte ihr Problem schließlich gegenüber Richards Neurologen, der sie zu einer Familienberatung überwies.

Ein zweites, in Familien, die mit MS zu leben lernen, oft anzutreffendes Kommunikationsproblem ist eine Konspiration des Schweigens. Familienmitglieder spüren das Bedürfnis, ihre Gefühle und Sorgen für sich zu behalten, um einander zu schützen. Aus Angst, seiner Partnerin eine Last zu sein und sie abzuschrecken, möchte der Partner mit MS unter Umständen nicht über seine Symptome oder Gefühle bei einer sich verschlechternden Krankheit sprechen. Seine Frau ist verärgert und wird von der erhöhten Verantwortung und Arbeitsbelastung überwältigt, fühlt sich jedoch angesichts der Behinderung ihres Mannes schuldig, diese Gefühle auszusprechen. Alle beide tragen eine schwere emotionale Last, mit der sich leicht zurechtkommen ließe, wenn sie lernen könnten, ihre Gefühle miteinander zu teilen und sich gegenseitig zu unterstützen.

In diese Art des Schweigens eingeschlossene Paare können von einer Selbsthilfegruppe für Paare profitieren. In diesem Setting kann es ihnen leichter fallen, einander mitzuteilen, was sie fühlen und um das zu bitten, was sie vom anderen brauchen, weil jeder innerhalb des Paares die Unterstützung der übrigen Gruppenteilnehmenden hat, die ähnlichen Problemen gegenüberstehen. Manchmal fällt es leichter, vom Ehepartner bzw. der Ehepartnerin geäußerte Gefühle zu verstehen und zu akzeptieren, wenn man erkennt, dass andere Ehepartner ähnliche Gefühle äußern.

Bei einem dritten Kommunikationsaspekt geht es darum, mit Kindern über MS zu sprechen. Eltern erzählen ihren Kindern über MS nur das Notwendigste und die Meinung der Eltern hinsichtlich des Informationsbedürfnisses des Kindes beruht oft auf dem Schweregrad oder der Sichtbarkeit der körperlichen Symptome des von MS betroffenen Elternteils. Wer als Vater oder Mutter eine Gehhilfe braucht, wird es dem Kind mit größerer Wahrscheinlichkeit sagen als jemand, der keine erkennbaren Symptome hat. Neuere Studien bei Kindern mit einem von MS betroffenen Elternteil sprechen jedoch ausdrücklich dafür, dass Kinder sich über die psychischen Veränderungen des Elternteils, und zwar sowohl über die kognitiven als auch über die emotionalen, ebenso viele Gedanken machen und ebenso betroffen sind, wie bei Gleichgewichts- oder Gehstörungen. Kinder scheinen durch das emotionale Klima im Haushalt sogar noch stärker betroffen zu sein als durch die körperlichen Einschränkungen des erkrankten Elternteils. Kinder sind sich demnach bewusst, dass da etwas geschieht, das dazu führt, dass ein Elternteil aufgeregter, weinerlicher, reizbarer oder vergesslicher ist als üblich. Sie haben jedoch nicht die Information, die sie brauchen, um zu verstehen und mit den Verhaltensänderungen, deren Zeuge sie werden, zurechtzukommen.

Eltern zögern auch, mit Kindern über die MS-Diagnose zu sprechen, bevor diese dem Arbeitgeber des Patienten oder anderen Familienmitgliedern und Freunden mitgeteilt wurde. Sie mögen (korrekterweise) der Ansicht sein, Kinder seien nicht imstande, das «Geheimnis» für sich zu behalten. Dies ist ein komplexes Problem, das keine einfache Lösung hat. Einerseits müssen Erwachsene bisweilen ihre Privatsphäre schützen, um Probleme am Arbeitsplatz zu vermeiden. Auch mag der Elternteil nicht dazu bereit sein, dass Menschen in der Gemeinde von der Krankheit wissen. Andererseits stört das Bedürfnis nach Verschwiegenheit die wichtige Kommunikation zwischen Eltern und Kind über MS-bezogene Aspekte im Haushalt, die jedem helfen würden, besser mit der MS zu leben. Die Vorstellung, MS sei ein Geheimnis, kann dem Kind nur das Gefühl vermitteln, im Haus geschehe etwas Beschämendes oder Schlechtes.

Fragen der elterlichen Fürsorge

Multiple Sklerose wird oft in der Phase im Leben eines Menschen diagnostiziert, in der wichtige Karriere- und Familienentscheidungen getroffen werden. Vor 1950 sagte man Frauen, bei denen MS diagnostiziert wurde, oft, sie sollten keine Kinder bekommen. Angesichts neuerer Belege, die kein erhöhtes Langzeitrisiko einer Krankheitsprogression in der Schwangerschaft und bei der Geburt zeigen, werden Paare im Allgemeinen dazu ermutigt, ihre Familienplanung fortzusetzen. Das bedeutet, dass Paare, bei denen eine Seite MS hat, im Wesentlichen vor einer nichtmedizinischen Entscheidung stehen. Paare müssen aufgefordert werden, ...

a) ... sich über MS kundig zu machen und realistisch über die Probleme nachzudenken, die sie aufwerfen kann.
b) ... ihre verfügbaren ökonomischen, emotionalen und familiären Ressourcen zu evaluieren.
c) ... ihre Fähigkeiten einzuschätzen, in familiären und sozialen Rollen flexibel zu sein, für den Fall, dass fortschreitende Behinderung eine Aufteilung oder einen Wechsel der vorgesehenen Elternrolle und der Tätigkeiten als Ernährer erfordert. Und was vielleicht am wichtigsten ist, ...
d) ... über die ersten Monate des Säuglingsalters hinauszuschauen auf die elterliche Fürsorge insgesamt. Viele werdende Eltern konzentrieren sich so intensiv darauf, wie sie ein Neugeborenes halten, ihm die Windeln wechseln und es tragen werden, dass sie vergessen, wie kurz die Phase friedlicher Immobilität eigentlich ist.

Die meisten Eltern beginnen ihre Elternschaft mit vielen vorgefassten Ideen, was es bedeutet, ein «guter» Vater bzw. eine «gute» Mutter zu sein. Männer stellen sich als prototypische «Vater»-Aktivitäten oft vor, Ball zu spielen oder Coach eines Fußballteams zu sein. Frauen stellen sich vor, ihr Kind zum Unterricht oder zu Spielverabredungen zu fahren, Plätzchen zu backen, Schüler- und Nachmittagsbetreuerin zu sein oder im Elternbeirat zu sitzen. Körperliche Beeinträchtigungen, die diese Aktivitäten stören, erschüttern das Selbstvertrauen des jeweiligen Elternteils. Die bzw. der Betreffende fragt sich, wie sie eine gute Mutter bzw. er ein guter Vater sein könne, wenn diese Aktivitäten nicht möglich sind.

Zum Glück gibt es viele Ressourcen, die Vätern und Müttern helfen, mit diesen Sorgen zurechtzukommen (Crawford/Miller, 2006; Garee, 1989; Miller/Kalb, 2008). In Behinderungsfragen erfahrene Familientherapeuten, Selbsthilfegruppen und Elternratgeber können Männern und Frauen helfen, ihre Einstellungen und vorgefassten Meinungen hinsichtlich der Elternrolle zu durchdenken. Menschen kann geholfen werden, ihre Prioritäten elterlicher Fürsorge neu zu definieren, Alternativen für die Dinge zu finden, die sie mit ihren Kindern unternehmen möchten, und, was vielleicht am wichtigsten ist, mit ihrem Partner bzw. ihrer Partnerin und den Kindern über ihre Anliegen und Gefühle zu sprechen. In neueren Studien haben Kinder ziemlich klar gezeigt, dass offene Kommunikation, emotionale Nähe und gemeinsam verbrachte Zeit wichtiger sind als jede spezielle Eltern-Kind-Aktivität.

Herausforderungen für Pflegende

Pflegende sind stationär in Kliniken, in ambulanten Behandlungssettings und über kommunale Pflegedienste an der Versorgung von Menschen mit MS beteiligt. Unabhängig vom Setting, in dem die Pflegeaktivitäten stattfinden, gibt es bestimmte Herausforderungen, die zwar nicht nur in der Pflege und Versorgung von Patienten mit MS bestehen, aber doch besonders häufig Gesundheitsfachpersonen begegnen, die mit relativ jungen, chronisch kranken Menschen arbeiten.

Emotionale Reaktionen auf die Arbeit mit jungen, zunehmend behinderten Patienten

Die meisten Gesundheitsfachpersonen betrachten ihre Arbeit als Möglichkeit, Menschen zu helfen, von einer Krankheit zu genesen und sich besser zu fühlen. Pflegende, die mit Menschen mit MS arbeiten, stehen vor der Tatsache, dass ihre Arbeit zwar nötig und wichtig ist, damit der Patient auch weiterhin optimal funktioniert und Komplikationen verhindert werden, dass sie der Person jedoch nicht hilft, wieder gesund zu werden. Pflegende in klinischen Settings und MS-Zentren begegnen im Gegenteil oft Patienten mit MS, deren Behinderung stetig zunimmt. Dies kann vor allem für junge Pflegende belastend sein, die Patienten ähnlichen Alters und gleichen Geschlechts begegnen, bei denen diese Diagnose kürzlich gestellt wurde und mit denen sie sich tendenziell stärker identifizieren.

Der abhängige und fordernde Patient mit MS

Oft stellen Pflegende fest, dass Patienten mit MS anspruchsvoll und manipulativ sein können. Das kann beispielsweise jemand sein, die für einen viertägigen stationären Aufenthalt wegen einer hochdosierten Kortisontherapie einen Koffer voll Kleidung packt und von den Pflegenden fordert, sie mögen ihr beim Ankleiden und Schminken helfen, oder jemand, der täglich mit einer endlosen Liste von Fragen und Bitten in der Arztpraxis anruft. In den meisten Fällen reagiert der Patient entweder auf die vielfältigen, durch die Krankheit erzwungenen Verluste oder auf den antizipierten Verlust von Kontrolle und Unabhängigkeit, der sich aus fortschreitender Behinderung ergeben kann. Im Leben der bzw. des Betreffenden ist so vieles außer Kontrolle, dass das Bestreben, Details zu kontrollieren, überhandnimmt.

Unterweisen von Patienten mit Gedächtnisstörungen in Selbstversorgungsfertigkeiten

Beim Pflegen und Versorgen von Menschen mit MS ist vieles von der Geschicklichkeit einer Pflegeperson darauf ausgerichtet, den Patienten im effektiven Umgang mit seinen Symptomen zu unterweisen. Die Pflegeperson schult ihn in Medikationen, im Blasen- und Darmmanagement, in Hautpflege und in wichtigen kommunalen Ressourcen. Angesichts dessen, dass bei mehr als der Hälfte der Menschen mit MS ein gewisses Maß an kognitiver Beeinträchtigung eintritt, überrascht es nicht, dass sich Pflegende in ihrem Bemühen um Unterweisung oft frustriert fühlen. Patienten, die wiederholt dieselben Fragen stellen oder bestimmte Prozeduren nicht zu Ende führen, brauchen unter Umständen schriftliche Instruktionen, um ihnen zu helfen, sich an das Gesagte zu erinnern.

Dies sind nur ein paar der Herausforderungen, denen Pflegende bei der Arbeit mit Patienten mit MS gegenüberstehen. Es ist zwar wichtig, sie im Blick zu behalten, aber ebenso wichtig ist es, daran zu denken, dass die Arbeit Pflegender bei MS eben aufgrund dieser Herausforderungen so entscheidend ist. Wer mit einer chronischen und progredienten Krankheit lebt, braucht eine einzigartige und kontinuierliche Art der Unterstützung bei seinem Bemühen, die Krankheit effektiv zu bewältigen und ein volles, produktives und angenehmes Leben zu leben.

Fallstudie ...

Melindas Selbstvertrauen und Selbstwertgefühl wurden durch Veränderungen ihrer Fähigkeit bedroht, ihre Rollen und Verantwortlichkeiten zuhause und am Arbeitsplatz wahrzunehmen. Sie erlebt ein tiefes Gefühl von Verlust, verstärkt durch Zukunftsangst. Als Melinda diese Gefühle bei ihrer halbjährlichen Konsultation beim Arzt dem Neurologen mitteilt, unternehmen dieser und die Pflegende mehrere Schritte, um Melinda zu helfen, ihr Selbstvertrauen wiederzugewinnen und neue Hoffnung für die Zukunft zu schöpfen:

1. *Der Neurologe erklärt die Beziehung zwischen MS und Kognition und schlägt eine neuropsychologische Untersuchung vor, um Melindas Kognitionsschwächen und -stärken zu identifizieren. Mit dieser Information kann der Neuropsychologe Kompensationsstrategien empfehlen, mit denen Melinda den Herausforderungen begegnen kann, vor denen sie steht. Als Melinda diese Strategien einzusetzen beginnt, hilft die Pflegende ihr dabei, ebendiese Strategien in ihr eigenes MS-Management und ihre Wellness-Aktivitäten zu integrieren.*
2. *Gegen die Stimmungsschwankungen von Melinda hilft ihr die Pflegende, sich mit einem Sozialarbeiter in der Gemeinde in Verbindung zu setzen, der mit MS vertraut ist. Die Gelegenheit, über ihr Verlustgefühl und ihre Sorge, Menschen um sie herum im Stich zu lassen, sprechen zu können, ist für Melinda enorm erleichternd. Eine Konsultation beim Psychiater zeigt, dass Melinda gut auf die unterstützende Therapie anspricht und gegenwärtig weder Medikamente noch sonst irgendeine Behandlung benötigt.*
3. *Die Pflegende hilft Melinda ferner, mit ihren Harnwegssymptomen zurechtzukommen und bringt sie mit einem Ergotherapeuten in Kontakt, der sie beim Energiemanagement unterstützt.*

Mit Hilfe des Arztes und der Pflegenden hat Melinda nun Schritte unternommen, um ihre größten Herausforderungen anzugehen. Ausgestattet mit Strategien für den Umgang mit ihren kognitiven Problemen, einem stützenden Therapeuten, mit dem sie ihr Verlustgefühl und ihre Angst besprechen kann, und einem Plan für den Umgang mit ihrer Fatigue und den Harnwegssymptomen fühlt sich Melinda weniger verletzlich, mehr in Kontrolle und optimistischer in Bezug auf die Zukunft. Sie hat Vertrauen in ihre Fähigkeit gewonnen, sich der Zukunft und allen neuen Herausforderungen zu stellen, die sie mit sich bringen mag.

Literatur

Allen, D. N., Goldstein, G., Heiman, R. A., & Rondinelli, T. (1998). Teaching memory strategies to persons with multiple sclerosis. *Journal of Rehabilitation Research and Development, 35*(4), 405–410.

Amato, M. P., Ponziani, G., Siracusa, G., & Sorbi, S. (2001). Cognitive dysfunction in early-onset multiple sclerosis: A reappraisal after 10 years. *Archives of Neurology, 58*(10), 1602–1606.

Amato, M. P., Zipoli, V., Goretti, B., Portaccio, E., De Caro, M. E., Ricchiuti, L., [...] Trojano, M. (2006). Benign multiple sclerosis: Cognitive, psychological and social aspects in a clinical cohort. *Journal of Neurology, 253*(8), 1054–1059.

Amato, M. P., Zipoli, V., & Portaccio, E. (2008). Cognitive changes in multiple sclerosis. *Expert Review of Neurotherapeutics, 8*(10), 1585–1596.

Archibald, C. J., & Fisk, J. D. (2000). Information processing efficiency in patients with multiple sclerosis. *Journal of Clinical and Experimental Neuropsychology, 22*(5), 686–701.

Barak, Y., & Achiron, A. (2002). Effect of interferon beta-1b on cognitive functions in multiple sclerosis. *European Neurology, 47*(1), 11–14.

Basso, M. R., Beason-Hazen, S., Lynn, J., Rammohan, K., & Bornstein, R. A. (1996). Screening for cognitive dysfunction in multiple sclerosis. *Archives of Neurology, 53*(10), 980–984.

Beatty, W. W., & Goodkin, D. E. (1990). Screening for cognitive impairment in multiple sclerosis: An evaluation of the Mini-Mental State Examination. *Archives of Neurology, 47*, 297–301.

Beatty, W. W., Paul, R. H., Wilbanks, S. L., Hames, K. A., Blanco, C. R., & Goodkin, D. E. (1995). Identifying multiple sclerosis patients with mild or global cognitive impairment using the Screening Examination for Cognitive Impairment (SEFCI). *Neurology, 45*(4), 718–723.

Benedict, R. H., Bakshi, R., Simon, J. H., Priore, R., Miller, C., & Munschauer, F. (2002). Frontal cortex atrophy predicts cognitive impairment in multiple sclerosis. *Journal of Neuropsychiatry and the Clinical Neurosciences, 14*(1), 44–51.

Benedict, R. H., Cox, D., Thompson, L. L., Foley, R., Weinstock-Guttman, B., & Munschauer, F. (2004). Reliable screening for neuropsychological impairment in multiple sclerosis. *Multiple Sclerosis, 10*(6), 675–678.

Benedict, R. H., Fischer, J. S., Archibald, C. J., Arnett, P. A., Beatty, W. W., Bobholz, J., [...] Munschauer, F. (2002). Minimal neuropsychological assessment of MS patients; A consensus approach. *The Clinical Neuropsychologist, 16*, 381–397.

Benedict, R. H., Munschauer, F., Linn, R., Miller, C., Murphy, E., Foley, F., & Jacobs, L. (2003). Screening for multiple sclerosis cognitive impairment using a self-administrated 15-item questionnaire. *Multiple Sclerosis, 9*(1), 95–101.

Brenk, A., Laun, K., & Haase, C. G. (2008). Short-term cognitive training improves mental efficiency and mood in patients with multiple sclerosis. *European Neurology, 60*(6), 304–309.

Brown, R. F., Tennant, C. C., Sharrock, M., Hodgkinson, S., Dunn, S. M., & Pollard, J. D. (2006). Relationship between stress and relapse in multiple sclerosis: Part II. Direct and indirect relationships. *Multiple Sclerosis, 12*(4), 467–475.

Crawford, P., & Miller, D. (2006). Parenting issues. In R. Kalb (Ed.), *Multiple sclerosis: A guide for families* (3rd ed., pp. 93–110). New York: Demos Medical Publishing.

Dalos, N. P., Rabins, P. V., Brooks, B. R., & O'Donnel, P. (1983). Disease activity and emotional state in multiple sclerosis. *Annals of Neurology, 13*(5), 573–577.

DeLuca, J., Gaudino, E. A., Diamond, B. J., Christodoulou, C., & Engel, R. A. (1998). Acquisition and storage deficits in multiple sclerosis. *Journal of Clinical and Experimental Neuropsychology, 20*(3), 376–390.

DeLuca, J., & Johnson, S.K. (1993). Cognitive impairments in multiple sclerosis: Implications for rehabilitation. *NeuroRehabilitation, 3*, 9–16.

Dent, A., & Lincoln, N.B. (2000). Screening for memory problems in multiple sclerosis. *British Journal of Clinical Psychology, 39*(Pt. 3), 311–315.

Feinstein, A., Roy, P., Lobaugh, N., Feinstein, K., O'Connor, P., & Black, S. (2004). Structural brain abnormalities in multiple sclerosis patients with major depression. *Neurology, 62*(4), 586–590.

Fischer, J.S. (1999). Assessment of neuropsychological function. In R.A. Rudick & D.E. Goodkin (Eds.), *Multiple sclerosis therapeutics*. London: Martin Dunitz, Ltd.

Fischer, J.S., Foley, F.W., Aikens, J.E., Ericson, G.D., Rao, S.M., & Shindell, S. (1994). What do we really know about cognitive dysfunction, affective disorders, and stress in multiple sclerosis: A practitioner's guide. *Journal of Neurologic Rehabilitation, 8*(3), 151–164.

Fischer, J.S., Priore, R.L., Jacobs, L.D., Cookfair, D.L., Rudick, R.A., Herndon, R.M., [...] Kooijmans-Coutinho, M.F. (2000). Neuropsychological effects of interferon-beta 1a in relapsing-remitting multiple sclerosis. Multiple Sclerosis Collaborative Research Group. *Annals of Neurology, 48*(6), 885–892.

Fisher, E., O'Connor, P.W., Havrdova, E., Hutchinson, M., Kappos, L., Miller, D.H., [...] Sandrock, A.W. (2006, September). *The effects of natalizumab on brain atrophy and cognitive function: Results from the AFFIRM study*. Platform presentation at the 22nd Congress of the European Committee for the Treatment and Research in Multiple Sclerosis, Madrid, Spain.

Foley, F.W., Bedell, J.R., LaRocca, N.G., Scheinberg, L.C., & Reznikoff, M. (1987). Efficacy of stress-inoculation training in coping with multiple sclerosis. *Journal of Consulting and Clinical Psychology, 55*(6), 919–922.

Foley, F.W., Dince, W.M., LaRocca, N.G., Kalb, R.C., Caruso, L.S., Smith, C.R., & Shnek, Z.M. (1994). Psychoremediation of communication skills for cognitively impaired persons with multiple sclerosis. *Journal of Neurologic Rehabilitation, 8*, 165–176.

Foley, F.W., Miller, A.H., Traugott, U., LaRocca, N.G., Scheinberg, L.C., Bedell, J.R., & Lennox, S.S. (1988). Psychoimmunological dysregulation in multiple sclerosis. *Psychosomatics, 29*, 398–403.

Foong, J., Rozewicz, L., Quaghebeur, G., Davie, C.A., Kartsounis, L.D., Thompson, A.J., [...] Ron, M.A. (1997). Executive function in multiple sclerosis: The role of frontal lobe pathology. *Brain, 120*(Pt. 1), 15–26.

Franklin, G.M., Nelson, L.M., Filley, C.M., & Heaton R.K. (1989). Cognitive loss in multiple sclerosis: Case reports and review of the literature. *Archives of Neurology, 46*(2), 162–167.

Garee, B. (Ed.). (1989). Parenting: *Tips from parents (who happen to have a disability) on raising children*. Bloomington, IL: Accent Press.

Geisler, M.W., Sliwinski, M., Coyle, P.K., Masur, D.M., Doscher, C., & Krupp, L.B. (1996). The effects of amantadine and pemoline on cognitive functioning in multiple sclerosis. *Archives of Neurology, 53*(2), 185–188.

Gentry, T. (2008). PDA's as cognitive aids for people with multiple sclerosis. *The American Journal of Occupational Therapy, 62*(1), 18–27.

Golan, D., Somer, E., Dishon, S., Cuzin-Disegni, L., & Miller, A. (2008). Impact of exposure to war stress on exacerbations of multiple sclerosis. *Annals of Neurology, 64*(2), 143–148.

Gonzalez, S., Steinglass, P., & Reiss, D. (1989). Putting the illness in its place: Discussion groups for families with chronic medical illness. *Family Process, 28*(1), 69–87.

Greene, Y. M., Tariot, P. N., Wishart, H., Cox, C., Holt, C. J., Schwid, S., & Nociasky, J. (2000). 12-week, open trial of donepezil hydrochloride in patients with multiple sclerosis and associated cognitive impairments. *Journal of Clinical Psychopharmacology, 20*(30), 350–356.

Harel, Y., Appleboim, N., Lavie, M., & Achiron, A. (2009). Single dose of methylphenidate improves cognitive performance in multiple sclerosis patients with impaired attention process. *Journal of Neurological Sciences, 276*(1–2), 38–40.

Heesen, C., Mohr, D. C., Huitinga, I., Bergh, F. T., Gaab, J., Otte, C., & Gold, S. M. (2007). Stress regulation in multiple sclerosis: Current issues and concepts. *Multiple Sclerosis, 13*(2), 143–148.

Holland, N., Wiesel, P., Cavallo, P., Edwards, C., Halper, J., Kalb, R., [...] Smith-Williamson, L. (2001a). Adherence to disease-modifying therapy in multiple sclerosis: Part I. *Rehabilitation Nursing, 26*(5), 172–176.

Holland, N., Wiesel, P., Cavallo, P., Edwards, C., Halper, J., Kalb, R., [...] Smith-Williamson, L. (2001b). Adherence to disease-modifying therapy in multiple sclerosis: Part II. *Rehabilitation Nursing, 26*(6), 221–226.

Jennekens-Schinkel, A., Laboyrie, P. M., Lanser, J. B., & van der Velde, E. A. (1990). Cognition in patients with multiple sclerosis after four years. *Journal of Neurological Sciences, 99*(2–3), 229–247.

Jønsson, A., Korfitzen, E. M., Heltberg, A., Ravnborg, M. H., & Byskov-Ottosen, E. (1993). Effects of neuropsychological treatment in patients with multiple sclerosis. *Acta Neurologica Scandinavica, 88*(6), 394–400.

Kalb, R. C. (Ed.). (2006). *Multiple sclerosis: A guide for families* (3rd ed.). New York: Demos Medical Publishing.

Khan, F., Pallant, J. F., Brand, C., & Kilpatrick T. J. (2008). Effectiveness of rehabilitation intervention in persons with multiple sclerosis. *Journal of Neurology, Neurosurgery, and Psychiatry, 79*(11), 1230–1235.

Krupp, L. B., Christodoulou, C., Melville, P., Scherl, W. F., MacAllister, W. S., & Elkins, L. E. (2004). Donepezil improved memory in multiple sclerosis in a randomized clinical trial. *Neurology, 63*(9), 1579–1585.

Krupp, L. B., Elkins, L. E., Scott, S. R., Smiroldo, J., & Coyle, P. K. (1999). *Donepezil for the treatment of memory impairments in multiple sclerosis.* Presented at the American Academy of Neurology 51st Annual Meeting, Toronto, Canada, April 17–24, A137.

Kujala, P., Portin, R., & Ruutiainen, J. (1997). The progress of cognitive decline in multiple sclerosis: A controlled 3-year follow-up. *Brain, 120*(Pt. 2), 289–297.

LaRocca, N. G. (1984). Psychosocial factors in multiple sclerosis and the role of stress. *Annals of the New York Academy of Sciences, 436*, 435–442.

Leo, G. J., & Rao, S. M. (1988). Effects of intravenous physostigmine and lecithin on memory loss in multiple sclerosis: Report of a pilot study. *Journal of Neurologic Rehabilitation, 2*, 123–129.

Li, J., Johansen, C., Brønnum-Hansen, H., Stenager, E., Koch-Henriksen, N., & Olsen, J. (2004). The risk of multiple sclerosis in bereaved parents: A nationwide cohort study in Denmark. *Neurology, 62*(5), 726–729.

Lovera, J., Bagert, B., Smoot, K., Morris, C. D., Frank, R., Bogardus, K., [...] Bourdette, D. (2007). Ginkgo biloba for the improvement of cognitive performance in multiple sclerosis: A randomized, placebo-controlled trial. *Multiple Sclerosis, 13*(3), 376–385.

Mainero, C., Caramia, F., Pozzilli, C., Pisani, A., Pestalozza, I., Borriello, G., [...] Pantano, P. (2004). fMRI evidence of brain reorganization during attention and memory tasks in multiple sclerosis. *NeuroImage, 21*(3), 858–867.

Miller, D.M., & Kalb, R.C. (2008). How multiple sclerosis affects the family. In R.C. Kalb (Ed.), *Multiple sclerosis: The question you have – the answer you need* (4th ed., pp. 291–312). New York: Demos Medical Publishing.

Mohr, D.C. (2008). *Talking about stress.* New York: National Multiple Sclerosis Society.

Mohr, D.C., Boudewyn, A.C., Goodkin, D., Bostrom, A., & Epstein, L. (2001). Comparative outcomes for individual cognitive-behavior therapy, supportive-expressive therapy, and sertraline for the treatment of depression in multiple sclerosis. *Journal of Consulting and Clinical Psychology, 69*(6), 942–949.

Mohr, D.C., Goodkin, D.E., Bacchetti, P., Boudewyn, A.C., Huang, L., Marrietta, P., [...] Dee, B. (2000). Psychological stress and the subsequent appearance of new brain MRI lesions in MS. *Neurology, 55*(1), 55–61.

Mohr, D.C., Hart, S.L., Julian, L., Cox, D., & Pelletier, D. (2004). Association between stressful life events and exacerbation in multiple sclerosis: A meta-analysis. *British Medical Journal, 328*, doi: 10.1136/bmj.38041.724421.55.

Morrow, S.A., Kaushik, T., Zarevics, P., Erlanger, D., Bear, M.F., Munschauer, F.E., & Benedict, R.H. (2009). The effects of L-amphetamine sulphate on cognition in MS patients: Results of a randomized controlled trial. *Journal of Neurology, 256*(7), 1432–1459.

Nisipeanu, P., & Korczyn, A.D. (1993). Psychological stress as risk factor for exacerbations in multiple sclerosis. *Neurology, 43*(7), 1311–1312.

Oliveri, R.L., Sibilia, G., Valentino, P., Russo, C., Romeo, N., & Quattrone, A. (1998). Pulsed methylprednisolone induces a reversible impairment of memory in patients with relapsing-remitting multiple sclerosis. *Acta Neurologica Scandinavica, 97*(6), 366–369.

Ortho-McNeil-Janssen Pharmaceuticals, Inc. (2008). *Prescribing information for Razadyne® and Razadyne ER®*. Titusville, NJ: Author.

Patzold, T., Schwengelbeck, M., Ossege, L.M., Malin, J.P., & Sindern, E. (2002). Changes of the MS functional composite and EDSS during and after treatment of relapse with methylprednisolone in patients with multiple sclerosis. *Acta Neurologica Scandinavica, 105*(3), 164–168.

Peyser, J.M., Edwards, K.R., Poser, C.M., & Filskov, S.B. (1980). Cognitive function in patients with multiple sclerosis. *Archives of Neurology, 37*, 577–579.

Pliskin, N.H., Hamer, D.P., Goldstein, D.S., Towle, V.L., Reder, A.T., Noronha, A., & Arnason, B.G.W. (1996). Improved delayed visual reproduction test performance in multiple sclerosis patients receiving interferon beta-1b. *Neurology, 47*(6), 1463–1468.

Plohmann, A.M., Kappos, L., Ammann, W., Thordai, A., Wittwer, A., Huber, S., [...] Lechner-Scott, J. (1998). Computer assisted retraining of attentional impairments in patients with multiple sclerosis. *Journal of Neurology, Neurosurgery, and Psychiatry, 64*(4), 455–462.

Polman, C.H., O'Connor, P.W., Havrdova, E., Hutchinson, M., Kappos, L., Miller, D.H., Phillips, J.T., Lublin, F.D., Giovannoni, G., Wajgt, A., Toal, M., Lynn, F., Panzara, M.A., Sandrock, A.W.; for the AFFIRM Investigators (2006). A randomized, placebo-controlled trial of natalizumab for relapsing multiple sclerosis. *New England Journal of Medicine,* 354(9), 899–910.

Potagas, C., Mitsonis, C., Watier, L., Dellatolas, G., Retziou, A., Mitropoulos, P., [...] Vassilopoulos, D. (2008). Influence of anxiety and reported stressful life events on relapses in multiple sclerosis: A prospective study. *Multiple Sclerosis, 14*(9), 1262–1268.

Rao, S.M. (1986). Neuropsychology of multiple sclerosis: A critical review. *Journal of Clinical and Experimental Neuropsychology, 8*(5), 503–542.

Rao, S.M., Leo, G.J., Bernardin, L., & Unverzagt, F. (1991). Cognitive dysfunction in multiple sclerosis. I. Frequency, patterns, and prediction. *Neurology, 41*(5), 685–691.

Rodgers, D., Khoo, K., MacEachen, M., Oven, M., & Beatty, W. W. (1996). Cognitive therapy for multiple sclerosis: A preliminary study. *Alternative Therapies in Health and Medicine, 2*(5), 70–74.

Ryan, L., Clark, C. M., Klonoff, H., Li, D., & Paty, D. (1996). Patterns of cognitive impairment in relapsing-remitting multiple sclerosis and their relationship to neuropathology on magnetic resonance images. *Neuropsychology, 10*, 176–193.

Schiffer, R. B., Herndon, R. M., & Rudick, R. A. (1985). Treatment of pathologic laughing and weeping with amitriptyline. *New England Journal of Medicine, 312*(23), 1480–1482.

Seliger, G. M., Hornstein, A., Flax, J., Herbert, J., & Schroeder, K. (1992). Fluoxetine improves emotional incontinence. *Brain Injury, 6*(3), 267–270.

Smits, R. C., Emmen, H. H., Bertelsmann, F. W., Kulig, B. M., van Loenen, A. C., & Polman, C. H. (1994). The effects of 4-aminopyridine on cognitive function in patients with multiple sclerosis: A pilot study. *Neurology, 44*(9), 1701–1705.

Stephenson, J., Kamat, S., Rajagopalan, K., Agarwal, S., & Singer, J. (2009, April). *Early effects of natalizumab on patient reported fatigue and cognitive function.* Poster presented at the annual meeting of the American Academy of Neurology, (P02.142), Seattle, WA.

Stone, L. A., Albert, P. S., Smith, M. E., DeCarli, C., Armstong, M. R., McFarlin, D. E., [...] McFarland, H. F. (1995). Changes in the amount of diseased white matter over time in patients with relapsing-remitting multiple sclerosis. *Neurology, 45*(10), 1808–1814.

Strober, L., Englert, J., Munschauer, F., Weinstock-Guttman, B., Rao, S., & Benedict, R. H. (2009). Sensitivity of conventional memory tests in multiple sclerosis: Comparing the Rao Brief Repeatable Neuropsychological Battery and the Minimal Assessment of Cognitive Function in MS. *Multiple Sclerosis, 15*(9), 1077–1084.

Sullivan, J. L., Edgley, K., & Dehoux, E. (1990). A survey of multiple sclerosis. Part 1: Perceived cognitive problems and compensatory strategy use. *Canadian Journal of Rehabilitation, 4*(2), 99–105.

Tesar, N., Bandion, K., & Baumhackl, U. (2005). Efficacy of a neuropsycholgical training programme for patients with multiple sclerosis – A randomized trial. *Wiener Klinische Wochenschrift, 117*(21–22), 747–754.

Trapp, B. D., Peterson, J., Ransohoff, R. M., Rudick, R., Mörk, S. & Bö, L. (1998). Axonal transaction in the lesions of multiple sclerosis. *New England Journal of Medicine, 338*(5), 278–285.

Villoslada, P., Arrondo, G., Sepulcre, J., Alegre, M., & Artieda, J. (2009). Memantine induces reversible neurologic impairment in patients with MS. *Neurology, 72*(19), 1630–1633.

Warren, S., Greenhill, S., & Warren, K. G. (1982). Emotional stress and the development of multiple sclerosis: Case-control evidence of a relationship. *Journal of Chronic Diseases, 35*(11), 821–831.

Weinstein, A., Schwid, S. R., Schiffer, R. B., McDermott, M. P., Giang, D. W., & Goodman, A. D. (1999). Neuropsychological status in multiple sclerosis after treatment with glatiramer. *Archives of Neurology, 56*(3), 319–324.

Wilken, J. A., Kane, R., Sullivan, C. L., Wallin, M., Usiskin, J. B., Quig, M. E., [...] Keller, M. (2003). The utility of computerized neuropsychological assessment of cognitive dysfunction in patients with relapsing-remitting multiple sclerosis. *Multiple Sclerosis, 9*(2), 119–127.

Zorzon, M., de Masi, R., Nasuelli, D., Ukmar, M., Mucelli, R. P., Cazzato, J., [...] Zibadinov, R. (2001). Depression and anxiety in multiple sclerosis: A clinical and MRI study in 95 subjects. *Journal of Neurology, 248*(5), 416–421.

Weiterführende Literatur

Amato, M.P., Ponziani, G., Pracucci, G., Bracco, L., Siracusa, G., & Amaducci, L. (1995). Cognitive impairment in early-onset multiple sclerosis. Pattern, predictors, and impact on everyday life in 4-year follow-up. *Archives of Neurology, 52*(2), 168–172.

Foley, F.W., LaRocca, N.G., Kalb, R.C., Caruso, L.S., & Shnek, Z. (1993). Stress, multiple sclerosis, and everyday functioning: A review of the literature with implications for intervention. *NeuroRehabilitation, 3*, 57–66.

11 Sexualität würdigen und Familienplanung umsetzen

Rosalind C. Kalb

Fallstudie ...

Nancy W. ist eine 27-jährige, verheiratete Frau, bei der vor kurzem Multiple Sklerose (MS) diagnostiziert wurde. Sie und ihr Mann Alan wünschen sich ein Kind, hatten aber geplant, zuerst einmal eine Zeit zu zweit zu genießen und ihrem Beruf nachzugehen, bevor sie es mit einer Schwangerschaft versuchen. Dann führten Fatigue-Symptome , verschwommenes Sehen und eine leichte Schwäche im linken Bein Nancy zum Arzt. Eine sorgsame medizinische Anamnese machte den Neurologen auf einige frühere Symptome in Nancys Teenager-Alter aufmerksam, die zusammen mit den MRT-Befunden ausreichten, um die Diagnose MS zu stellen. Nancy und Alan waren schockiert, aber nicht überrascht, weil Nancys Mutter seit 40 Jahren MS hat.

Nancys Sehvermögen ist wieder normal, aber sie hat immer noch Anfälle von Fatigue und eine Schwäche im Bein. Von ihrem Arzt ermutigt, begann sie mit einer krankheitsmodifizierenden Therapie. Jetzt ist Nancy äußerst bestrebt, eine Familie zu gründen, «bevor es zu spät ist», aber Alan hat einige Bedenken: Wie würde sich eine Schwangerschaft auf seine bereits erschöpfte Frau auswirken? Wie würde sie sich auf ihre MS auswirken? Welche Risiken bestünden für ihr Kind? Und was könnte eine unvorhersehbare Zukunft bringen – wo er doch die Auswirkungen der MS bei seiner Schwiegermutter kennt? Und beide haben ein wenig beklommen darüber gescherzt, wie schwierig es würde, schwanger zu werden, wenn Nancy sich nicht wieder für Sex interessieren würde. In den vergangenen Monaten hat sie gemerkt, dass sie am Ende eines Tages zu müde ist, um sich noch sonderlich darum zu kümmern, und ihre sexuelle Reaktion einschließlich des Orgasmus fühlt sich nicht mehr an wie früher. Alan fragt sich, ob er etwas falsch macht oder ob Nancy ihn weniger attraktiv findet, aber sie selbst weiß, dass die MS sowohl ihre Gefühle als auch ihren Körper beeinträchtigt.

Einleitung

Sexualität und Entscheidungen hinsichtlich Elternschaft sind für die meisten jungen Erwachsenen wichtige Angelegenheiten und eine jede davon kann durch MS ganz erheblich beeinflusst werden. Veränderungen in der sexuellen Aktivität und den sexuellen Reaktionen eines Mannes oder einer Frau, Befürchtungen wegen der Auswirkung einer Schwangerschaft und Geburt auf die MS einer Frau oder die Auswirkung der MS auf das Kind sowie Sorgen hinsichtlich zukünftiger Behinderung und der Fähigkeit, ein Kind oder Kinder zu versorgen und zu unterstützen bilden den Schwerpunkt dieses Kapitels. In den ersten Abschnitten werden die häufigsten sexuellen Probleme und Aspekte beschrieben, denen Menschen mit MS gegenüberstehen. Die übrigen Abschnitte dieses Kapitels konzentrieren sich auf Entscheidungen hinsichtlich der Familienplanung, ein Thema, das vielleicht leichter zu erörtern ist, emotional jedoch ebenso beladen ist wie Sorgen hinsichtlich der Sexualität. Erörtert werden die häufigsten Bedenken hinsichtlich der Schwangerschaft und der frühen Elternrolle: das genetische Risiko für das Kind, die Auswirkungen der MS auf die Schwangerschaft, Geburt und Stillzeit sowie die Beziehung zwischen Schwangerschaft und Krankheitsprogredienz.

Die Zeit, die mit der Pflegeperson im Gespräch über das allgemeine Symptommanagement oder über Darm- und Blasenprobleme verbracht wird, ist unter Umständen entspannender und weniger bedrückend als der Termin beim Arzt und eignet sich daher besser, um über sensible Themen zu sprechen. Dies versetzt Pflegende in eine einzigartige Position, um Menschen zu helfen, ihre Fragen und Anliegen zu artikulieren, angemessene Lösungen zu suchen und angesichts MS-bedingter Herausforderungen und Veränderungen Hoffnung zu bewahren.

Erkennen und Managen MS-bedingter sexueller Probleme

Sexuelle Gefühle und Sexualverhalten sind ein wichtiger Aspekt alltäglichen Lebens. Unsere Kultur bombardiert uns mit sexuellen Reizen und ermutigt uns, sexuell aktiv und offen zu sein. Indessen ist Sexualität eines der Themen, über die zu sprechen Menschen immer noch am schwersten fällt, mit dem Ergebnis, dass das Thema wahrscheinlich weder von Menschen mit MS noch von ihrem jeweiligen Arzt angesprochen wird. Warum ist Sexualität solch ein schwieriges Thema? Obwohl heutzutage so viel Wert auf Offenheit und sexuelle Freiheit gelegt wird, halten viele Menschen Sex noch immer für zu privat, zu geheimnisvoll oder gar zu schambehaftet, um mit irgendjemandem darüber zu sprechen. Das gegenwärtige Betonen sexueller Leistungsfähigkeit oder sexuellen Draufgängertums macht es für Männer und Frauen mit MS unangenehm, über ihre Probleme oder Veränderungen zu sprechen. Oft haben Betroffene keine Vorstellung davon, dass diese Veränderungen etwas mit der Krankheit zu tun haben und schämen sich unter Umständen, ihre Sorgen mitzuteilen, aus Furcht, der Arzt oder die Pflegeperson würde geringschätzig über sie denken. Bei männlichen und weiblichen Homosexuellen sowie Singles sind diese Barrieren sogar noch höher. Werden solche Fragen und Sorgen in den Frühstadien der Krankheit ignoriert, sinkt die Wahrscheinlichkeit, dass sie bei Fortschreiten der MS angesprochen werden. Je stärker die Behinderung der Person zunimmt, desto weniger wahrscheinlich ist es, dass Gesundheitsfachpersonen, Betreuungspersonen oder gar der Partner bzw. die Partnerin sie für ein sexuelles Wesen mit sexuellen Gefühlen oder Wünschen halten.

Forschung und klinische Erfahrung haben eindeutig gezeigt, dass MS das Sexualleben einer Person auf verschiedene Weisen beeinträchtigen kann, angefangen mit den unmittelbar durch die neurologische Beeinträchtigung verursachten (*primär*) über die durch die zu Behinderung führenden körperlichen Symptome der MS und die zu deren Behandlung verabreichten Medikamente ausgelösten (*sekundär*) bis hin zu den durch die psychosozialen Folgen der Erkrankung entstehenden Problemen (*tertiär*; Fletcher et al., 2009; Foley/Werner, 2008; Mattson et al., 1995). Auch wenn Berichte über Inzidenz und Prävalenz sexueller Funktionsstörungen bei MS erheblich voneinander abweichen (Lilius et al., 1976; Lundberg, 1978; Szaz et al., 1984; Valleroy/Kraft, 1984; Zorzon et al., 2001), herrscht Konsens dahingehend, dass MS-bedingte sexuelle Probleme weitaus größerer klinischer Aufmerksamkeit bedürfen als früher.

Primäre sexuelle Funktionsstörungen – Definition

Durch MS verursachte neurologische Veränderungen können sexuelle Gefühle und Reaktionen unmittelbar verändern. Bei Frauen können neurologische Veränderungen zu Veränderungen der Libido, zu verminderten oder unangenehmen Empfindungen am Genitale, verminderter Lubrikation der Scheide und abgeschwächter Orgasmusreaktion führen (Foley, 2006; Lilius et al., 1976; Lundberg, 1978; Schover et al., 1988; Valleroy/Kraft, 1984; Zorzon et al., 1999, 2001). Männer haben unter Umständen eine herabgesetzte Libido, Veränderungen oder eine Abnahme der Sensibilität des Genitales, Probleme beim Erreichen und Aufrechterhalten einer Erektion sowie eine verringerte Ejakulationskraft oder gar das Unvermögen zur Ejakulation (Kirkeby et al., 1988; Lilius et al., 1976; Lundberg, 1978; Schover et al., 1988; Valleroy/Kraft, 1984; Zorzon et al., 1999, 2001). Sowohl Männer als auch Frauen können MS-bedingte kognitive Veränderungen erfahren, die sich negativ auf die sexuelle Reaktion und/oder Beziehung auswirken. Auch Hypersexualität, Enthemmung und übermäßiges Beschäftigtsein mit Sexualität wurden in der MS-Population beschrieben (Huws et al., 1991). Einer Longitudinalstudie (Zorzon et al., 2001) zufolge nehmen die Symptome sexueller Funktionsstörungen mit der Zeit zu und hängen sowohl beim Mann als auch bei der Frau mit Funktionsstörungen der Harnwege zusammen.

Ab dem Zeitpunkt der Diagnose ist es wichtig, Patienten bei Besuchen in der Praxis Gelegenheit zu geben, über Veränderungen ihrer sexuellen Fähigkeiten zu sprechen. Man sollte nie davon ausgehen, jemand mit MS habe keine Probleme, nur weil er sie dem Arzt oder der Pflegeperson gegenüber nicht erwähnt. Da schon eine signifikante Anzahl glücklich verheirateter Paare in der Allgemeinbevölkerung gesunder Erwachsener über gelegentliche sexuelle Funktionsstörungen berichtet (Frank et al., 1978), sind Probleme oder Veränderungen bei neurologisch beeinträchtigten Individuen vielleicht eher die Regel als die Ausnahme. Patienten sollten regelmäßig nach Veränderungen ihrer sexuellen Gefühle und Reaktionen gefragt werden. Mit diesem sachlichen Herangehen an das Thema erreicht man zwei Dinge:

1. Es macht Menschen mit MS und deren Partner darauf aufmerksam, dass ihre Veränderungen mit der MS zusammenhängen könnten.
2. Die Leichtigkeit und Regelmäßigkeit, mit der das Thema durch den Arzt oder die Pflegeperson angesprochen wird, sendet die Botschaft, dass es sicher ist, über Sex zu sprechen.

Bisweilen müssen Menschen dazu ermutigt werden, über dieses schwierige Thema zu sprechen. Wenn jemand beispielsweise jegliche Schwierigkeit ableugnet, zugleich jedoch deutliche Darm- und Blasenprobleme von der Art hat, wie sie oft in Verbindung mit Sexualveränderungen beobachtet werden, ist es gut, den Betreffenden wissen zu lassen, dass diese Art von Störungen oft gleichzeitig bestehen, und dass es für beides Hilfe gibt.

Hat jemand mit MS erst einmal Fragen oder Anliegen geäußert, sollte ihm eine gründliche Evaluation durch eine Gesundheitsfachperson empfohlen werden, die sich in sexuellen Funktionsstörungen und MS auskennt. Dies kann ein Neurologe oder Urologe, eine Pflegeperson, ein Sexualtherapeut, Psychologe oder eine Kombination davon sein. Die Evaluation und eine akkurate Diagnose des Problems sind ganz entscheidend für das Ausformulieren eines adäquaten Behandlungsplans Dieser Vorgang sollte eine detaillierte medizinische Evaluation zusammen mit einer Übersicht aller eingenommenen Medikamente beinhalten, weil das sexuelle Funktionieren durch viele der Medikamente beeinträchtigt werden kann, die dem Management von MS-Symptomen (z. B. Anticholinergika für das Blasen-Management) sowie sonstiger häufiger Gesundheitsstörungen (z. B. hoher Blutdruck, Depression) dienen. Es können spezifische Tests der sexuellen Funktion eingesetzt werden. So bietet beispielsweise der Dacomed Snap Gauge Test ein einfaches, zuhause durchführbares Assessment der Häufigkeit und Rigidität nächtlicher Erektionen und hilft festzustellen, ob die erektile Dysfunktion das Ergebnis neurologischer Beeinträchtigung ist.

Die Evaluation muss auch eine detaillierte Sexualanamnese des Individuums und, wenn die Person verheiratet ist oder einen Partner hat, eine Anamnese der Sexualbeziehung beinhalten. Die während dieser Art eingehenden Gesprächs erhobene Information ist der beste Indikator sowohl für die anzugehenden Probleme als auch für die Fähigkeit des Individuums und des Paares, frei in gegenseitig stützender Weise zu sprechen und an die Lösung der sexuellen Probleme heranzugehen. Alleinstehenden oder Paaren, die zuvor noch nie über sexuelle Gefühle und/oder Sexualverhalten sprechen konnten oder in ihrem Akt immer etwas gehemmt waren, wird es nicht sofort leicht fallen, neues Sexualverhalten zu erkunden und damit zu experimentieren.

Behandlung primärer sexueller Funktionsstörungen

Veränderungen der Libido

Die Behandlung einer verminderten Libido kann bei Mann und Frau belastend und problematisch sein. Zwar besteht kein Zweifel, dass das Interesse einer Person an sexueller Aktivität sowie die sexuelle Reaktionsfähigkeit durch die neurologischen Veränderungen bei MS beeinträchtigt werden können, es trifft aber auch zu, dass sie durch verschiedene emotionale Zustände gestört werden können, die im Laufe des Lebens mit einer chronischen und progredienten Erkrankung kommen und gehen, wie etwa Angst, Trauer, Depression und Wut. Die Ursache dieser Libidoveränderung lässt sich anhand einer sorgfältigen Evaluation feststellen. Veränderungen infolge passagerer emotionaler Zustände sprechen oft gut auf eine Individual- und Paarberatung an, bei der Gefühle erkundet und in einem stützenden Umfeld ausgesprochen werden können. Eine verminderte Libido infolge einer klinischen Depression ist etwas komplexer, weil die eingesetzten Antidepressiva die Depression lindern und die Libido wiederherstellen können, während sie gleichzeitig die Orgasmusreaktion stören. Wenn die verminderte Libido die unmittelbare Folge neurologischer Veränderungen zu sein scheint, kann eine Beratung Alleinstehenden und Paaren Wege vermitteln, um über die Veränderung und deren Auswirkung auf ihre Beziehung zu sprechen, während sie ihnen zugleich hilft, Wege zu erkunden, um die sexuelle Stimmung zu heben und Intimität zu erhöhen.

Veränderungen der Sensibilität

Veränderungen des Empfindens können für Männer wie Frauen verwirrend und beängstigend sein. Was sich zuvor gut anfühlte, mag sich jetzt schlecht anfühlen, bereitet gar Schmerzen oder ist vielleicht kaum noch zu spüren. Schmerzhafte Dysästhesien lassen sich unter Umständen durch Antikonvulsiva, wie Gabapentin, Carbamazepin oder Pregabalin, oder durch ein Antidepressivum, wie Amitriptylin oder Duloxetin, lindern. Manchen Menschen kann auch Akupunktur Erleichterung verschaffen (Bowling, 2007). Die Behandlung beinhaltet auch einige Übungen zur sensorischen Fokussierung (Sensate Focus), bei denen der Patient aufgefordert wird, seinen Körper allein oder mit einer Partnerin bzw. einem Partner zu erkunden, um zu entdecken, was sich gut anfühlt und was nicht, und dies dann dem Partner bzw. der Partnerin mitzuteilen (Foley, 2006; Foley/Werner, 1998). Für viele ist der schwierigste Teil der Behandlung, sich mit der

Vorstellung vertraut zu machen, zu fragen, was er bzw. sie sich von der Partnerin bzw. vom Partner wünscht und braucht. Eine verminderte Sensibilität des Genitales bei beiden Geschlechtern erfordert oft eine andere, intensivere Stimulation. Allerdings kann die Einführung von oraler Stimulation, Gleitmitteln oder Vibratoren für jemanden, der so etwas noch nie zuvor verwandt hat, bedrohlich erscheinen.

Verminderte Lubrikation der Scheide

Eine verminderte Lubrikation der Scheide lässt sich äußerst wirksam durch irgendeines aus einer ganzen Reihe wasserlöslicher Gleitmittel angehen. Nicht wasserlösliche Produkte, wie Vaseline, können Harnwegsinfekte verursachen und sollten gemieden werden.

Erektile Dysfunktion

Zur Behandlung der erektilen Dysfunktion stehen gegenwärtig mehrere Optionen zur Verfügung. Die Wahl der Behandlung sollte sich nach Art und Schweregrad der Störung, der Anamnese, möglichen Nebenwirkungen und persönlichen Vorlieben richten.

Drei orale Phosphodiesterase-Typ-5-Hemmer (Sildenafil, Tadalafil, Vardenafil) hemmen die Wirkung eines Phosphodiesterase (PDE) genannten Enzyms, wodurch die chemische Substanz cGMP (zyklisches Guanosinmonophosphat) in höheren Konzentrationen im erektilen Gewebe des Penis verbleiben kann. Von den drei Medikamenten wurde lediglich Sildenafil bei Männern mit MS getestet, aber alle wurden klinisch mit annähernd gleicher Wirksamkeit getestet. In einer klinischen Studie an Männern mit MS zeigte sich, dass sich Sildenafil positiv auf die Lebensqualität einschließlich der Sexualfunktion, der Beziehung zur Partnerin bzw. zum Partner, der Sozialkontakte und der Zufriedenheit insgesamt auswirkt (Fowler et al., 2005). In einer neueren randomisierten, placebokontrollierten Doppelblindstudie stellte man fest, dass Sildenafil zur Behandlung der MS-bedingten erektilen Dysfunktion nicht wirksamer ist als Placebo (Safarinejad, 2009). Die klinische Erfahrung hat gezeigt, dass PDE-5-Hemmer bei manchen Menschen wirken, bei anderen hingegen nicht, und dass ein Mann jede der Substanzen ausprobieren sollte, um festzustellen, welche die beste Wirkung hat.

Zwar bessern PDE-5-Hemmer bei Männern in der Allgemeinbevölkerung mit organisch oder psychogen begründeter erektiler Dysfunktion erwiesenermaßen die Erektionsfunktion, erhöhen aber nicht das sexuelle Verlangen. Anders als die nachfolgend beschriebenen injizierbaren Medikamente erzeugen diese oral einzunehmenden Medikationen keine Erektionen des Penis, vielmehr ermöglichen sie den Eintritt einer Erektion bei adäquater körperlicher und/oder erotischer Stimulation. Unter Umständen bedarf es einer Beratung, um in einer deutlich belasteten und konflikthaften Beziehung wieder positive Gefühle und Intimität herzustellen.

Alle drei Substanzen verursachen typischerweise ein vorübergehendes Absinken des Blutdrucks. Daher sollten sie von Männern unter einer – selbst nur zeitweisen – Medikation auf Nitratbasis nicht angewandt werden, weil die Kombination einen plötzlichen und potenziell gefährlichen Blutdruckabfall bewirken kann. Die zusätzliche Herz-Kreislauf-Belastung durch den Geschlechtsverkehr kann die Gefahr eines Herzinfarkts oder Schlaganfalls bei Männern mit vorbestehendem Herz-Kreislauf-Leiden erhöhen. Jeder Mann mit anamnestisch bekannter Herz-Kreislauf-Krankheit oder hohem Blutdruck sollte gründlich evaluiert werden, bevor er mit der Einnahme eines PDF-5-Hemmers beginnt.

Einige nichtmedikamentöse Optionen stehen jenen Männern zur Verfügung, die keines der oralen Medikamente einnehmen oder nur unzureichend davon profitieren können (Foley/Werner, 2008). Manche Männer können eine Reflexerektion erreichen, indem sie den Penis streicheln oder ein engsitzendes Kondom überziehen. Eine Reflexerektion, die nur partiell oder von kurzer Dauer sein kann, ermöglicht den Geschlechtsverkehr, führt aber nur selten zur Ejakulation. Die Reflexerektion stellt einmal verlorene Empfindungen im Genitalbereich nicht wieder her, ist jedoch eine vernünftige Option für Männer, denen es Lust und Befriedigung vermittelt, ihrer Partnerin bzw. ihrem Partner Lust zu bereiten und die Intimität des Geschlechtsverkehrs zu erreichen. Gleiches gilt für Vakuumpumpen, die den Bluteinstrom in den Penis induzieren. Nach Erreichen der Erektion wird ein Gummiring über die Basis des Penis gerollt, um während des Geschlechtsverkehrs einen venösen Rückstrom zu verhindern.

Injektionen für das Management der erektilen Dysfunktion sind seit etwa 15 Jahren am Markt (Foley/Werner, 2008; Kirkeby et al., 1988). Drei Medikamente werden zurzeit gewöhnlich verschrieben. Prostaglandin E_1 ist das neueste davon und das einzige, das von den amerikanischen (Food and Drug Administration [FDA]) und europäischen (EMA) Arzneimittelbehörden für diesen Gebrauch zugelassen wurde. Papaverin, die ursprünglich zu diesem Zweck verwandte Substanz, ist eine sichere und wirksame Alternative für jeden Mann, der Probleme mit der Anwendung von Prostaglandin E_1 hat. Die dritte Substanz, Regitin, wird nie allein eingesetzt, sondern kann mit Prostaglandin E_1 oder Papaverin kombiniert werden, um ihre Wirksamkeit zu steigern. Die Injektion in den Penis bewirkt eine Erektion bei vollem Turgor, die mehrere Stunden anhält. Männer, die noch über ihre Ejakulationsfähigkeit verfügen, berichten über natürliche und befriedigende Resultate. Auch wenn dieser medikamentöse Ansatz sicher, effektiv und kostengünstig ist, bedarf es sorgsamer Beratung und medizinischer Nachsorge. Zwar haben Männer gelegentlich eine Narbenbildung an der Injektionsstelle oder leichte Beschwerden, die wichtigste Nebenwirkung ist indessen der Priapismus. Wichtig ist, dass der Mann sorgfältig in den Injektionsprozeduren unterwiesen wird und nur die für ihn verordnete Dosis nimmt.

Ebenso wichtig ist die Tatsache, dass Alleinstehende und Paare sehr unterschiedlich auf den Injektionsvorgang reagieren. Manche sind froh über diese relativ einfache Lösung für ein schwieriges Problem, andere finden die Verwendung einer Nadel so bedrohlich und unangenehm, dass sie das Äußern intimer sexueller Gefühle stört. Sorgsames Gespräch und unterstützende Beratung sind besonders von Nutzen, wenn ein Mann und seine Partnerin bzw. sein Partner entgegengesetzt reagieren. Wie in allen Bereichen sexuellen Ausdrucks und sexueller Gemeinsamkeit verringert der Druck, an bedrohlichen oder unangenehmen Verhaltensweisen teilzuhaben, die Intimität und verdirbt die Lust.

Chirurgische Implantate zur Behandlung der erektilen Dysfunktion sind ebenfalls verfügbar (Foley/Werner, 2008; Massey/Pleet, 1979; Small, 1976). Sie tragen zwar nichts gegen sensorische Störungen oder Probleme bei der Ejakulation bei, ermöglichen jedoch den Geschlechtsverkehr. Die nichthydraulische Penisprothese besteht aus einem mit Schaumstoff gefüllten Stab, der in das Corpus cavernosum implantiert wird und eine permanente Halberektion bewirkt. Eine flexible Version dieser Vorrichtung ermöglicht, den Penis nach oben zu biegen, um eine Erektion zu simulieren, und nach unten, um ihn leichter verbergen zu können. Die simulierte Erektion ist kleiner als normal und in ihrer Omnipräsenz bisweilen etwas peinlich, aber das Implantationsverfahren ist relativ einfach. Die hydraulische Prothese stellt den Erektionsprozess nach, indem der normalerweise schlaffe Penis durch Bedienen einer kleinen, ins Skrotum eingebrachten Pumpe oder einen Druckwandler erigiert wird. Ein mit Flüssigkeit gefülltes Reservoir wird ins Abdomen implantiert und wenn der Mann oder seine Partnerin eine Erektion wünscht, «pumpt» er oder sie die Flüssigkeit aus dem Reservoir in dehnbare, in den Penis implantierte Zylinder. Das chirurgische Verfahren ist bei dieser Vorrichtung etwas komplexer und hat potenziell mehr Komplikationen. Das Bedienen der Pumpe erfordert einen gewissen Grad an manueller Geschicklichkeit und Sensibilität.

Zwar gibt es verschiedene Interventionen und Strategien des Vorgehens bei MS-bedingter sexueller Dysfunktion, sie wirken jedoch nur in dem Maße, wie die Individuen und Paare sich damit wohlfühlen und auch wirklich damit umgehen können. Gesundheitsfachpersonen können dieses Wohlbefinden und diese Kompetenz auf verschiedene Weisen fördern:

- Erstens, indem sie das tiefe Gefühl von Verlust und Scham würdigen, das mit Veränderungen der Sexualfunktion einhergehen kann. Es genügt nicht, jemandem einfach nur eine Broschüre über Medikamente, Penisinjektionen und -implantate auszuhändigen. Der Verlust der Libido oder genitaler Empfindungen, Veränderungen des sexuellen Ansprechens und das Unvermögen, einen Orgasmus zu erreichen und zu genießen, bedrohen das Selbstgefühl und die sexuelle Identität eines Mannes. Diesen Verlust anzuerkennen ist eine notwendige Voraussetzung für jede Art von Bemühung, Lösungen zu bieten.

- Zweitens können Gesundheitsfachpersonen die Wirksamkeit ihrer Interventionen verstärken, indem sie wichtige Kommunikationsfähigkeiten und -fertigkeiten lehren oder formen. Diese Interventionen werden sich nur dann als befriedigend erweisen, wenn die Menschen, die sie einsetzen, auf angenehme Weise und effektiv miteinander kommunizieren. Integraler Bestandteil jeder therapeutischen Intervention ist ein Training in Kommunikationsfertigkeiten, um sicherzustellen, dass Sexualpartner miteinander auf bedeutungsvolle Weise sprechen und einander zuhören (Foley et al., 1994).

Sekundäre sexuelle Funktionsstörung – Definition

Eine mit MS lebende Person kann im Krankheitsverlauf verschiedene Symptome entwickeln, von denen viele die sexuelle Aktivität und Lust stören können. Einer schwer erschöpften Person fehlt es unter Umständen an Interesse oder Energie, sexuell aktiv zu sein. Jemand mit ausgeprägten sensorischen Veränderungen mag sexuelle Aktivität als unangenehm oder gar schmerzhaft empfinden. Und jemand, der schwer obstipiert oder wegen Harninkontinenz besorgt ist, setzt Sex unter Umständen ganz unten auf seine Prioritätenliste. Mit anderen Worten: MS-Symptome schaffen deutliche Barrieren, sich sexuell zu äußern. Und die im Allgemeinen eingesetzten Medikamente tragen zu diesen Barrieren bei.

Behandeln der sekundären sexuellen Funktionsstörung

Während die primäre sexuelle Funktionsstörung unmittelbare Folge der neurologischen Beeinträchtigung ist, ergibt sich die sekundäre sexuelle Funktionsstörung aus den verschiedenen körperlichen Symptomen, die Teil des Krankheitsbildes sein können, wie Fatigue, Spastik, Blasen- und Darmstörungen, Schmerzen und kognitiver Beeinträchtigung, sowie aus den Medikamenten zu deren Behandlung. Menschen mit MS berichten oft, sie seien einfach zu erschöpft oder fühlten sich zu unwohl, um sich sexuell aktiv zu fühlen oder erschöpfende körperliche Betätigungen aufzunehmen. Eine Frau meinte, die relativ kurze Phase körperlichen oder emotionalen Genusses in Verbindung mit sexueller Aktivität lohne einfach nicht den Tag, den es brauche, um ihre Energie wiederzugewinnen.

Spastik

Steifigkeit der unteren Gliedmaßen und Adduktorenspastik können sexuelle Aktivitäten unbequem, unangenehm oder gar schmerzhaft machen. Eine Spastik wird gewöhnlich recht effektiv durch Baclofen und/oder Tizanidin behandelt. Innerhalb vernünftiger, ärztlich verordneter Grenzen können Betroffene ihren Medikationsplan selbst überwachen, um Wohlbehagen und Flexibilität beim Sex zu maximieren. Menschen mit unbehandelbarer Spastik und jenen, die eine orale Medikation nicht vertragen, kann operativ eine Pumpe implantiert werden, die langsam und kontinuierlich Baclofen in den Subarachnoidalraum abgibt. Chemische Nervenblockaden und Operationen sind zusätzliche Behandlungsformen, die der Linderung einer unbehandelbaren Spastik dienen können (Schapiro, 2007, 2008).

Blasen- und Darmstörungen

MS-bedingte Darm- und Blasensymptome können sich ganz erheblich auf die Bemühungen eines Paares um stressfreien und spontanen Sex auswirken. Sorgen wegen eines Verlusts der Blasen- oder Darmkontrolle und die Beschwerden der Obstipation stören sexuelle Aktivitäten und sexuellen Genuss. Ein Blasenkatheter oder eine Windel tragen wenig zur Steigerung sexueller Attraktivität oder sexuellen Interesses bei. Aggressives Symptommanagement hilft ganz beträchtlich, wenn es mit einem offenen und ehrlichen Gespräch und sorgsamer Planung und Vorbereitung kombiniert wird.

Blasensymptome lassen sich auf verschiedene Weise managen (Halper, 2008). Eine Verringerung der Flüssigkeitszufuhr in den vorangehenden Stunden sowie Wasserlassen vor dem Geschlechtsverkehr können die Kontrolle über die Blase stärken und die Angst vor Harninkontinenz lindern. Wer sich mittels intermittierender Selbstkatheterisierung eigenständig um seine Blase kümmert, sollte aufgefordert werden, sich kurz vor dem Geschlechtsverkehr zu katheterisieren. Frauen mit Dauerkatheter werden ihn so auf einer Seite halten oder befestigen müssen, wie es am wenigsten hinderlich und für beide am bequemsten ist (Foley/Werner, 2008). Medikamente gegen Inkontinenz, wie u. a. Oxybutinin, Tolterodin, Trospiumchlorid und Solifenacinsuccinat, entspannen die Blase, die sich dadurch vor Eintritt des Bedürfnisses, Wasser zu lassen, füllen und somit Harndrang und Pollakisurie verringern kann. Medikationspläne lassen sich häufig arrangieren, um das Wohlbefinden während sexueller Aktivität zu erhöhen. Weil Medikamente auch die Scheidentrockenheit erhöhen können, wird zur Verwendung eines wasserlöslichen Gleitmittels geraten.

Der Obstipation lässt sich am besten mit einem sorgfältig ausgearbeiteten Ernährungsplan und adäquater Flüssigkeitszufuhr begegnen. Natürlich kann die Notwendigkeit einer Steigerung der Flüssigkeitszufuhr, um die Obstipation zu verringern, den Wunsch nach Kontrolle der Harninkontinenz konterkarieren. Jeder/r muss individuell experimentieren und zu den Managementtechniken gelangen, die für die eigenen Zwecke am besten geeignet sind. Für diejenigen, welche nur wenig Kontrolle über ihre Darmfunktionen haben und sie nur in geringem Maße vorhersagen können, kann über sorgsam verordnete Laxanzien, Einläufe und/oder die routinemäßige manuelle Ausräumung künstlich ein Plan für regelmäßige Ausscheidung erstellt werden. Dieser Plan lässt sich so gestalten, dass er relativ stressfreie Zeiten für sexuelle Aktivität offen lässt.

Fatigue

Fatigue bei MS lässt sich am besten mit Amantadin, einem Virustatikum und Antiparkinsonmittel, oder mit Modafinil, einem meist zur Behandlung der Narkolepsie angewandten Medikament, sowie mit verschiedenen Energieerhaltungstechniken, wie Unterarmgehstützen, Rollis und motorisierten Rollstühlen, behandeln (Schapiro, 2007, 2008). Leider übergehen Menschen mit MS die wertvollen energiesparenden Vorteile dieser Hilfen, weil sie sich gegen ihren Gebrauch wehren, bis das Gehen nicht länger möglich ist. Im Kampf um das Gehen werden so viel Zeit und Energie verbraucht, dass nur wenig für andere Dinge einschließlich Sex bleibt. Auch kurze Nickerchen oder Ruhephasen zu verschiedenen Tageszeiten können den meisten Menschen Erleichterung verschaffen. Weil die Fatigue tendenziell im Laufe des Tages zunimmt, stellen viele fest, dass sexuelle Gefühle abends am schwächsten sind. Auch hier kann ein kurzes Nickerchen spät am Tag hilfreich sein, aber viele finden, dass sich sexuelle Aktivität besser am frühen Morgen genießen lässt, bevor all ihre Energie durch die tägliche Routine aufgebraucht wurde. Weil sexuelle Betätigung Zeit und Energie erfordert, die beide für die Person mit MS wertvoll sind, gewinnt ein gewisses Maß an Planung und Prioritätensetzung an Bedeutung. Zwar bedeutet sie notwendigerweise einen gewissen Verlust an Spontaneität, jedoch ermöglicht die Planung sexueller Aktivität dem Paar, ihr die erforderliche Zeit, Aufmerksamkeit und Energie zu widmen, um sie zu einem genüsslichen, entspannenden und intimen Erlebnis zu machen.

Schmerzen

Verschiedene Arten MS-bedingter Schmerzen können auch das Interesse an Sexualität und das sexuelle Vergnügen stören. Scharfe, stechende Schmerzen, wie sie bei Trigeminusneuralgie erlebt werden, lassen sich am besten mit Antiepileptika, wie Carbamazepin, Gabapentin oder Topiramat, behandeln. Chronischer, neurogener Schmerz, typischerweise als brennend, kribbelnd, ziehend oder bandförmig beschrieben, spricht auf die trizyklischen Antidepressiva (z. B. Amitriptylin oder Nortriptylin) oder auf eine Kombination von Antidepressiva oder Antiepileptika an (Maloni, 2008).

Anders als Spastik und Inkontinenz, die augenfällig und erkennbar sein können, sind die Symptome von Fatigue und Schmerz für einen Sexualpartner viel weniger offensichtlich. Wenn der Mangel an sexuellem Interesse oder sexueller Ansprechbarkeit das Ergebnis von Ursachen ist, die sich weder sehen noch spüren lassen, wird klare und offene Kommunikation wichtiger denn je. Kein Partner kann die Gedanken des anderen lesen. Fehlt das offene Gespräch, fühlt sich die Partnerin bzw. der Partner unter Umständen frustriert und zurückgewiesen, während die Person mit MS allmählich das Gefühl bekommt, unter Druck zu stehen, und sich über die mangelnde Sensibilität der Partnerin bzw. des Partners ärgert.

Kognitive Beeinträchtigung

Gesundheitsdienstleister müssen sich auch der Rolle der MS-bedingten Beeinträchtigung und ihrer potenziellen Auswirkungen auf die Behandlungsinterventionen bewusst sein. Die kognitive Beeinträchtigung von der Art, wie sie bei MS oft anzutreffen ist, umfasst verschiedene Störungen, wie etwa Gedächtnisausfälle, verlangsamte Informationsverarbeitung, Aufmerksamkeitsdefizite, Wortfindungsstörungen, Probleme mit dem räumlichen Sehen und ein beeinträchtigtes Urteilsvermögen. Diese werden später unter der tertiären sexuellen Dysfunktion erörtert, weil sie sich primär auf die zwischenmenschliche Kommunikation auswirken. Im Allgemeinen erfordert die MS-bedingte kognitive Dysfunktion jedoch eine gründliche neuropsychologische Evaluation, um Art und Ausmaß der Defizite einzuschätzen. Glücklicherweise gibt es immer mehr Reha- und Übungsprogramme für Menschen mit MS (Foley et al., 1994; LaRocca/Miller, 2008).

Bei einer weiteren Facette der MS-bedingten kognitiven Beeinträchtigung geht es um Hypersexualität, übermäßiges Beschäftigtsein mit Sexualität sowie unangemessenes sexuelles Ausagieren, die sich am besten psychiatrisch, eventuell mit niedrigen Dosen Haloperidol und einem hohen Maß an Struktur- und Grenzsetzung angehen lassen. Diese Art Hypersexualität hat verheerende Wirkung auf eine eheliche Beziehung, weil sie sexuellen Ausdruck vollständig aus dem Reich emotionaler Intimität ausblendet. In kindlicher, aufdringlicher Weise, die unangenehm und unbehaglich ist, wird die Ehefrau ständig verfolgt, angefasst, gestreichelt und gehätschelt. Auch Beziehungen zu Mitarbeitern der Gesundheitsversorgung im Heim werden durch diese Art sexuellen Ausagierens kompliziert. Glücklicherweise ist diese Form MS-bedingter Hypersexualität relativ selten (Huws et al., 1991).

Nebenwirkungen von Medikamenten

Die meisten Menschen mit MS nehmen verschiedene Medikamente, um den Krankheitsverlauf zu modifizieren und mit ihren Symptomen zurechtzukommen. Viele dieser Medikamente haben Nebenwirkungen, die das Interesse an

Sexualität und sexuelle Aktivität stören können. So verursachen beispielsweise die Interferone, die der Reduktion von Schüben dienen und den Krankheitsverlauf verlangsamen, im Allgemeinen grippeähnliche Symptome, die einen Tag oder länger anhalten können. Die der Behandlung von Harnwegssymptomen dienenden Anticholinergika und Antimuskarinika können Scheidentrockenheit und kognitive Symptome verstärken. Spasmolytika und Antikonvulsiva können zusätzliche Erschöpfung verursachen und die meisten Antidepressiva stören die sexuelle Erregung und/oder den Orgasmus. Leider wird dieses Thema bei eiligen Arztbesuchen selten angesprochen. Es ist für Menschen mit MS wichtig, dass sie sich dieser potenziellen Nebenwirkungen bewusst sind, und dass klinisch Tätige ihre mögliche Wirkung auf sexuelle Gefühle und Aktivitäten berücksichtigen, um geeignete Adaptationen oder Ersatzlösungen anbieten zu können.

Tertiäre sexuelle Funktionsstörung – Definition

Die tertiären Auswirkungen der MS auf das sexuelle Funktionieren umfassen all die komplexen Gefühle und Einstellungen von Menschen gegenüber Sexualität und deren Äußern. Die Gefühle und Einstellungen reichen von den allgemeiner gefassten, gesellschaftlichen zur offensichtlichen Inkompatibilität zwischen Krankheit oder Behinderung und Sexualität bis hin zu den persönlicheren Gefühlen und Einstellungen von Individuen, die darum ringen, mit den Veränderungen zurechtzukommen, die die MS in ihr tägliches Leben und ihre Beziehungen bringt. Wir leben in einer Kultur, in der Sexualität und sexuelle Attraktivität mit Jugend, Kraft und guter Gesundheit assoziiert werden. Selbst wenn eine Person mit Behinderung weiterhin genau die gleichen sexuellen Gedanken, Gefühle und Wünsche hat, wie schon immer, betrachten Familienmitglieder, Freunde und Gesundheitsfachpersonen sie unter Umständen nicht mehr als sexuelles Wesen. Dies ist nicht nur ein verheerender Schlag gegen das Selbstbewusstsein, sondern wirkt sich auch negativ auf Bemühungen aus, sich sexuell zu äußern und die nötige Hilfe und Informationen über sexuelle Probleme zu bekommen.

Auf einer mehr persönlichen Ebene muss jedes Individuum sein Selbstkonzept neu fassen, um jedwede Veränderung sexueller Gefühle und Funktionen zu integrieren. Unsere sexuellen Rollen und Verhaltensweisen sind integraler Bestandteil der Art, in der wir uns definieren (Foley, 2006; Foley/Werner, 2008; Holland/Cavallo, 1993). Wie alle durch MS verursachten Verluste und Veränderungen müssen auch diese anerkannt und betrauert werden, bevor man beginnen kann, wieder ein bedeutungsvolles und zufriedenstellendes Gefühl für die eigene Person zu bekommen (Kalb/Miller, 2008). Eine Veränderung des sexuellen Ansprechens kann das gleiche Ringen um die eigene Neudefinition zur Folge haben, wie nach dem Verlust der Gehfähigkeit oder einer lukrativen Anstellung. Diesen Zyklus von Verlust, Trauer und Neudefinition erlebt bis zu einem gewissen Grad jeder, der diese Veränderungen durchläuft – ob verheiratet, alleinstehend, hetero- oder homosexuell. Gesundheitsfachpersonen müssen versuchen, wach und offen zu sein für das Informations- und Unterstützungsbedürfnis eines jeden, der bemüht ist, mit diesen Veränderungen zurechtzukommen.

Zusätzlich zu den sexuellen Symptomen, die beim Individuum selbst auftreten können, wirken sich auch verschiedene Veränderungen des individuellen und familiären Funktionierens potenziell negativ auf eine sexuelle Beziehung aus. Unter diesen sind zuerst einmal die Rollenveränderungen zu nennen, die Familienmitglieder infolge der Krankheitsanforderungen durchlaufen. Das partnerschaftliche Gleichgewicht innerhalb eines Paares kann sich von Zeit zu Zeit verschieben, wenn die Rollen des Ernährers, der zuhause bleibenden Person oder der Betreuungsperson durch eine Verschlechterung der Symptome behindert oder erschwert werden. Wenn sich die Partnerschaft allmählich von den vereinbarten Rollenbeziehungen entfernt, stellen die Partner unter Umständen fest, dass sich auch ihre sexuellen Gefühle wandeln.

Ein Lebensgefährte oder Ehepartner, der sich mehr wie eine Pflegeperson, statt wie ein Ehemann oder eine Ehefrau zu fühlen beginnt, oder der versucht, mit mehreren Rollen und Verantwortlichkeiten zugleich zu jonglieren, mag sich zu wütend, müde oder verärgert fühlen, um noch an Sex interessiert zu sein. Es mag einem Lebensgefährten oder Ehepartner schwer fallen, sich durch einen Partner mit Symptomen wie Tremor, Spastik oder Inkontinenz sexuell erregt zu fühlen. Ein Ehemann beschrieb diese Situation so: «Ich liebe meine Frau wirklich sehr, aber es ist nicht sehr anregend, jemanden in den Arm zu nehmen, der sich wie ein Brett anfühlt.» Umgekehrt mag ein Lebensgefährte oder Ehepartner fürchten, einen Partner, der mit behindernden und unangenehmen Symptomen zurechtkommen muss, zu verletzen oder zu ermüden. Der Lebensgefährte oder Partner stellt unter Umständen fest, dass Abhängigkeitsbedürfnisse, Furcht vor Verlassenwerden oder Gefühle sexueller Unzulänglichkeit eine offene Kommunikation über sexuelle Gefühle oder Probleme stören. Er mag fürchten, das Gespräch über körperliche Symptome oder sexuelle Probleme würde den Partner bzw. die Partnerin «ablöschen» oder ganz und gar vertreiben. Oder die Person mit MS ist vielleicht ganz einfach nur weniger interessiert an sexueller Aktivität.

Partner berichten auch, dass die kognitiven und persönlichkeitsbezogenen Veränderungen bei MS sexuelle Beziehungen stören. Die Person mit MS hat unter Umständen Probleme mit dem Gedächtnis, mit der Aufmerksamkeit und mit Wortfindungsstörungen oder dem logischen Denken, die alle schon für sich genommen eine empathische Kommunikation stören können. Ein Ehemann bzw. eine Ehefrau mag feststellen, dass die Partnerin bzw. der Partner mit MS anders denkt, sich anders verhält oder eine andere persönliche Beziehung zu ihm bzw. ihr hat: «nicht dieselbe Person, die ich geheiratet habe».

Behandeln der tertiären sexuellen Funktionsstörung

Angesichts all der körperlichen, emotionalen und sozialen Belastungen, die MS für die Sexualität und sexuelle Beziehungen eines Menschen mit sich bringen kann, ist die Notwendigkeit adäquater Information und Unterstützung klar. Pflegende können als Bindeglied zwischen Menschen mit MS und den von ihnen benötigten Ressourcen dienen, ganz gleich, ob es sich um eine medizinische Evaluation, Lesestoff, Einzel- oder Paarberatung, kognitiven Wiederaufbau oder ein Training in Kommunikationsfertigkeiten handelt. Schriftliche Materialien über MS und Sexualität gibt es in den USA bei der National MS Society sowie in den deutschsprachigen Ländern über die jeweiligen nationalen MS-Gesellschaften. Alleinstehende und Paare können erheblich von dieser Art Lektüre profitieren, etwa, ...

- ... indem sie sich weniger allein fühlen, wenn sie lesen, dass andere ähnliche Probleme haben.
- ... indem sie mit dem Vokabular, das der Beschreibung ihrer Schwierigkeiten dient, vertrauter werden und sich damit besser fühlen.
- ... indem sie lernen, wie sie sich bei ihren Problemen Hilfe holen.

Indem sie Menschen mit geeignetem Lesestoff versorgen und anbieten, jegliche Frage zu beantworten, welche die Betroffenen haben könnten, vermitteln Pflegende und andere Gesundheitsfachpersonen die Botschaft, es sei ebenso angemessen und wichtig, über sexuelle Probleme zu sprechen, wie über jedes andere MS-bedingte Symptom.

Alleinstehende und Paare finden die entspannte Atmosphäre einer kontinuierlichen Beratungsbeziehung als höchst förderlich, um über sexuelle Probleme und Fragen zu sprechen. Auch das gruppentherapeutische Setting – ob für Personen mit MS, deren Lebensgefähren und Ehepartner oder für Paare – ist ideal, um die Auswirkungen der MS auf sexuelle Gefühle und intime Beziehungen zu erörtern. Indem sie sich in einer Psychotherapie- oder Selbsthilfegruppe untereinander austauschen, können Menschen Verlustgefühle miteinander teilen, das Selbstgefühl und das Gefühl des Erwachsenseins, die durch sexuelle Veränderungen bedroht werden können, stärken und Anregungen und Ideen austauschen.

Familienplanung

Junge Männer und Frauen mit MS beschäftigen sich sehr mit Fragen der Familienplanung (Sadovnick/Baird, 1985). Man macht sich Sorgen über die Auswirkungen einer Schwangerschaft auf die Progredienz der Erkrankung einer Frau und über die Auswirkungen der MS auf die Fähigkeit eines Paares, ein Kind zu empfangen, zu gebären und schließlich zu nähren und aufzuziehen. MS setzt typischerweise in jungen Jahren ein, wenn Menschen versuchen, Pläne zu machen und Entscheidungen für die Zukunft zu treffen. Die Unkalkulierbarkeit der Krankheit kann es schwierig und anstrengend machen, für die Zukunft zu planen, vor allem in Bezug auf emotionsgeladene Themen wie Schwangerschaft und Elternschaft. Menschen mit MS wenden sich oft an ihren Arzt und ihre Pflegepersonen um Antwort auf die nicht zu beantwortenden Fragen:

- «Kann oder sollte ich Kinder bekommen?»
- «Wie wird sich dies auf meine MS auswirken?»
- «Werde ich der Vater/die Mutter sein können, der/die ich immer sein wollte?»
- «Werden auch meine Kinder MS bekommen?»

Im Folgenden wird dargelegt, wie man heutzutage über diese Fragen denkt. Wichtig ist allerdings, dass Patienten und Gesundheitsfachpersonen berücksichtigen, dass die gegenwärtige Meinung auf Forschungsresultaten beruht, die in Bezug auf Ergebnisse lediglich zu Wahrscheinlichkeitsaussagen geführt haben. Daher können wir einem jungen Paar sagen, dass eine Schwangerschaft bei den meisten Frauen mit MS keine langfristigen Auswirkungen hat, dass die Gefahr für ihr Kind, später selbst an MS zu erkranken, sehr gering ist, und dass die meisten Menschen mit MS nicht im Rollstuhl enden. Aber dies sind nur Wahrscheinlichkeitsaussagen. Es gibt keine Garantien. Jedes Individuum und jedes Paar muss aufgefordert werden, diese Entscheidungen auf der Grundlage sorgfältigen Abwägens aller potenziellen Ergebnisse zu treffen.

Der genetische Faktor bei Multipler Sklerose

Beruhend auf Populations- und Familienstudien zur MS herrscht unter Forschenden Übereinstimmung dahingehend, dass bestimmte Menschen genetisch für MS prädisponiert sind (Ebers, 1994; Ebers et al., 1986; Sadovnick et al., 1988; Sadovnick/Macleod, 1981). Diese Anfälligkeit führt, zusammen mit einigen anderen, bislang nicht genau definierten Umweltfaktoren, zur Erkrankung. In einer populationsbasierten Zwillingsstudie (Ebers et al., 1986) zeigten eineiige Zwillinge, deren genetisches Material identisch ist, signifikant höhere Konkordanzraten für MS (d.h. beide Zwillinge erkrankten) als zweieiige Zwillinge, die im Schnitt nur die Hälfte ihres genetischen Materials gemeinsam haben. Die Konkordanzrate für eineiige Zwillinge betrug 25,9 % im Vergleich zu 2,3 % bei zweieiigen Zwillingen. In einer Studie an 817 Individuen mit MS und 3000 ihrer Geschwister und Kinder stellten Sadovnick und Mitarbeiter (1988) fest, dass das Risiko für Verwandte, MS zu bekommen, 3–5 % beträgt, was 30–50 Mal höher ist als die Rate von 0,01 % in der Allgemeinbevölkerung. Das Risiko für Kinder ist zwar beträchtlich erhöht, wenn ein Elternteil MS hat, bleibt aber dennoch relativ gering. Es steigt auf etwa 30 %, wenn beide Eltern MS haben.

Fertilität

Da im Allgemeinen weder die männliche noch die weibliche Fertilität durch MS beeinträchtigt wird, müssen Paare dieselben Entscheidungen und dieselben Vorsichtsmaßnahmen treffen, wie alle anderen auch. Jede Art von Geburtenkontrolle ist für jemanden mit MS akzeptabel (Giesser et al., 2008) und sollte auf der Grundlage der leichten Anwendbarkeit, des Komforts und der Effektivität ausgewählt werden. Orale Kontrazeptiva sind sicher, wirksam und leicht anzuwenden (Birk/Rudick, 1989). Weil Kondom und Diaphragma ein gewisses Maß an manueller Geschicklichkeit erfordern, kann ein deutlicher Tremor der Hand beide Verfahren unanwendbar machen. Paare können jedoch ermutigt werden, das Einführen des Diaphragmas oder das Aufsetzen des Kondoms zu einem Teil des sexuellen Vorspiels zu machen, wobei der Partner bzw. die Partnerin «die Arbeit» übernimmt. Frauen, die lange Zeit Antibiotika und/oder Immunsuppressiva eingenommen haben, sollten sich bewusst sein, dass dies die Resistenz gegen Infektionen verringern kann und damit die Sicherheit und Effektivität eines Intrauterinpessars schwächt (Giesser et al., 2008).

Die Schwierigkeiten bei der Erektion und beim Orgasmus, die die meisten Männer mit MS von Zeit zu Zeit haben, können sich negativ auf die Fertilität auswirken. Paare müssen sich darüber im Klaren sein, dass diese Schwierigkeiten nicht unbedingt mit dem Alter oder der Dauer bzw. dem Schweregrad der Krankheit zusammenhängen. Sie können jederzeit – selbst als Erstsymptom der MS – auftreten und hängen allein von der Lokalisation der MS-Plaques ab (Foley/Werner, 2008). Für die Orgasmusphase spezifische Symptome wurden von 44–77 % der Männer mit MS genannt (Lilius et al., 1976; Minderhoud et al., 1984; Schover et al., 1988; Valleroy/Kraft, 1984; Zorzon et al., 1999, 2001). Trockene Orgasmen werden durch Ausbleiben des Samenergusses oder durch retrograde Ejakulation in die Blase verursacht. Natürlich können trockene Orgasmen jeder Art die Fertilität beeinträchtigen. Da diese Probleme erfolgreich mit Medikamenten und/oder Elektroejakulation behandelt werden können, sollten männliche Patienten ermutigt werden, sich an einen auf diesem Gebiet erfahrenen Urologen zu wenden (Giesser et al., 2008; Shaban et al., 1988).

Auswirkungen der MS auf Schwangerschaft, Entbindung und Stillzeit

Seit den 50er-Jahren des 20. Jahrhunderts hat die Forschung keinerlei erkennbare Auswirkung der MS auf Schwangerschaft, Entbindung und Stillzeit gezeigt. Die Studien auf diesem Gebiet haben weder für Fehlgeburten, Komplikationen in den Wehen oder bei der Entbindung, fetale Fehlbildungen noch Totgeburten ein zusätzliches Risiko ergeben (Birk, 1995; Cook et al., 1994; Giesser et al., 2008). Es gibt jedoch einige neuere Belege dafür, dass Kinder von Frauen mit MS für ihr

Gestationsalter unter Umständen kleiner sind. Anhand eines landesweiten, populationsbasierten Daten-Sets in Taiwan stellten Chen et al. (2009) fest, dass bei Müttern mit MS ein erhöhtes Risiko für Frühgeburten, Säuglinge mit niedrigerem Geburtsgewicht und Schnittentbindungen besteht als bei Müttern ohne MS. Auch Dahl et al. (2008) fanden etwas geringere Geburtsgewichte bei Säuglingen von Müttern mit MS. Sie fanden jedoch keinen Unterschied in der Rate der Geburtskomplikationen oder medizinischen Interventionen zwischen Geburten, die vor Beginn der MS, zwischen dem Beginn der MS und der Diagnose und nach der Diagnose der MS stattfanden. Unbeschadet weiterer Forschung auf diesem Gebiet sind die meisten klinisch Tätigen auch weiterhin zuversichtlich, dass MS die physiologische Fähigkeit einer Frau, ein gesundes Kind zu empfangen, auszutragen, zu gebären und zu stillen, nicht beeinträchtigt.

Nichtsdestotrotz ist es für Frauen und deren Partner wichtig, folgendes zu berücksichtigen:

a) Schwangere und Stillende dürfen bestimmte Arten von Medikamenten nicht einnehmen (Birk, 1995; Giesser et al., 2008). Generell sollte Frauen im fortpflanzungsfähigen Alter geraten werden, ihren Arzt darauf aufmerksam zu machen, wenn sie beabsichtigen, schwanger zu werden, damit dieser Empfehlungen hinsichtlich des Absetzens oder Umstellens von Medikamenten aussprechen kann.
b) Frauen mit MS-bedingter Fatigue finden die Schwangerschaft und Stillzeit unter Umständen noch ermüdender als normal.
c) Verschiedene MS-Symptome (z. B. beeinträchtigtes Gehen, Schwäche, Veränderungen der Sensibilität, Verlust oder Nachlassen der Koordination oder des Gleichgewichts) können Schwangerschaft, Entbindung und Säuglingsversorgung noch anstrengender machen als bei nicht betroffenen Frauen.
d) In der Schwangerschaft häufig vorkommende Harnwegsinfekte treten bei Frauen mit neurogener Blase noch häufiger auf (Lee/O'Brien, 2008). Elterliche Tätigkeiten (vor allem nächtliches Füttern) aufzuteilen und alle verfügbaren Ressourcen (primär hilfreiche Freunde und Verwandte) zu nutzen wird Belastung und Erschöpfung einer Frau in der Schwangerschaft und in der Zeit nach der Geburt erheblich reduzieren.

Auswirkungen von Schwangerschaft und Entbindung auf die MS

Ebenso wichtig sind die Auswirkungen der Schwangerschaft und Entbindung auf die MS der Mutter. Viele Frauen mit MS haben gelesen oder von wohlmeinenden Freunden oder Verwandten (und sogar von einigen Ärzten) gehört, sie sollten keine Kinder haben, weil die Schwangerschaft zu einer Verschlechterung der Krankheit führe. In der Tat riet man vor 1950 medizinisch davon ab, dass Frauen mit MS schwanger würden. Vor einiger Zeit haben Forschungsergebnisse zu einer Änderung dieser Sichtweise geführt. In sieben retrospektiven Studien, bei denen 925 Schwangerschaften überprüft wurden, erlebten nur 10 % der Frauen in der Schwangerschaft ein Fortschreiten der Erkrankung und bei 29 % verschlechterte sich die Krankheit in den 6 Monaten nach der Entbindung vorübergehend (Birk, 1995; Ghezzi/Caputo, 1981; Korn-Lubetzki et al., 1984; Poser/Poser, 1983; Shapira et al., 1966; Sweeney, 1953; Tillman, 1950). Die Schubrate erwies sich sogar als niedriger als erwartet (Korn-Lubetzki et al., 1984), was die Möglichkeit andeutet, dass Frauen mit MS während der Schwangerschaft bis zu einem gewissen Grad durch immunaktive Proteine und Schwangerschaftshormone geschützt sind (Giesser et al., 2008; Runmarker/Andersen, 1995). In der prospektiven Pregnancy-in-Multiple-Sclerosis-Studie (PRIMS; Confavreux et al., 1998; Vukusic/Confavreux, 2006) an 254 Frauen zeigte sich, dass die Schubrate während der Schwangerschaft (vor allem im 3. Trimenon) sinkt und während der ersten 3 Monate nach der Entbindung steigt, bevor sie zur Rate vor der Schwangerschaft zurückkehrt. Bei Frauen mit stärkerer Krankheitsaktivität in dem Jahr vor der Schwangerschaft und während dieser bestand in den ersten 3 Monaten nach der Entbindung ein höheres Risiko. Bei etwa einem Drittel der Frauen in der Studie kam es nach der Entbindung zu einem Schub.

Wenn man diese Befunde einem besorgten Paar mitteilt, kann man sagen, dass der Zustand einer Frau während der 9 Monate der Schwangerschaft wahrscheinlich stabil bleibt oder sich sogar bessern kann, während in den 6 Monaten danach ein 20- bis 75-prozentiges Risiko einer vorübergehenden Verschlechterung besteht, und zwar auch dann, wenn die Schwangerschaft wegen eines spontanen oder elektiven Aborts vorzeitig endet. Die meisten Forschenden stimmen auch darin überein, dass eine Schwangerschaft weder das Endergebnis der Krankheit noch den Behinderungsgrad beeinflusst (Sadovnick/Baird, 1985; Sadovnick et al., 1988; Thompson et al., 1986; Verdru et al., 1994). Es ist jedoch, um es noch einmal zu sagen, wichtig, sicherzustellen, dass ein Paar die Bedeutung und Implikationen dieser Aussagen zur statistischen Wahrscheinlichkeit versteht. Es muss seine Entscheidungen bezüglich der Familienplanung offen durchdenken und dabei nicht nur die wahrscheinlichen (positiven), sondern auch die möglichen (negativen) Ergebnisse berücksichtigen.

Auswirkungen des Stillens auf die MS

Angesichts des nach der Entbindung erhöhten Schubrisikos empfehlen viele Ärzte, dass Frauen, deren Krankheit während der Schwangerschaft oder im Jahr davor aktiv war, unmittelbar nach der Entbindung erneut eine krankheitsmodifizierende Therapie beginnen. Da nicht bekannt ist, ob die Beta-Interferone oder Glatirameracetat in die Muttermilch übergehen, bedeutet dies, dass Mütter mit aktiver Krankheit aufgefordert werden, ihre Kinder nicht zu stillen, um möglichst rasch eine immunmodulatorischen Therapie zu beginnen – für viele Mütter eine schmerzliche Entscheidung.

In der PRIMS-Studie (Confavreux et al., 1998) hatten Frauen, die stillten, im Jahr vor der Schwangerschaft und während der Schwangerschaft weniger Schübe und niedrigere Behinderungs-Scores als Frauen, die sich entschlossen hatten, nicht zu stillen. Die Untersuchenden in der PRIMS-Studie interpretierten ihre Daten dahingehend, dass die Frauen mit MS, die sich entschlossen, zu stillen, in den der Studie vorangehenden Monaten eine leichtere Form der MS hatten, während jene mit aktiverer Erkrankung dafür optierten, nicht zu stillen. Sie kamen zu dem Schluss, dass ihre Daten eine protektive Wirkung des Stillens auf die postpartale Schubrate nicht unterstützen.

In einer neueren Pilotstudie verfolgten Langer-Gould et al. (2009) 32 Schwangere mit MS und beurteilten dabei über 12 Monate nach der Entbindung hinweg deren Krankheits- und Stillstatus. Sie stellten fest, dass Frauen, die mindestens 2 Monate lang *ausschließlich* (ohne zusätzliche Flaschennahrung) stillten (und dabei die Wiederaufnahme des Menstruationszyklus unterdrückten) mit etwa fünf Mal geringerer Wahrscheinlichkeit einen Schub bekamen als Frauen, die sich entschlossen, nicht zu stillen oder das Stillen mit Flaschenfütterung kombinierten. Dieser protektive Effekt trat unabhängig von der Schubrate der Frau vor der Schwangerschaft oder einer krankheitsmodifizierenden Therapie auf. Die Autoren dieser kleinen Studie kamen zu dem Schluss, dass ausschließliches Stillen das Risiko eines postpartalen Schubes senken kann, empfahlen jedoch weitere Untersuchungen, um den positiven Effekt zu bestätigen.

Multiple Sklerose und Elternschaft

Männer und Frauen mit MS fragen oft, ob die Krankheit elterliche Aktivitäten stören wird (Crawford/Miller, 2005; Miller/Kalb, 2008). Meist neigen sie dazu, ihre Sorgen und Bedenken auf die frühen Tage und Monate der Versorgung des Säuglings zu konzentrieren. Wie alle anderen Paare, die Entscheidungen über Familienplanung treffen, müssen auch sie ihre Fähigkeit abwägen, ihren Kindern langfristig emotionale und finanzielle Sicherheit zu bieten. Wenn der eine oder andere Elternteil keine bezahlte Tätigkeit mehr ausüben kann, wenn der eine oder andere Elternteil nicht länger die nötige praktische Versorgung des Kindes zu leisten vermag oder wenn der von MS betroffene Elternteil eine teure medikamentöse Behandlung benötigt, wären die Eltern dann bereit und imstande, die nötigen Anpassungen vorzunehmen, um mit den Veränderungen zurechtzukommen? Da sich die Krankheit oder deren Ergebnis in keiner Weise akkurat vorhersagen lässt, müssen Paare unterstützt und ermutigt werden, diese Fragen zu durchdenken, um nicht in einigen Jahren unwissend und unvorbereitet dazustehen. Besonders wichtig für einen Ehemann und seine Frau ist es, diese Dinge offen zu besprechen, um später Groll und Anschuldigungen zu verhindern.

Irgendwann müssen die meisten Väter und Mütter mit MS ihr Elternverhalten modifizieren, um den Anforderungen der Krankheit zu genügen. Fatigue oder irgendeine andere der vielfältigen Einschränkungen kann elterliche Tätigkeiten stören. Die Betroffenen sollten ermutigt werden, sich ihren Rollen offen und mit einem gewissen Grad an Flexibilität zu nähern. Ein Elternteil wird sich in dem Maße frustriert, unzulänglich und schuldig fühlen, wie er den Eindruck hat, es gebe nur eine Art, die Aufgabe richtig zu bewältigen. Fangen zu spielen und Fußball-Coach zu sein sind nicht die einzigen Wege, Vater zu sein und in einer Mutter steckt mehr als Plätzchen zu backen und Halloween-Kostüme zu nähen.

Schlussfolgerung

Gesundheitsfachpersonen spielen eine wichtige Rolle, Paaren bei den Entscheidungen und Anpassungen zu helfen, zu denen die Krankheit sie zwingt. Die unsichere und unkalkulierbare Art der MS hindert uns, den Menschen viele der Antworten zu geben, nach denen sie suchen. Indessen können wir ihnen helfen, die richtigen Fragen zu stellen und ihre Optionen und Ressourcen zu untersuchen und sie in ihren Entscheidungen unterstützen. Dabei müssen wir anerkennen, dass jede Anpassung und jede Kompromisslösung im Sexualleben, in der Familienplanung oder in Elternrollen eine Art Verlust beinhaltet. Ob es sich um eine Veränderung des sexuellen Interesses oder Aktivitätsgrades handelt oder um die Entscheidung, keine oder weniger Kinder zu haben, als man vorhatte, oder ob man bestimmte Elternaktivitäten einstellen muss: Jede dieser Anpassungen fordert von der Person, sich in Übereinstimmung mit den durch die Krankheit erzwungenen Anforderungen neu zu definieren. Der Prozess des Sich-neu-Definierens kann langsam und schmerzlich sein. Pflegende und andere Versorgungsdienstleister begleiten Menschen mit MS durch diesen Prozess hindurch, unterstützen sie beim Trauern über ihre Verluste und arbeiten daran, zufriedenstellende Optionen und Alternativen zu identifizieren.

Fallstudie ...

Was bedeutet nun all das für Nancy W.? Wie liefern wir ihr und ihrem Mann die Informationen, die sie brauchen, um ihre persönlichen Entscheidungen zu treffen, und wie fördern wir zugleich Hoffnung und Optimismus für die Zukunft?

Wenn wir uns einig sind, dass Hoffnung in akkurater Information gründen muss, so ist der Ausgangspunkt Edukation. Die Informationen in diesem Kapitel können Nancy und ihrem Mann helfen, realistische Bedenken von nutzlosen Sorgen zu trennen. Man kann sie dahingehend beruhigen, dass Kinder zu haben den Verlauf der MS oder ihr langfristiges Ergebnis wahrscheinlich nicht beeinflusst. Unter Umständen fühlt sie sich aufgrund der immunsuppressiven Wirkung der Schwangerschaftshormone während der Schwangerschaft sogar besser. Auch kann sie darauf vertrauen, dass die MS ihre Fähigkeit, schwanger zu werden und ein gesundes Baby zu bekommen, wahrscheinlich nicht beeinträchtigt. Es gibt sogar einige Daten, die dafür sprechen, dass es die Wahrscheinlichkeit eines postpartalen Schubes senkt, wenn sie ihr Baby stillt. Beide müssen jedoch einsehen, dass es keine Garantien gibt, dass einige Frauen nach der Entbindung deutliche Schübe bekommen, und dass die Risiken für ihre Kinder, ebenfalls MS zu bekommen, höher sind als wenn niemand in ihrer Familie MS hätte. Sie müssen auch anerkennen, dass sich Nancys MS mit der Zeit verschlechtern und ihre Fähigkeit beeinträchtigen kann, einigen Aspekten ihrer Aktivitäten als Elternteil, bei der Arbeit und im Haushalt nachzukommen.

Als klinisch Tätige müssen wir für die Tatsache sensibel sein, dass Nancy und ihr Mann auf diese Informationen unter Umständen nicht in gleicher Weise reagieren: Einer könnte mit dem Kinderzeugen fortfahren wollen, während der andere nur ungerne zusätzliche Risiken und Unsicherheiten auf sich nimmt. Unsere Rolle besteht darin, ihnen zu helfen, die verfügbaren Informationen zu sichten, Fragen zu beantworten und sie zu jeder Art von Beratung weiter zu verweisen, die sie benötigen mögen, um ihre Gespräche und ihre Entscheidungsfindung zu erleichtern.

Dieselben Empfehlungen gelten für ihre sexuelle Beziehung. Akkurate Informationen darüber, wie MS sexuelle Gefühle und sexuelles Ansprechen beeinträchtigen kann, können das Fundament einer effektiven Kommunikation und Problemlösung zu diesem Thema sein. Vor allem müssen Nancy und ihr Mann verstehen, dass es hier keine Fehler und Schuldzuweisungen gibt – wahrscheinlich kommen und gehen sexuelle Gefühle und Reaktionen bei dieser Krankheit. Indem man sie ermutigt, ihre Sorgen und Bedenken offen miteinander und mit ihren Gesundheitsfachpersonen zu teilen, lässt sich alles dafür tun, Symptome und/oder Medikamente zu managen, die ihre sexuelle Beziehung stören mögen.

Informiert zu sein macht es demnach möglich, sich um effektives Planen und Problemlösen zu kümmern – Strategien, die ihnen erlauben, sich besser vorbereitet, selbstsicherer und hoffnungsvoller zu fühlen, ganz gleich, was die Zukunft bringt.

Literatur

Birk, K. (1995). Reproductive issues in multiple sclerosis. *Multiple Sclerosis: Clinical Issues, 2*(3), 2–5.

Birk, K., & Rudick, R. (1989). Caring for the OB patient who has multiple sclerosis. *Contemporary OB/Gyn, 34*, 58–72.

Bowling, A. (2007). *Complementary and alternative medicine and multiple sclerosis* (2nd ed.). New York: Demos Medical Publishing.

Chen, Y.H., Lin, H.L., & Lin, H.C. (2009). Does multiple sclerosis increase risk of adverse pregnancy outcomes? A population-based study. *Multiple Sclerosis, 15*(5), 606–612.

Confavreux, C., Hutchinson, M., Hours, M.M., Cortinovis-Tourniaire, P., & Moreau, T. (1998). Rate of pregnancy-related relapse in multiple sclerosis. Pregnancy in multiple sclerosis group. *New England Journal of Medicine, 339*(5), 285–291.

Cook, S.D., Troiano, R., Bansil, S., & Dowling, P.C. (1994). Multiple sclerosis and pregnancy. *Advances in Neurology, 64*, 83–95.

Crawford, P., & Miller, D. (2005) Parenting issues. In R. Kalb (Ed.), *Multiple sclerosis: A guide for families* (3rd ed., pp. 93–110). New York: Demos Medical Publishing.

Dahl, J., Myhr, K.M., Daltveit, A.K., & Gilhus, N.E. (2008). Pregnancy, delivery, and birth outcome in different stages of maternal multiple sclerosis. *Journal of Neurology, 255*(5), 623–627.

Ebers, G. (1994). Genetics and multiple sclerosis: An overview. *Annals of Neurology, 36*, S12–S14.

Ebers, G., Bulman, D., Sadovnick, A., Paty, D.W., Warren, S., Hader, W., [...] Grey, T. (1986). A population-based study of multiple sclerosis in twins. *New England Journal of Medicine, 315*(26), 1638–1642.

Fletcher, S.G., Castro-Borrero, W., Reminton, G., Treadaway, K., Lemack, G.E., & Frohman, E.M. (2009). Sexual dysfunction in patients with multiple sclerosis: A multidisciplinary approach to evaluation and management. *Nature Clinical Practice, Urology, 6*(2), 96–107.

Foley, F.W. (2006). Sexuality and intimacy in multiple sclerosis. In R. Kalb (Ed.), *Multiple sclerosis: A guide for families* (3rd ed., pp. 53–80). New York: Demos Medical Publishing.

Foley, F.W., Dince, W., Bedell, J.R., LaRocca, N.G., Kalb, R., Caruso, L.S., [...] Shnek, Z.M. (1994). Psychoremediation of communication skills for cognitively impaired persons with multiple sclerosis. *Journal of Neurologic Rehabilitation, 7*(6), 165–176.

Foley, F.W., & Werner, M.A. (2008). How MS affects sexuality and intimacy. In R. Kalb (Ed.), *Multiple Sclerosis: The questions you have – the answer you need* (4th ed., pp. 172–198) New York: Demos Medical Publishing.

Fowler, C.J., Miller, J.R., Sharief, M.K., Hussain, I.F., Stecher, V.J., & Sweeney, M. (2005). A double blind, randomised study of sildenafil citrate for erectile dysfunction in men with multiple sclerosis. *Journal of Neurology, Neurosurgery, and Psychiatry, 76*(5), 700–705.

Frank, E., Anderson, C., & Rubinstein, d. (1978). Frequency of sexual dysfunction in «normal couples». *New England Journal of Medicine, 299*(3), 111–115.

Ghezzi, A., & Caputo, D. (1981). Pregnancy: A factor influencing the course of multiple sclerosis? *European Neurology, 20*(2), 115–117.

Giesser, B., Benedetto, M., & Werner, M.A. (2008). Fertility, pregnancy, childbirth, and gynecologic care. In R. Kalb (Ed.), Multiple sclerosis: *The questions you have – the answers you need* (4th ed., pp. 313–328). New York: Demos Medical Publishing.

Halper, J. (2008). Nursing care to enhance wellness. In R. Kalb (Ed.), *Multiple Sclerosis: The questions you have – the answers you need* (4th ed., pp. 89–111). New York: Demos Medical Publishing.

Holland, N., & Cavallo, P. (1993). Sexuality and multiple sclerosis. *NeuroRehabilitation, 3*(4), 48–56.

Huws, R., Shubsachs, A.P., & Taylor, P.J. (1991). Hypersexuality, fetishism and multiple sclerosis. *British Journal of Psychiatry, 158*, 280–281.

Kalb, R., & Miller, D. (2008). Coping and adaptation: Making a place for MS in your life. In R. Kalb (Ed.), *Multiple sclerosis: The questions you have – the answers you need* (4th ed., pp. 255–269). New York: Demos Medical Publishing.

Kirkeby, H.J., Poulsen, E.U., Peterson, T., & Dorup, J. (1988). Erectile dysfunction in multiple sclerosis. *Neurology, 38*(9), 1366–1371.

Korn-Lubetzki, I., Kahana, E., Cooper, G., & Abramski, O. (1984). Activity of multiple sclerosis during pregnancy and puerperium. *Annals of Neurology, 16*(2), 229–231.

Langer-Gould, A., Huang, S.M., Gupta, R., Leimpeter, A.D., Greenwood, E., Albers, K.B., [...] Nelson, L.M. (2009). Exclusive breastfeeding and the risk of post-partum relapses in women with multiple sclerosis. *Archives of Neurology, 66*(8), 958–963.

LaRocca, N.G., & Miller, P.H. (2008). Cognitive challenges: Assessment and management. In R. Kalb (Ed.), *Multiple sclerosis: the questions you have – the answers you need* (4th ed., pp. 227–251). New York: Demos Medical Publishing.

Lee, M., & O'Brien, P. (2008). Pregnancy and multiple sclerosis. *Journal of Neurology, Neurosurgery, and Psychiatry, 79*(12), 1308–1311.

Lilius, H.G., Valtonen, E.J., & Wikström, J. (1976). Sexual problems in patients suffering from multiple sclerosis. *Journal of Chronic Diseases, 29*(10), 643–647.

Lundberg, P.O. (1978). Sexual dysfunction in patients with multiple sclerosis. *Sexuality and Disability, 1*(3), 218–220.

Maloni, H. (2008). *Pain in multiple sclerosis.* Clinical Bulletin from the National Multiple Sclerosis Society. Retrieved June 20, 2009, from http://www.nationalmssociety.org/for-professionals/healthcare-professionals/publications/clinical-bulletins/download.aspx?id=5007

Massey, E.W., & Pleet, A.B. (1979). Penile prosthesis for impotence in multiple sclerosis. *Annals of Neurology, 6*(5), 451–453.

Mattson, D., Petrie, M., Srivastava, D.K., & McDermott, M. (1995). Multiple sclerosis: Sexual dysfunction and its response to medications. *Archives of Neurology, 52*(9), 862–868.

Miller, D., & Kalb, R. (2008). How MS affects the family. In R. Kalb (Ed.), *Multiple sclerosis: the questions you have – the answers you need* (4th ed., pp. 291–312). New York: Demos Medical Publishing.

Minderhoud, J., Leemhuis, J., Kremer, J., Laban, E., & Smits, P. (1984). Sexual disturbances arising from multiple sclerosis. *Acta Neurologica Scandinavica, 70*(4), 299–306.

Poser, S., & Poser, W. (1983). Multiple sclerosis and gestation. *Neurology, 33*(11), 1422–1427.

Runmarker, B., & Andersen, O. (1995). Pregnancy is associated with a lower risk of onset and a better prognosis in multiple sclerosis. *Brain: A Journal of Neurology, 118*, 253–261.

Sadovnick, A.D., & Baird, P.A. (1985). Reproductive counselling for multiple sclerosis patients. *American Journal of Medical Genetics, 20*(2), 349–354.

Sadovnick, A.D., Baird, P.A., & Ware, R.H. (1988). Multiple sclerosis: Update risks for relatives. *American Journal of Medical Genetics, 29*(3), 533–541.

Sadovnick, A.D., & Mcleod, P.M. (1981). The familial nature of multiple sclerosis: Empiric recurrence risks for first, second, and third degree relatives of patients. *Neurology, 31*(8), 1039–1041.

Safarinejad, M.R. (2009). Evaluation of the safety and efficacy of sildenafil citrate for erectile dysfunction in men with multiple sclerosis: A double-blind, placebo controlled, randomized study. *The Journal of Urology, 181*(1), 252–258.

Schapiro, R.T. (2007). *Managing the symptoms of multiple sclerosis* (5th ed.) New York: Demos Medical Publishing.

Schapiro, R.T. (2008). Symptom management at a glance. In R. Kalb (Ed.), *Multiple sclerosis: The questions you have – the answers you need* (4th ed., pp. 32-46). New York: Demos Medical Publishing.

Schover, L., Thomas A., Lakin, M., Drogo, K., & Fischer, J. (1988). Orgasm phase dysfunction in multiple sclerosis. *Journal of Sex Research, 24*(4), 548–554.

Shaban, S.F., Seager, S.W., & Lipshultz, L. (1988). Clinical electroejaculation. *Medical Instrumentation, 22*(2), 77–81.

Schapira, K., Poskanzer, D.C., Newell, D.J., & Miller, H. (1966). Marriage, pregnancy, and multiple sclerosis. *Brain, 89*(3), 419–428.

Small, M.P. (1976). Small-Carrion penile prosthesis. A new implant for management of impotence. *Mayo Clinic Proceedings, 51*(6), 336–338.

Sweeney, W.J. (1953). Pregnancy and multiple sclerosis. *American Journal of Obstetrics and Gynecology, 66*(1), 124–130.

Szasz, G., Paty, D., & Maurice, W.L. (1984). Sexual dysfunction in multiple sclerosis. *Annals of NY Academy of Science, 436*, 443–452.

Thompson, D.S., Nelson, L.M., Burns, A., Burks, J.S. & Franklin, G.M. (1986). The effects of pregnancy in multiple sclerosis: a retrospective study. *Neurology, 36*(8), 1097–1099.

Tillman, A.J. (1950). The effect of pregnancy on multiple sclerosis and its management. *Research Publications – Association for Research in Nervous and Mental Disease, 28*, 548–582.

Valleroy, M.L., & Kraft, G.H. (1984). Sexual dysfunction in multiple sclerosis. *Archives of Physical Medicine and Rehabilitation, 65*(3), 125–128.

Verdru, P., Theys, P., D'Hooghe, M.B., & Carton, H. (1994). Pregnancy and multiple sclerosis: The influence on long term disability. *Clinical Neurology and Neurosurgery, 96*(21), 38–41.

Vukusic, S., & Confavreux, C. (2006). Pregnancy and multiple sclerosis: The children of PRIMS. *Clinical Neurology and Neurosurgery, 108*(3), 266–270.

Zorzon, M., Zivadinov, R., Boxco, A., Monti-Bragadin, L., Moretti, R., Bonfigli, L., [...] Cazzato, G. (1999). Sexual dysfunction in multiple sclerosis: A case-control study. I. Frequency and comparison of groups. *Multiple Sclerosis, 5*(6), 418–427.

Zorzon, M., Zivadinov, R., Monti Bragadin, L., Moretti, R., De Masi, R., Nasuelli, D., & Cazzato, G. (2001). Sexual dysfunction in multiple sclerosis: A 2-year follow-up study. *Journal of the Neurological Sciences, 187*(1–2), 1–5.

12 Pädiatrische Patienten mit der Diagnose MS

Jennifer R. Boyd und Maria C. Milazzo

Fallstudie ...

*Alex, ein 10-jähriger Junge, wurde im März 2003 mit einer Diplopie, die seit einem Tag bestand, seinem örtlichen Pädiater vorgestellt. Die Anamnese ergab Fieber, Schwindel und eine Erkrankung des Magen-Darm-Trakts einen Monat zuvor. Der Pädiater überwies ihn an einen örtlichen Neurologen, der eine Lähmung des VI. Hirnnerven feststellte. Ein MRT ergab 30–40 multiple Läsionen der weißen Substanz (***Abb. 12-1***). Sie lagen juxtatentoriell, infratentoriell und im Corpus callosum. Mehr als drei lagen periventrikulär und mindestens 20 waren Gadolinium anreichernd. Alex wurde mit der Bitte um Konsultation des pädiatrischen Multiple-Sklerose-Teams stationär eingewiesen. Eine Lumbalpunktion zeigte eine Pleozytose des Liquor cerebrospinalis mit 9 Leukozyten, 100 % Lymphozyten, normalem Eiweiß und 5 oligoklonalen Banden. Der Immunglobulin-G-Index (IgG-Index) war mit 0,78 (normal: 0,70) erhöht. Der Serum-Borrelien-Titer war erhöht, der Liquor jedoch negativ. Die Varicella-Zoster-Virus (VZV)-, Epstein-Barr-Virus (EBV)- und Mykoplasmentiter ergaben den Nachweis einer vorangegangenen Infektion.*

Alex wurde mit einem 5-tägigen Zyklus intravenös verabreichten Methylprednisolons, gefolgt von 5-tägigem oralem Ausschleichen behandelt. Am zweiten Tag nach seiner Aufnahme war sein neurologischer Befund wieder normal. Er wurde entlassen mit dem Plan, dass nach einem Monat erneut ein MRT und eine neurologische Untersuchung durchgeführt werden würde. Die Differenzialdiagnose umfasste akute disseminierte Enzephalomyelitis und pädiatrische Multiple Sklerose (MS). Die Nachuntersuchung von Alex ergab normale Befunde. Das MRT zeigte weniger Gadolinium anreichernde und keine neuen Läsionen, blieb jedoch deutlich abnorm. Wiederholte Borreliose-, Mykoplasmen- und EBV-Tests ergaben keinen Nachweis einer laufenden Infektion.

Im Juli ergab ein erneutes MRT mindestens zwei neue Läsionen, beide Gadolinium anreichernd. Entsprechend wurde die Diagnose «pädiatrische MS» gestellt. Alex' behandelnde Ärzte am pädiatrischen MS-Zentrum empfahlen eine engmaschige Überwachung einschließlich eines weiteren MRT in 3 Monaten. Außerdem wurde begonnen, verschiedene Behandlungsoptionen zu erörtern. Kurz nach dieser Visite bekam Alex Kopfschmerzen und Schmerzen bei Augenbewegungen. Die Sehschärfe seines linken Auges war vermindert und sein Expanded

Disability Status Scale (EDSS) Score betrug 1. Seine Eltern dachten über die Behandlungsoptionen nach und planten den Beginn der Therapie am Ende des Sommers, im Anschluss an eine Reise nach Portugal zu einem Familienbesuch.

Während ihres Besuchs in Portugal holte die Familie weitere Meinungen ein, die sich mit der Diagnose und den Behandlungsoptionen deckten. Während der Abwesenheit hatte Alex einen weiteren klinischen Schub mit linksseitiger Schwäche und Diplopie. Der EDSS-Score betrug 2,5. Bei seiner Rückkehr nach Hause begann er die Behandlung mit täglichen Glatirameracetat-Injektionen. Gegen Beschwerden an der Injektionsstelle wurde er mit einer eutektischen Mischung eines Lokalanästhetikums (EMLA) vorbehandelt. Da sich Alex sehr vor einer Selbstverabreichung fürchtete, erhielten seine Mutter und seine ältere Schwester ein Training im Verabreichen von Injektionen.

Einleitung

Etwa 5 % der mit MS lebenden Menschen erhalten ihre Diagnose, bevor sie 18 Jahre alt sind und haben damit eine pädiatrische MS bzw. eine MS mit Beginn im Kindesalter (Brett, 1995; Cole/Stuart, 1995; Ghezzi et al., 1997; Ianetti et al., 1996; Sindern et al., 1992). Obwohl sehr selten, können sogar Kinder im Alter von 2 Jahren diese Krankheit bekommen. Zwar ist die im Kindesalter beginnende MS weiterhin selten, jedoch führen verbesserte diagnostische Möglichkeiten und die Notwendigkeit, schon frühzeitig im Krankheitsverlauf die Diagnose zu stellen und mit der Therapie zu beginnen, zu einer steigenden Anzahl pädiatrischer Patienten

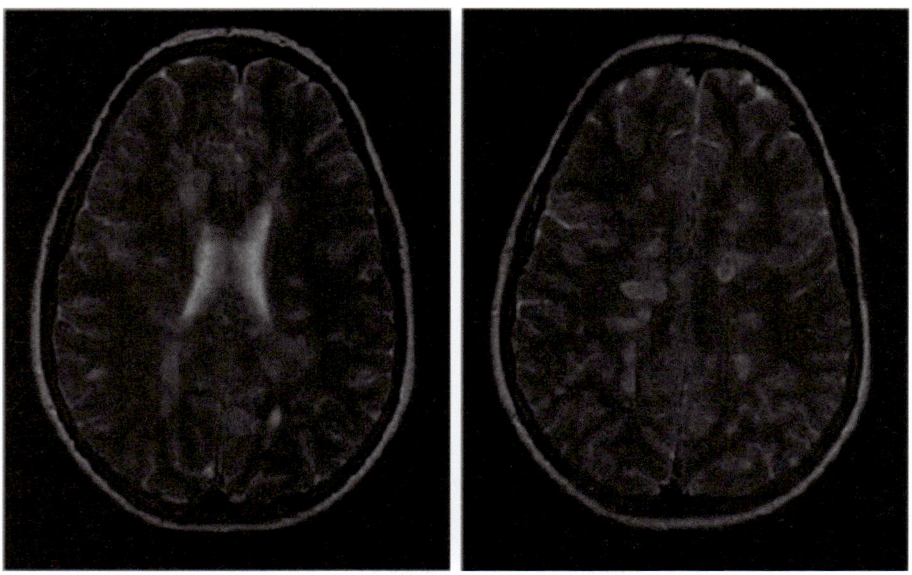

Abbildung 12-1: MRT zu Beginn der Erkrankung

(Ness et al., 2007). Infolgedessen versorgen jetzt mehr und mehr Fachpflegende für MS und pädiatrische Fachpflegepersonen Kinder und Jugendliche mit MS.

Angesichts einer zunehmenden Zahl von Kindern und Jugendlichen, die MS-spezifischer Versorgung bedürfen, müssen Pflegende die Bedürfnisse dieser speziellen Patientengruppe berücksichtigen. Für Kinder und Jugendliche zu sorgen, schafft singuläre Herausforderungen und erfordert das Verständnis für Entwicklungsfaktoren, unterschiedliche psychosoziale Bedürfnisse, eine Beteiligung der Eltern an der Versorgung, schulische Fragen sowie Ressourcen, die für die pädiatrische Population spezifisch sind. Außerdem sind Diagnose und Behandlung bei jungen Patienten oft komplexer. Der Übergang von der pädiatrischen Pflege und Versorgung in die Erwachsenenpflege und -versorgung ist ein weiterer Aspekt, der Unterstützung und Erleichterung durch die Pflege erfordert. Den Schwerpunkt dieses Kapitels bilden ebendiese Aspekte, die für mit MS lebende Kinder und Jugendliche und deren Familien spezifisch sind, und es werden Strategien beschrieben, um Pflegende zu befähigen, bei der Arbeit mit pädiatrischen Patienten mit der Diagnose MS optimale Pflege und Versorgung zu leisten.

Diagnostische Herausforderungen bei pädiatrischer MS

Verglichen mit Erwachsenen lässt sich MS bei Kindern nicht so leicht diagnostizieren. Den Kindern fällt es unter Umständen schwer, die mit MS einhergehenden transienten Symptome, vor allem sensorische und optische, zu beschreiben (Ness et al., 2007). Zwar sind die Hauptbeschwerden bei MS bei Kindern und Erwachsenen ähnlich, jedoch ist Kindern bei Krankheitsbeginn eher als Erwachsenen systematisch unwohl, mit Krankheitsgefühl, Reizbarkeit und leichtem Fieber (Renoux et al., 2007). Auch haben sie beim ersten Ereignis eher Krampfanfälle sowie Stamm- und Kleinhirnsymptome und seltener oligoklonale Banden oder einen erhöhten IgG-Index im Liquor cerebrospinalis (Waubant/Chabas, 2009). Die typischen diagnostischen Marker der MS, wie etwa MRT-Befunde, können bei Kindern anders sein (Callen et al., 2009). Akute neurologische Störungen mit Veränderungen der weißen Substanz im MRT können aus einer ganzen Reihe von Erkrankungen in der pädiatrischen Population resultieren, darunter mitochondriale Erkrankungen, akute disseminierte Enzephalomyelitis (ADEM), Lymphom, Leukodystrophien und Vaskulopathien (Hahn et al., 2007). In der jüngeren Vergangenheit galt MS bei Kindern nur selten als potenzielle Diagnose, aber viele Menschen, bei denen als Erwachsene MS diagnostiziert wurde, berichten über Symptome als Kind und Jugendlicher, die den Ertmanifestationen der Krankheit ähneln (Ness et al., 2007). Dies stützt die Beobachtung, dass MS in der pädiatrischen Population über viele Jahre hinweg zu selten diagnostiziert wurde. Das breite Spektrum an Differenzialdiagnosen bei der Erstkonsultation kann die Diagnose schwierig machen.

Überlegungen zur Entwicklung

Eine wichtige Überlegung bei der Fürsorge für Kinder und Jugendliche sind Wachstums- und Entwicklungsfaktoren. Vor allem im Kontext einer chronischen Krankheit müssen das kontinuierliche Wachstum und die Weiterentwicklung eines Kindes beachtet und gefördert werden. In der Pädiatrie erfolgt die Dosierung von Medikamenten typischerweise anhand des Körpergewichts, daher beeinflussen dessen Veränderungen die zu einem bestimmten Zeitpunkt erforderliche Menge an Medikamenten. Ebenso wirken sich bestimmte Medikamente auf das Wachstum eines Kindes aus. So unterdrücken beispielsweise Kortikosteroide das Wachstum und können bei längerem Gebrauch zu bleibender Kleinwüchsigkeit führen.

Außer der Zunahme beim Längenwachstum und beim Gewicht entwickeln sich Kinder auch in Bezug auf ihre körperlichen, kognitiven und sozialen Fähigkeiten. Während junge Menschen verschiedene Entwicklungsstadien erreichen und durchlaufen, ändern sich auch die Ansätze der Pflege und Versorgung (Kieckhefer/Trahms, 2000). Kleinere Kinder denken konkret und verlassen sich in Bezug auf Pflege, Versorgung und Unterstützung auf ihre Eltern. Nach und nach gelangen sie vom Jugend- ins Erwachsenenalter und werden zunehmend abstrakte Denker, die auf die Unabhängigkeit von den Eltern und größeren Einfluss Gleichaltriger zugehen (Erikson, 1963). Kindheit und Jugend sind für das Lernen, das Schaffen einer eigenen Identität, den Aufbau von Selbstwertgefühl und die Entwicklung sozialer Fähigkeiten zentrale Phasen. Vor allem Jugendliche konzentrieren sich darauf, ein Gefühl von unabhängiger Identität zu entwickeln, Akzeptanz bei Gleichaltrigen zu erreichen, für die Zukunft zu planen und romantische und intime Beziehungen aufzubauen (Taylor et al., 2008). Die Bedürfnisse, Fähigkeiten und Standpunkte des pädiatrischen Patienten ändern sich laufend und erfordern Anpassungen der Edukations- und Unterstützungsstrategien.

Zwar sind die meisten Jugendlichen mit MS von ihrer Entwicklung her normal, jedoch erreichen die körperlich, sozial oder kognitiv durch den Krankheitsprozess Beeinträchtigten Entwicklungsstadien unter Umständen nicht zum vorgesehenen chronologischen Alter. Pflegende müssen bei jedem Kind das Stadium der körperlichen, sozialen und kognitiven Entwicklung feststellen und die Pflege und Versorgung entsprechend anpassen. Für die mit der Fürsorge für die pädiatrische Population weniger Vertrauten empfiehlt es sich, mit Fachkräften der Pädiatrie zusammenzuarbeiten, um deren entwicklungsbezogene Bedürfnisse am besten ansprechen zu können.

Herausforderungen bei der Behandlung

Die Behandlung der pädiatrischen MS ähnelt der bei Erwachsenen, jedoch bestehen bei pädiatrischen Patienten hinsichtlich der Dosierung, des Therapiebeginns und Fragen des Herangehens an Therapietreue zusätzliche Herausforderungen. Dabei geht es um die Behandlung von Schüben, krankheitsmodifizierende Therapien und Symptommanagement.

Behandlung von Schüben

Es gibt keinerlei therapeutische Studien, in denen die Behandlung von Schüben in der Population der Kinder und Jugendlichen mit MS untersucht wird. Wie bei Erwachsenen werden Schübe mit intravenös verabreichtem Methylprednisolon behandelt. Die Dosierung beruht auf dem Körpergewicht und beträgt 20–30 mg/d morgens über 3–5 Tage bis zu einer Höchstdosis von 1 g/d über 5 Tage. Oft kommt es zu Reizbarkeit, Schlafstörungen und Magenbeschwerden und das Kind und seine Familie sollten auf die Möglichkeit dieser Nebenwirkungen vorbereitet werden. Empfohlen wird ein begleitender Magenschutz. Während der Infusion klagen viele Kinder über einen starken metallischen Geschmack im Mund und manche finden ein Eis am Stiel oder einen Kaugummi hilfreich, um den Geschmack zu «betäuben». Zu den langfristigen Komplikationen der Kortikosteroidanwendung gehören Nebennierensuppression, Wachstumsverzögerung und Steroidabhängigkeit. Kürzere Therapiezyklen mit verkürztem Ausschleichen können dieses Risiko senken.

Bei schweren Schüben Erwachsener und Devic-Syndrom wird die Plasmapherese eingesetzt (Chabas et al., 2006). In Einzelfällen kommt sie auch bei schweren Schüben in der Pädiatrie zur Anwendung. Wenn Steroide kontraindiziert oder wirkungslos sind, ist intravenös verabreichtes Immunglobulin (IVIg) eine in der Pädiatrie oft genutzte Therapieoption (Chabas et al., 2006).

Krankheitsmodifizierende Therapien

Zwar wurden die krankheitsmodifizierenden Therapien zumindest zum Teil von den Zulassungsbehörden nicht für Kinder zugelassen, werden jedoch bei pädiatrischer MS mit guten Ergebnissen angewandt. Bislang scheint es, als würden sie von dieser Altersgruppe gut vertragen, mit einem Nebenwirkungsprofil ähnlich dem bei Erwachsenen (Chabas et al., 2006). Zwar wurden nie placebokontrollierte Studien durchgeführt, jedoch haben einige Studien nach Therapiebeginn eine Abnahme der prätherapeutischen Schubrate gezeigt (Ghezzi et al. und die ITEMS Study Group, 2004; Pohl et al., 2007). In Studien zum Vergleich behandelter mit nichtbehandelten Personen wurde eine relative Abnahme der Schubhäufigkeit beobachtet (Makhani et al., 2009; Mikaeloff et al. und die KIDSEP Study Group der französischen Neuropädiatrischen Gesellschaft, 2008; Pohl et al., 2007). Ein früher Therapiebeginn erscheint bei Erwachsenen von Vorteil und ist zunehmend der Ansatz bei Kindern, vor allem in der Altersgruppe der Jugendlichen. Bei Kindern und Jugendlichen eine frühzeitige Behandlung zu empfehlen, wird zur üblichen Praxis (Chabas et al., 2006; Makhani et al., 2009).

In der pädiatrischen Versorgung bei MS beginnt man typischerweise mit einer Vierteldosis und erhöht alle 2–4 Wochen auf die volle Erwachsenendosis. Sehr kleine Kinder bleiben auf der halben Erwachsenendosis, wobei aber auch Kinder von nur 7 Jahren die volle Erwachsenendosis gut vertragen haben. Während der Dosissteigerung ist das monatliche Überwachen des großen Blutbildes, der Aspartat-Transaminase (AST) und der Alanin-Transaminase (ALT) indiziert und sollte weiterhin alle 3–6 Monate oder bei Bedarf öfter wiederholt werden. Jährlich sollte die Schilddrüsenfunktion überprüft werden. Zu den bei Beta-Interferonen häufigen Nebenwirkungen gehören Erschöpfung und grippeähnliche Symptome, die sich vor und nach der Verabreichung durch nichtsteroidale Antiphlogistika (NSAIDs), wie Ibuprofen und Naproxen, behandeln lassen. Auch eine vermehrte Flüssigkeitszufuhr kann Nebenwirkungen verringern.

Mit Glatirameracetat wird gewöhnlich bei voller Erwachsenendosis begonnen. Die Erfahrung mit Kindern ist für Glatirameracetat weniger gut dokumentiert als für die die Beta-Interferone. Wie bei Erwachsenen bestehen die häufigsten Nebenwirkungen in Reaktionen und Schmerzen an der Injektionsstelle sowie gelegentlich in einer Gefäßerweiterung nach der Injektion, Kurzatmigkeit, Thoraxschmerz, Kraftlosigkeit, Angst und Übelkeit.

Bei jeder Frau im Jugendlichenalter, die vor einer krankheitsmodifizierenden Therapie steht, sollte zuvor, soweit angemessen, mit einer Kontrazeptionsberatung begonnen werden. Das Gespräch kann bei jüngeren Jugendlichen allgemein gehalten beginnen und mit zunehmendem Alter detaillierter und spezifisch werden.

Initiieren krankheitsmodifizierender Therapien

Nach dem Erörtern der Therapieoptionen, der Nebenwirkungen, Einzelheiten der Injektion und der Laborüberwachung sollte die Wahl der krankheitsmodifizierenden Therapie von dem Jugendlichen, den Familienangehörigen und den behandelnden Ärzten gemeinsam getroffen werden. Um die Therapietreue zu fördern, muss vor allem der Jugendliche aktiv in den Entscheidungsfindungsprozess einbezogen werden. Eltern kennen ihr Kind am besten und wissen Bescheid über Stärken und Coping-Strategien der Familie. Dieser Beitrag ist wichtig bei der Auswahl der besten Therapieoption für jedes Kind.

Bei kleineren Kindern verabreichen gewöhnlich die Eltern die Injektion, jedoch kann das Kind eine wichtige Rolle bei der Vorbereitung, der Auswahl der Injektionsstelle und beim Dokumentieren von Informationen in einem Kalender oder Tagebuch spielen. Mit zunehmender Reifung sollten Kinder ermutigt werden, mehr Verantwortung für das Krankheitsmanagement zu übernehmen. Die

Therapieadhärenz erfordert das fortlaufende Gespräch mit dem Kind oder Jugendlichen sowie mit Familienmitgliedern.

Mit einer Injektionstherapie zu beginnen, ist für jeden in jedem Alter belastend. Kinder fürchten die Beschwerden der Injektionen selbst, während ihre Eltern besorgt sind, ihrem Kind Schmerzen zu bereiten. Zu den Techniken, die wir zu Behandlungsbeginn bei Kindern als hilfreich empfunden haben, gehören:

- Erörtern der Begründung für die Therapie in altersgerechten Begriffen
- Unterweisen der ganzen Familie im Injektionsvorgang
- dafür sorgen, dass kleinere Kinder zur intramuskulären Injektion kürzere Nadeln erhalten, und Vorschlagen geringerer Injektionstiefen bei Subkutaninjektionen
- Vorschlagen der Anwendung von Lokalanästhetika, wie etwa einer eutektischen Mischung eines Lokalanästhetikums (EMLA), um die Beschwerden bei Injektionen zu verringern
- den Kindern Entscheidungsmöglichkeiten anbieten, wie etwa die Wahl des Injektionsortes oder eines Pflasters
- der Familie empfehlen, die Zeit der Verabreichung der Medikamente in die Familienroutine einzubauen
- Anbieten einer kleinen Belohnung, um die Prozedur positiver zu gestalten
- die Entwicklung von Trostritualen vorschlagen
- dem älteren Kind oder Teenager mehr Autonomie bei dem Prozess und zugleich weiterhin unterstützende Überwachung anbieten.

Therapien der zweiten Wahl

Es gibt bislang nur begrenzte Erfahrungen mit der Behandlung einer schlecht kontrollierten Erkrankung durch Therapien der zweiten Wahl, wie etwa Cyclophosphamid (Krupp/MacAllister, 2005) oder dem monoklonalen Antikörper Natalizumab (Borriello et al., 2008; Huppke et al., 2008), sie wurden jedoch bei pädiatrischen Patienten eingesetzt, die auf krankheitsmodifizierende Therapien nicht ansprachen. Weitere Optionen zur Behandlung einer aggressiven Erkrankung sind regelmäßige IVIg-Infusionen. Mehrere kleinere Studien in der Erwachsenenpopulation haben zum Teil eine vorteilhafte Wirkung gezeigt. Die Dosierung für Kinder mit 0,4 g/kg KG für 3–5 Tage kann monatlich bis 3-monatlich wiederholt werden (Chabas et al., 2006). Es gibt einige Berichte über die Anwendung immunsuppressiver Therapien bei Kindern (Krupp et al., 2009), von denen jedoch keine für die Anwendung bei pädiatrischer MS zugelassen ist und bei denen allesamt die Gefahr schwerer Nebenwirkungen, wie ein sekundäres Malignom, Infertilität und Infektion, besteht. Cyclophosphamid, Azathioprin, Methotrexat und Mitoxantron dienen der Behandlung einer schweren MS, die auf krankheitsmodifizierende Therapien nicht anspricht, müssen jedoch in der pädiatrischen Population mit äußerster Vorsicht angewandt werden (Chabas et al., 2006; Makhani et al., 2009; Pohl et al., 2007).

Symptommanagement

Wie bei Erwachsenen ist das symptomatische Management individuell spezifisch und ändert sich mit der Zeit. Bei jeder Konsultation ist eine sorgfältige Überprüfung der Symptome nötig. Optimale Wirksamkeit bietet das offene Untersuchen persistierender Symptome mit dem Jugendlichen und den Eltern. Eine offene und freimütige Erörterung von Themen wie Sexualität sollte initiiert werden. Medikamentöses und nichtmedikamentöses Symptommanagement wird empfohlen, wie an anderer Stelle in diesem Buch ausführlich dargestellt. Spezifische Empfehlungen für Probleme mit der Kognition und mit Fatigue werden an späterer Stelle in diesem Kapitel unter «Schulbesuch» beschrieben.

Therapieadhärenz

Therapieadhärenz oder Therapietreue beruht auf der Annahme, dass das Kind und die Familie die Diagnose anerkennen und den Therapieplan akzeptieren. Zu den Ursachen von Adhärenzproblemen gehören:

- Reaktionen an der Injektionsstelle
- Nebenwirkungen der Medikamente
- ein wahrgenommener Mangel an Therapiewirksamkeit
- schlechtes Funktionieren der Familie
- mangelnde bzw. fehlende krankheitsspezifische Edukation und
- mangelnde bzw. fehlende Ressourcen (Clerico et al., 2007; Thannhauser et al., 2009).

In der Jugendlichen-Population ist eine schlechte Adhärenz aufgrund normaler Reifungsfaktoren zu erwarten (Geist et al., 2003). Die Einnahme von Medikamenten erinnert Teenager ständig daran, dass sie anders sind als die Gleichaltrigen. Fehlendes oder mangelndes Verständnis oder Einsicht in den Krankheitsprozess kann dazu führen, dass Kinder und Teenager mehr um die Auswirkungen in der Schule und im Gesellschaftsleben als um die neurologischen Folgen der Krankheit besorgt sind (Weisbrot et al., 2010). Nichtadhärenz kann aus einer psychosozialen Funktionsstörung, einem wahrgenommenen Kontrollverlust, Wut auf die Diagnose und Sorgen um die Zukunft resultieren. Für den Jugendlichen bedeutet Therapieadhärenz das Anerkennen und Akzeptieren der Krankheit. Des Weiteren kann Therapietreue bedauerliche unerwünschte Wirkungen produzieren. Die Tatsache, dass krankheitsmodifizierende Therapien auch Nadeln beinhalten, führt bei vielen Kindern und Jugendlichen zu Adhärenzproblemen.

Die Erfahrung mit anderen chronischen Krankheiten des Kindesalters zeigt, dass Kinder bei höherer Anteilnahme der Eltern höhere Adhärenzraten haben (Anderson et al., 1997). In einer kleinen Studie zur Adhärenz bei pädiatrischer MS werden zu deren Maximierung folgende Strategien genannt:

- Edukationsprogramme für Familien und Kinder über die krankheitsmodifizierenden Therapien
- Zugang zu einer in MS ausgebildeten Fachpflegeperson, die sich um Nebenwirkungen und Reaktionen kümmert
- Überweisung zu Unterstützungssystemen
- bedarfsweise finanzielle Unterstützung für Medikamente und Materialien (Thannhauser et al., 2009).

Jugendlichen mit MS Gelegenheit zu Kontakten untereinander zu geben, verbessert die Adhärenz und ein Gefühl des Wohlbefindens sowohl für die Jugendlichen als auch für die Familien (MacAllister et al., 2007). Die Therapietreue lässt sich auf ein Höchstmaß steigern, indem man die Autonomie und Entscheidungsfindung des Jugendlichen fördert und zugleich Pflege und Versorgung lenkt und leitet (Geist et al., 2003).

Psychosoziale Belange

MS schafft bei Kindern und Jugendlichen viele Stressoren, die ihre Coping-Fähigkeit beeinträchtigen. Die Unkalkulierbarkeit der MS, persistierende Symptome, wie Fatigue und kognitive Schwierigkeiten, die Wahrnehmung, anders zu sein als andere sowie die fortlaufende Behandlung mit Injektionstherapien sind nur einige davon (Boyd/MacMillan, 2005). Bei der Diagnose wissen die meisten Kinder und Teenager nicht, was MS ist, und sind verängstigt oder traurig (Boyd/MacMillan, 2005). Viele jüngere Kinder fürchten, zu sterben, in dem Glauben, sie hätten einen Hirntumor oder eine seltene, zum Tode führende Krankheit. Aufgrund der Seltenheit von MS bei unter 18-Jährigen können sich Kinder und Teenager mit ihrer Diagnose allein und isoliert fühlen. Gewöhnlich kennen sie niemanden in ihrem Alter mit MS und es fällt ihnen schwer, mit Erwachsenen mit MS in Kontakt zu treten. Oft fühlen sie sich von anderen missverstanden (Boyd/MacMillan, 2005). Immerhin 50 % der Kinder und Teenager mit MS haben Depression, Angst oder Anpassungsprobleme (MacAllister et al., 2005).

Im Umgang mit der pädiatrischen MS-Population müssen auch die psychosozialen Probleme und Belange der Eltern berücksichtigt werden. Ihre Eltern sind ein wichtiger Teil des Lebens der Kinder, ihre hauptsächliche Quelle für Unterstützung und agieren als ihre Fürsprecher und Entscheider (Coffey, 2006; Stewart,

2003). Wird bei einem Kind MS diagnostiziert, werden die Eltern tendenziell am stärksten durch das Wissen belastet, dass ihr Kind eine potenziell zu Behinderung führende chronische Krankheit hat und einer ungewissen Zukunft entgegensieht. Wie alle Eltern, die erfahren haben, dass ihr Kind eine chronische Erkrankung hat, können sie eine ganze Skala von Trauerreaktionen erleben, darunter Verleugnung, Furcht, Angst, Schuldgefühle, Wut, und Traurigkeit (Johnson et al., 1995). Sie leben weiter mit der Sorge um die Zukunft ihres Kindes und die Ungewissheit der Erkrankung, werden besonders wachsam gegenüber der Gesundheit ihres Kindes und ringen um den Erhalt eines normalen Familienlebens (Coffey, 2006). Es ist ganz entscheidend, die psychosozialen Bedürfnisse der Kinder wie der Eltern anzusprechen.

Beim Betrachten der psychosozialen Bedürfnisse dieser Population sind auch das Bewusstsein und die Sensibilität für kulturelle Unterschiede wichtig. Anders als bei einem Beginn der MS im Erwachsenenalter, wo Patienten meist Kaukasier und europäischer Herkunft sind, herrscht bei der pädiatrischen MS eine stärkere ethnische und kulturelle Vielfalt (Boster et al., 2009; Chitnis et al., 2009; Kennedy et al., 2006). Anders als ihre erwachsenen Mitbetroffenen sind jene, bei denen MS im Kindesalter beginnt, mit größerer Wahrscheinlichkeit afrikanischer, hispanischer und asiatischer Abstammung oder kommen aus dem Mittleren Osten. Der kulturelle und religiöse Hintergrund der Familie muss berücksichtigt und erkundet werden, um Gesundheitsüberzeugungen und familiäre Werte zu verstehen und dabei ihre singulären psychosozialen Bedürfnisse zu würdigen und anzusprechen und ihre Coping-Strategien zu unterstützen.

Unterstützen von Kindern und Jugendlichen

Das Alter und Entwicklungsstadium von Kindern und Jugendlichen beeinflussen nicht nur ihre Reaktion auf die Diagnose MS und die Art, in der sie mit der Krankheit leben, sondern auch die Art von Informationen und Unterstützung, die sie brauchen (Stewart, 2003). Jugendliche zwischen 15 und 20 Jahren reagieren auf die Diagnose wahrscheinlich ähnlich einem jungen Erwachsenen und ihre Bedürfnisse sind möglicherweise vergleichbar. Im Gegensatz dazu hängen Kinder und junge Teenager, die konkret denken, gegenwartsorientiert sind, stärker von ihren Eltern ab und erfordern ein anderes Herangehen.

Informationsbezogene Unterstützung

Bei Kindern und Jugendlichen ist es üblich, nur wenige Fragen zu ihrer Krankheit zu stellen, und einige sagen sogar, sie möchten gar nicht darüber sprechen. Die meisten Nachfragen drehen sich eher um ihre unmittelbare Situation. Oft ist es ihnen durchaus recht, wenn ihre Eltern die Informationen einholen. Am besten lassen sich die Informationsbelange dieser Altersgruppe ansprechen, indem man ...

- ... ihre Fragen auf einfache und ehrliche Weise beantwortet.
- ... nur notwendige und erbetene Einzelheiten erörtert.
- ... mit fortschreitender Reife regelmäßig zusätzliche Edukation anbietet.

Auch schriftliches Grundlagenmaterial anzubieten, das sie lesen können, wenn sie bereit sind, kann hilfreich sein. Kinder und Teenager sagen, die bevorzugten Methoden, Informationen über MS einzuholen, seien, mit jemandem darüber zu sprechen oder etwas darüber zu lesen (Boyd/MacMillan, 2005). Da vor allem kleine Kinder fürchten, zu sterben, müssen sie beruhigt werden, dass sie keinen Hirntumor haben und nicht sterben werden. Sie sorgen sich oft wegen dieser Möglichkeit, zögern jedoch, zu fragen. Demgegenüber machen sich Jugendliche Gedanken darüber, wie sie den Bedrohungen für ihre Gesundheit begegnen (Stewart, 2003). Man beachte, dass es Kindern oft leichter fällt, ihren Eltern Fragen zu stellen als Gesundheitsfachpersonen, daher sollten Eltern ermutigt werden, die Gelegenheit zur Edukation zu nutzen, wenn ihr Kind spontan Fragen stellt. Jugendliche hingegen hätten unter Umständen lieber Gelegenheit, Gesundheitsfachpersonen Fragen zu stellen, ohne dass ihre Eltern anwesend sind, und von einem individuellen Treffen zu profitieren.

Emotionale Unterstützung

Eltern sind stets die hauptsächliche Quelle von Unterstützung in den meisten Aspekten im Leben ihrer Kinder, und der effektivste Ansatz, Kinder emotional zu unterstützen, besteht im Unterstützen ihrer Eltern. Kinder haben ein starkes Empfinden für die Emotionen ihrer Eltern und übernehmen diese Gefühle oft selbst. Die Einstellung eines Kindes gegenüber seiner Krankheit hängt stark von der Einstellung und dem Verhalten seiner Eltern gegenüber der Krankheit ab (Taylor et al., 2008). Wenn Eltern sich erfolgreich mit der Diagnose arrangieren und lernen, sich den Ungewissheiten von MS anzupassen, können sie ihr Kind besser unterstützen (Clawson, 1996). Dementsprechend lernt auch ihr Kind leichter, mit den Problemen bei dieser Krankheit zurechtzukommen.

Obwohl Eltern und Fachpersonen gleichermaßen der Ansicht sind, es sei von Vorteil, ein Kind oder einen Teenager mit MS mit einem anderen zusammenzubringen, um sich gegenseitig zu unterstützen, lehnen viele dieses Angebot ausdrücklich ab. Ältere Teenager sind dieser Idee gegenüber unter Umständen aufgeschlossener und halten eine Kommunikation per E-Mail für einen ersten Ansatz. In letzter Zeit geben Ferienlager, Familien-Retreats, Chatrooms und E-Mail-Gruppen Kindern und Teenagern mit MS Gelegenheit, untereinander in Verbindung zu treten (siehe «Ressourcen für Familien» später in diesem Kapitel).

Trotz zusätzlicher Stressoren infolge ihrer Erkrankung kommen die meisten Kinder mit MS recht gut zurecht und fühlen sich von der Familie und Freunden unterstützt (Boyd/MacMillan, 2005; Kalb et al., 1999). Kinder und Jugendliche mit MS bedienen sich folgender Coping-Strategien:

- Bewahren eines positiven Ausblicks
- Streben nach Zielen und Träumen
- sich nach unten vergleichen
- Identifizieren positiver Rollenvorbilder
- Normalisieren und Adaptieren der Lebensweise
- Suchen nach Unterstützung
- Beteiligung an Ablenkungen
- Akzeptieren der Behandlung.

Sie wenden auch andere Coping-Mechanismen an, wie Verleugnung, Manipulation, Zurückgreifen auf andere (z. B. die Eltern), um mit den Stressoren umzugehen, Vermeidungsverhalten und das Verbergen von Unstimmigkeiten (Boyd/MacMillan, 2005).

Die Forschung hat gezeigt, dass das Bewahren eines Gefühls von Normalität bei Kindern mit einer positiven Anpassung an eine chronische Krankheit einhergeht (Stewart, 2003). Zu den Markern von Normalität gehören:

- Teilnahme am Unterricht
- sich als gewöhnliche Person zu definieren
- das Gefühl des Andersseins verglichen mit Gleichaltrigen möglichst gering zu halten
- sich auf die Routine und das Übliche statt auf die Krankheit zu konzentrieren und
- die Verantwortung für die Selbstpflege bei der Krankheit zu übernehmen.

Es empfiehlt sich daher, die Kinder darin zu unterstützen, ein Gefühl von Normalität zu erreichen. Weitere Strategien zur Unterstützung des Copings sind:

- optimales Management körperlicher Symptome
- Begrenzen des Schweregrades medikamentöser Nebenwirkungen und
- Einbinden der Betroffenen in Entscheidungsfindungen der Gesundheitsversorgung (MacAllister et al., 2007).

Pflegeverhalten, das Jugendliche als unterstützend identifizieren, sind fürsorgliche Anteilnahme und der Einsatz von Humor (Stewart, 2003). Sie möchten sich vom Gesundheitsversorgungsteam verstanden und respektiert fühlen und wollen flexible Behandlungspläne angeboten bekommen (Taylor et al., 2008).

Studien zufolge sehen Kinder und Jugendliche mit MS oft keinen Unterschied zwischen sich und Gleichaltrigen und zeigen nur ein geringes bis gar kein Bewusstsein für die möglichen Auswirkungen von MS auf ihr Leben (Boyd/MacMillan, 2005; Kalb et al., 1999). Kinder, denen das Coping schwerfällt, profitieren unter Umständen von der professionellen Beratung durch einen Sozialarbeiter, Psychologen oder Psychiater mit pädiatrischer Erfahrung. Wie bei Erwachsenen mit MS kann es auch bei einer im Kindesalter einsetzenden MS nicht selten zu einer Depression kommen. Diese muss erkannt und behandelt werden.

Unterstützen der Eltern

Wie bereits erwähnt, besteht der effektivste Ansatz zur Unterstützung von Kindern im Unterstützen ihrer Eltern. Pflegende können Eltern im Adaptationsprozess unterstützen, indem sie mehrere Strategien anwenden:

- Sorgen für aktuelle und akkurate Informationen (mündlich und schriftlich)
- Hinlenken des Kindes zu zusätzlichen Informationsquellen
- Hoffnung machen
- Ermutigen des Kindes, eigene Quellen emotionaler Unterstützung zu nutzen (z. B. die Familie, Freunde, Geistliche)
- Verweisen an einen Sozialarbeiter, Psychologen oder Psychiater, soweit angemessen
- das Kind mit anderen Eltern in Kontakt bringen, die selbst ein Kind mit MS haben
- Identifizieren kommunaler Ressourcen.

Die Anpassung der Eltern zu erleichtern wird wiederum den Kindern in ihrem Adaptationsprozess helfen.

Enthüllen der Diagnose gegenüber Dritten

Wenn ein Kind die Diagnose MS erhält, ist es wichtig, mit ihm und den Eltern über das Enthüllen der Diagnose gegenüber Dritten zu sprechen. Vor allem Jugendliche suchen sich gern genau aus, wem gegenüber sie ihre Diagnose offenbaren (Boyd/MacMillan, 2005; Stewart, 2003). Wer seine Diagnose in der Kindheit bekommen hat, erinnert sich oft daran, dass «jeder» wusste, dass man MS hatte, was bisweilen eine Quelle der Beschämung war und für den Betreffenden das Risiko von Hänseleien, Mitleid oder Ausgrenzung barg. Die meisten erkennen jedoch an, dass bestimmte Personen, wie etwa ihre Familie, enge Freunde, Lehrer, Arbeitgeber und Coaches über ihre Diagnose Bescheid wissen müssen, weil sie glauben, diese Personen seien in der Position, ihre Bedürfnisse zu verstehen und zu unterstützen und bei Bedarf Beistand zu leisten. Pflegende sollten mit dem Kind und den Eltern die möglichen Konsequenzen einer vollständigen Enthüllung erörtern, sie ermutigen, zentrale Personen zu benennen, die über die Diagnose Bescheid wissen müssen, und die Art der übermittelten Information und das Vorgehen beim Enthüllen erörtern.

Schulbesuch

Der Schulbesuch ist ein bedeutsamer Aspekt in einem jungen Leben. Bemühungen um eine Unterstützung des schulischen Erfolgs und um höchstmögliche Teilnahme und Mitwirkung an schulischen Aktivitäten helfen der kognitiven, körperlichen, emotionalen und sozialen Entwicklung eines Kindes und stützen sein Gefühl von Normalität. Häufiges Fehlen in der Schule aufgrund von Schüben und Arztterminen sowie von anhaltenden Symptomen, wie Fatigue und Depression, sind mögliche Probleme für Kinder und Jugendliche mit MS, die sich auf die schulischen Leistungen und die Beteiligung auswirken (Boyd/MacMillan, 2005). Diese Probleme lassen sich auf ein Minimum reduzieren, indem man eine Behandlung befürwortet, die die Anzahl der Schübe senkt, und indem man Fatigue, Depression und andere dauerhafte Symptome adäquat behandelt.

Kognitive Probleme

Viele Erwachsene mit MS haben kognitive Probleme und Kinder mit MS bilden da keine Ausnahme. Kinder und Jugendliche können kognitive Defizite haben, die das Gedächtnis, die Aufmerksamkeit und die kognitive Verarbeitungsgeschwindigkeit betreffen, zu schlechten schulischen Leistungen führen und Nachhilfeunterricht notwendig machen (MacAllister et al., 2007). Studien, in denen die neurokognitiven Auswirkungen der MS bei Kindern und Jugendlichen untersucht wurden, haben gezeigt, dass die Werte vieler von ihnen in mindestens einem kognitiven Bereich unterhalb der Norm lagen, und dass die Defizite umso größer waren, je länger die Kinder erkrankt waren (Banwell/Anderson, 2005; Kalb et al., 1999; MacAllister et al., 2005; Montiel-Nava et al., 2009). Es wird über Schwächen der wahrnehmungsbezogenen motorischen Fertigkeiten, des Gedächtnisses, des Benennens, der visuellen motorischen Fertigkeiten, der Exekutivfunktionen und der Verarbeitungsgeschwindigkeit berichtet (Amato et al., 2008; Kalb et al., 1999; MacAllister et al., 2007; Montiel-Nava et al., 2009). Kinder sind für kogntive Beeinträchtigungen unter Umständen deshalb besonders anfällig, weil die neuropathologischen Prozesse der MS auftreten, während sich das Gehirn noch entwickelt (MacAllister et al., 2007).

Während diejenigen mit stärker ausgeprägten oder globalen kognitiven Defiziten schulische Probleme haben, sind andere engagierte und erfolgreiche Schüler, die ihre Schwächen überwinden. Nicht alle Kinder mit MS haben kognitive Funktionsstörungen, aber bei denjenigen, die Probleme mit schulischen Leistungen haben, und bei denen, die Schwierigkeiten mit dem Kurzzeitgedächtnis und der Konzentration haben, sind neuropsychologische Tests erforderlich. Neuropsychologen können sowohl dem Schüler als auch dem Lehrer Strategien an die Hand geben, um kognitive Defizite zu überwinden oder sich anzupassen, mit dem Ziel, dem Kind mit MS zu helfen, sein höchstes Potenzial zu erreichen. Pflegende sind in der Position, um als Fürsprechende für das geeignete Assessment und die passende Implementierung erforderlicher Dienstleistungen aufzutreten.

Anpassungen des Schulprogramms

Manche Eltern beschließen, die Schulverwaltung nicht darüber zu informieren, dass ihr Kind die Diagnose MS hat, entweder weil sie nicht wollen, dass es als «mit Sonderbedürfnissen» etikettiert wird, oder weil ihr Kind es vorzieht, dass die Schule nichts davon weiß. Dies kann jedoch notwendig werden, wenn das Kind Beeinträchtigungen der Mobilität, Sehstörungen, Blasenfunktionsstörungen, tiefe Erschöpfung oder kognitive Defizite zeigt, die sich im Vergleich zu Gleichaltrigen auf den Schulbesuch, die schulischen Leistungen oder die Teilnahme auswirken. Das Kind formell als Schüler mit besonderen Bedürfnissen ausweisen zu lassen, wird zur Erstellung eines individuellen Unterrichtsplans (Individualized Educational Plan, IEP) führen, der zusätzliche Ressourcen und die Implementierung von Umarbeitungen und Adaptionen unterstützt, die den schulischen Erfolg und die Integration in das schulische Leben fördern. Einige dieser Strategien zur Unterstützung Lernender mit kognitiven Defiziten oder körperlichen Einschränkungen sind bevorzugte Sitzplätze im Klassenzimmer, verringerte Arbeitslast, mehr Zeit bei Tests oder zur Erledigung von Hausaufgaben und unterstützende Technologien wie die Stimmerkennung für einen Computer (MacAllister et al., 2007). Oft sind auch Interventionen zur Verbesserung des Gedächtnisses oder zur Kompensation eines beeinträchtigten Gedächtnisses erforderlich. Bei Kindern mit Hitzeempfindlichkeit oder Belastungsintoleranz ist es ganz entscheidend, die Lehrer darauf aufmerksam zu machen, damit dem Kind an einem warmen Tag erlaubt werden kann, drinnen zu bleiben und kalte Flüssigkeiten zu sich zu nehmen oder bei körperlicher Betätigung häufige Ruhepausen einzulegen.

Pflegende müssen unter Umständen als Fürsprechende auftreten, damit Kinder die nötige Unterstützung und geeigneten Modifikationen erhalten, die es ihnen ermöglichen, auf ihrem optimalen Niveau zu funktionieren. Um die Umstellungen in Gang zu setzen, bedarf es – mit Zustimmung der Eltern und des Kindes – unter Umständen nur eines Briefes oder persönlichen Kontakts mit der Schule, bei dem die Bedürfnisse des Kindes bestätigt und die Angemessenheit der erbetenen Dienstleistungen und Anpassungen untermauert werden. Die Schule sollte den Bericht des Neuropsychologen erhalten, um dessen Empfehlungen umzusetzen. Man beachte, dass manche junge Menschen mit MS Modifikationen an der Schule, die die Aufmerksamkeit auf ihre Behinderungen lenken oder ihnen das Gefühl geben, sie seien anders, ablehnend gegenüberstehen. Es ist wichtig, für die Sichtweisen des Kindes sensibel zu bleiben und es in die Entscheidungsfindung bezüglich anstehender Veränderungen einzubeziehen.

Fatigue ist ein häufiges Problem bei Kindern und Jugendlichen mit MS. Tiefe Erschöpfung kann schulische Leistungen beeinflussen, die soziale Teilhabe unter Gleichaltrigen stören und die Teilnahme an körperlichen Aktivitäten verhindern oder einschränken. Sie verursacht Konzentrations- und Aufmerksamkeitsschwäche im Unterrichtsraum und beschränkt die Fähigkeit des Schülers, zu lernen und Hausaufgaben zu erledigen. Überweisen Sie, wenn nötig, zu einem pädiatrischen Physiotherapeuten für Vorschläge zu Energieerhaltungsstrategien und Adaptionen an ein Programm zur körperlichen Schulung. Anregungen zur Verringerung von Aktivitäten, die die Fatigue im schulischen Setting verstärken:

a) Nutzen des Aufzugs statt der Treppe in der Schule
b) Sorgen für den Transport zur Schule, statt das Kind gehen zu lassen
c) Beschaffen von zwei Schulbuch-Sets, eins für die Schule und eins für zuhause, statt das Kind mit dem Tragen schwerer Bücher zur Schule und wieder zurück zu belasten.

Bisweilen wird eine geringere Belastung bei Kursen empfohlen. In einigen Fällen wirkt die Verordnung Fatigue reduzierender Medikamente wie Modafinil.

Fördern einer gesunden Lebensweise

Während einige junge Menschen mit MS über größere Veränderungen ihrer Lebensweise im Anschluss an die Diagnose berichten, nehmen andere nur geringe Veränderungen wahr (Boyd/MacMillan, 2005). Oft beteiligen sie sich an denselben Aktivitäten wie Gleichaltrige, aber einige modifizieren ihre Aktivitäten, etwa, indem sie sich weniger an Wettkampfsport beteiligen und nicht so oft ausgehen. Manche deuten an, sie seien jetzt achtsamer, gingen weniger Risiken ein und setzten sich nicht so sehr unter Druck. Eine weitere Beteiligung an Freizeitaktivitäten, Sport und sozialen Aktivitäten außerhalb der Schule sollte in hohem Maße gefördert werden, da sie einem gesunden Wachstum und einer gesunden Entwicklung förderlich ist. Wenn Fatigue oder eine Depression diese Aktivitäten verhindert, müssen geeignete Interventionen angeboten werden. Pflegende können Umstellungen der Lebensweise ansprechen, indem sie vorab für Anleitung sorgen, die nötigen Adaptionen erleichtern, Modifikationen der Lebensweise unterstützen und zu einem ausgewogenen Verhältnis zwischen schulischen und außerschulischen Aktivitäten ermutigen.

Der Übergang zum Erwachsenenalter

Die Transition bzw. der Übergang in der pädiatrischen Gesundheitsversorgung ist der Prozess der Überleitung von der Versorgung im Kindesalter zur Versorgung Erwachsener und umfasst medizinische, edukationsbezogene, berufliche und soziale Bereiche. Es ist empfehlenswert, schon frühzeitig mit seiner Planung zu beginnen.

Im Bereich der Gesundheitsversorgung sollte ein Plan für die Überleitung der Versorgung von einem pädiatrisch ausgerichteten zu einem erwachsenenzentrierten Modell entwickelt werden. In manchen Fällen wird die Versorgung von einem pädiatrischen MS-Zentrum auf ein MS-Zentrum für Erwachsene übertragen. Bei anderen betreut das medizinische Team unter Umständen sowohl pädiatrische als auch erwachsene Patienten. Mit dem Heranreifen des Jugendlichen beginnt die Verantwortung für Pflege und Versorgung von den Eltern auf die junge Person überzugehen. Der jungen Person Zeit allein mit dem Gesundheitsversorgungsteam einzuräumen, fördert Unabhängigkeit und gibt ihr Gelegenheit zur Erörterung von Themen, die in Anwesenheit der Eltern schwierig wären. Wenn Symptome eines Schubes auftreten und ein Elternteil anruft, um sie mitzuteilen, erhöht die Bitte, mit dem Jugendlichen zu sprechen, um mehr Informationen zu bekommen, dessen Beteiligung an der Selbstpflege. Auch den Jugendlichen wie die Eltern mit Kontaktinformationen zu versorgen, erhöht die direkte Teilnahme.

Ein Übergang ist ein dynamischer und fortlaufender Prozess. Das Ziel ist, eine qualitativ hochwertige, ununterbrochene Gesundheitsversorgung zu leisten, die patientenzentriert ist und der Entwicklung gerecht wird. Fähigkeiten der Kommunikation, Entscheidungsfindung und Selbstfürsprache zu fördern, stärkt das Gefühl von Kontrolle in der Gesundheitsversorgung und maximiert lebenslanges Funktionieren und das Potenzial eines Kindes beim Übergang zum Erwachsenenalter (McDonald/Kelly, 2003). Instrumente wie eine persönliche medizinische Akte, welche die junge Person dazu verwenden kann, um die Anamnese, den Therapieverlauf, Labor- und MRT-Ergebnisse sowie eine Liste von Gesundheitsfachpersonen mit Kontaktdaten zu dokumentieren und zu sammeln, kann bei jeder Konsultation durchgesehen und aktualisiert werden.

Die Transition bzw. der Übergang in Schule und Ausbildung beginnt im mittleren Jugendlichenalter mit der Diskussion um Ziele für die Zukunft. Ein Plan für die weitere Ausbildung, akademisch oder beruflich, muss entwickelt werden. Bei manchen mag zur Unterstützung eine Überweisung zu einer regionalen Organisation für unabhängiges Leben angezeigt sein. Begegnungen mit dem Personal in der Fachstelle für Behinderungen («Office of Disabilities») kann für diejenigen, die ihre Ausbildung fortsetzen möchten, einen glatten Übergang gewährleisten.

Wichtig für Kinder mit einer chronischen Krankheit sind die Finanzplanung und die Planung der zuküftigen Gesundheitsversorgung. Vorrangig ist, den Zugang zu Medikamenten aufrechtzuerhalten. Irgendwann sind junge Erwachsene zu alt, um noch bei den Eltern mitversichert sein zu können, und müssen eine alternative Absicherung schaffen.

Während Jugendliche die Welt und sich selbst zu erkunden beginnen, sollte das Gesundheitsversorgungsteam für ein sicheres und unterstützendes Umfeld sorgen, in dem der Jugendliche wachsen und reifen kann. Jugendliche brauchen das offene Gespräch über die Erfahrungen, denen sie in der realen Welt gegenüberstehen, wie etwa Begegnungen mit dem anderen Geschlecht, Sexualität, Alkohol, Rauchen, Substanzgebrauch, Einstellungen nichtbetroffener Gleichaltriger und überbeschützende Eltern.

Ressourcen für Familien

Es gibt viele Ressourcen zur Unterstützung von Familien mit pädiatrischer MS. Die Überweisung zu Unterstützungsdiensten kann schon frühzeitig im diagnostischen Prozes erfolgen. Manche Familien profitieren von der Unterstützung anderer Eltern, die eine ähnliche Erfahrung gemacht haben, während andere unter Umständen länger brauchen, bis sie an diesen Programmen teilnehmen. Ein übliches Anliegen von Familien, deren Kind vor kurzem die Diagnose bekommen hat, ist die Furcht vor dem, was kommt. Nachdem die Verbindungen schließlich hergestellt sind, berichten Eltern, sie seien erfreut, sich begegnet zu sein. Im deutschsprachigen Raum kann man sich mit den jeweiligen nationalen MS-Gesellschaften und/oder der Deutschen MS-Gesellschaft (DMSG) in Verbindung setzen bzw. sich über den behandelnden Pädiater beraten lassen.

Wegen der relativ geringen Anzahl junger Menschen mit MS sind viele Unterstützungsprogramme «virtuelle» Selbsthilfegruppen, die online oder per Telefon angeboten werden. *Children and Teens with MS: A Network for Families*, gefördert von der National MS Society und der MS Society of Canada bietet Familien ausbildungs- und erziehungsbezogene sowie psychosoziale Unterstützung. Gegenwärtig bietet das Netzwerk folgende Ressourcen:

- *Kids Get MS Too: A Handbook for Parents Whose Child or Teen Has MS*
- *Mighty Special Kids – activity book for children (age 5–12) with MS*
- moderierte E-Mail-Gruppen für Eltern und Jugendliche zum Austausch von Fragen, Anliegen, Sorgen etc. [Deutschsprachiger Kontakt: http://www.kinder-und-ms.de; Anm. d. Lek.]
- Information und Weiterverweisen.

Ein Handbuch für Lehrpersonal an Schulen, das mit MS-betroffenen Kindern arbeitet, und eine Broschüre für Jugendliche mit MS sind im Entstehen begriffen. Für Informationen wenden Sie sich telefonisch an 1-866-KIDS W MS oder mailen Sie an childhoodms@nationalMSsociety.org. In Kanada wenden Sie sich telefonisch an 1-866-922-6065 oder mailen Sie an kidswithms@mssociety.ca.

Andere Unterstützungsnetzwerke beinhalten Programme für Ferienlager, in denen Jugendliche von weither zusammengebracht werden, um Gelegenheit zu Begegnungen mit anderen MS-Betroffenen zu bekommen. So betreibt beispielsweise das Pediatric MS Center of Excellence in Stony Brook (NY) ein jährliches Abenteuerprogramm für Jugendliche und die MS Society of Canada hält jedes Jahr im Sommer ein Ferienlager für Kinder und Jugendliche mit MS ab. In den vergangenen Jahren haben wir festgestellt, dass Jugendliche online in Verbindung getreten sind, Beziehungen aufgebaut haben und sich dann persönlich bei einem Ferienlagerprogramm begegnen. Online oder bei einem Ferienlager aufgebaute Unterstützungsnetzwerke halten den jungen Menschen über das Jahr in dem Wissen aufrecht, dass «es da draußen Menschen gibt, die wissen, wie es mir geht».

In den vergangenen 10 Jahren wurden in den USA, Kanada und jetzt auch in Europa mehrere pädiatrische MS-Zentren und Kliniken errichtet, um die Bedürfnisse junger Menschen mit MS und ihrer Familien optimal zu unterstützen und zu erfüllen. So richtete beispielsweise die National MS Society im Jahre 2006 sechs pädiatrische MS Centers of Excellence ein. Jedes Zentrum bietet umfassende Dienstleistungen durch multidisziplinäre Teams von Experten für MS bei Kindern und Erwachsenen sowie Personal, das sich um schulische und andere psychosoziale Belange und Probleme kümmert und Familien unterstützt. Die Überweisung an ein Zentrum mit Erfahrung in pädiatrischer MS kann für Familien hilfreich sein.

Fallstudie ...

*Im Laufe des ersten Jahres hatte Alex vier Schübe. Er wurde intravenös mit Methylprednisolon behandelt und erholte sich jedes Mal vollständig. Seine Medikation wurde von Glatirameracetat auf ein Beta-Interferon umgestellt. In den folgenden 4 Jahren hatte er dann einen Schub jährlich. Sein höchster EDSS-Score betrug 2. Trotz der Behandlung zeigte sein MRT auch weiterhin die Entstehung neuer Gadolinium anreichernder Läsionen (***Abb. 12-2***). Entsprechend begann er vor 2 Jahren mit der Behandlung mit Natalizumab und ist seither schubfrei.*

In der High School ist Alex nun schon in der Oberstufe. Im Unterricht kommt er gut zurecht, aber in den ersten 3 Jahren nach seiner Diagnose zeigte er bei seinem jährlichen neurokognitiven Assessment einen Rückgang, vor allem im Bereich des Gedächtnisses. Ein individuell gestaltetes Schulungsprogramm wurde für ihn entwickelt, um für Anpassungen, wie verlängerte Testzeiten und einen 2-tägigen Test für standardisierte Examina, zu sorgen, um sein Potenzial zu maximieren und der Fatigue gerecht zu werden.

Er ist aktiv am Gruppensport beteiligt und spielt im Fußball- und Lacrosse-Team der Schule. Kurz nach seiner Diagnose setzte er einige Jahre mit dem wettkampfmäßig betriebenen Fußball aus, ist jedoch jetzt wieder im Spiel.

Die Familie ist für Alex auch weiterhin ein starker Rückhalt. Sie setzt sich für seine Bedürfnisse ein und versucht, eine «normale» Lebensweise beizubehalten. Er ist in der Gemeinschaft junger Menschen mit MS aktiv, nimmt am Teen-Adventure-Camp-Programm für Kinder mit MS teil und besucht Chatrooms für Kinder mit MS. Einige seiner Online-Freunde beschreibt er als «die besten Freunde, denen ich je begegnet bin».

Jetzt, im Alter von 16 Jahren, plant Alex seine Zukunft. Er ist stärker in seine eigene Gesundheitsversorgung und -erhaltung involviert, macht Termine und stellt Fragen. Er plant den Besuch einer örtlichen Universität mit dem Ziel, Sportlehrer oder vielleicht Architekt zu werden. Die Zukunft steht Alex weit offen.

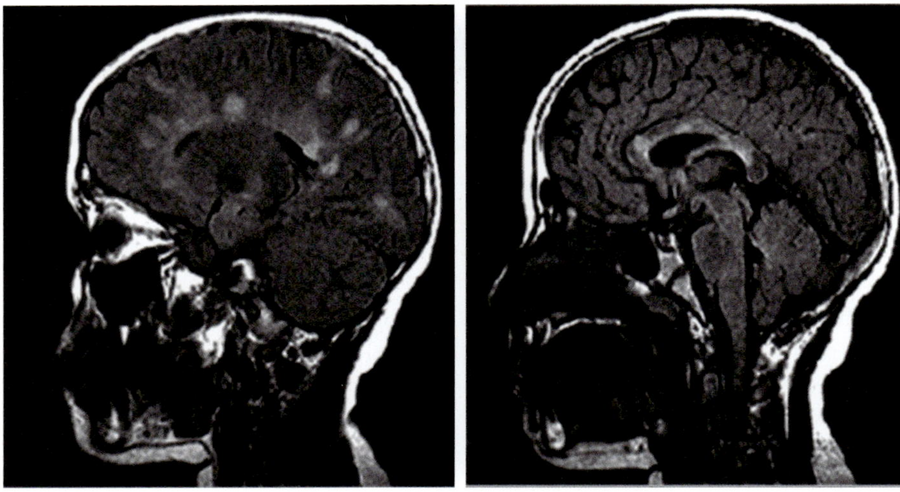

Abbildung 12-2: MRT ein Jahr später, nach 6-monatiger Behandlung

Literatur

Anderson, B., Ho, J., Brackett, J., Finkelstein, D., & Laffel, L. (1997). Parent involvement in diabetes management tasks: Relationships to blood glucose monitoring adherence and metabolic control in young adolescents with insulin-dependent diabetes mellitus. *Journal of Pediatrics, 130*(2), 257–256.

Amato, M. P., Goretti, B., Ghezzi, A., Lori, S., Zipoli, V., Portaccio, E., [...] Multiple Sclerosis Study Group of the Italian Neurological Society. (2008). Cognitive and psychosocial features of childhood and juvenile MS. *Neurology, 70*(20), 1891–1897.

Banwell, B. L., & Anderson, P. E. (2005). The cognitive burden of multiple sclerosis in children. *Neurology, 64*(5), 891–894.

Borriello, G., Prosperini, L., Luchetti, A., & Pozzilli, C. (2008). Natalizumab treatment in pediatric multiple sclerosis: A case report. *European Journal of Paediatric Neurology, 13*(2), 67–71.

Boster, A. L., Endress, C. F., Hreha, S. A., Caon, C., Perumal, J. S., & Khan, O. A. (2009). Pediatric-onset multiple sclerosis in African-American black and European-origin white patients. *Pediatric Neurology, 40*(1), 31–33.

Boyd, J. R., & MacMillan, L. J. (2005). Experiences of children and adolescents living with multiple sclerosis. *Journal of Neuroscience Nursing, 37*(6), 334–342.

Brett, E. (1995). Childhood multiple sclerosis – the long view from Scotland. *Developmental Medicine and Child Neurology, 37*(11), 1027–1030.

Callen, D.J., Shroff, M.M., Branson, H.M., Li, D.K., Lotze, T., Stephens, D., & Banwell, D.L. (2009). MRI in the diagnosis of pediatric multiple sclerosis. *Neurology, 72*(11), 961–967.

Chabas, D., Green, A.J., & Waubant, E. (2006). Pediatric multiple sclerosis. *NeuroRx: The Journal of the American Society for Experimental NeuroTherapeutics, 3*(2), 264–275.

Clerico, M., Barbero, P., Contessa, G., Ferrero, C., & Durelli, L. (2007). Adherence to interferon-beta treatment and results of therapy switching. *Journal of the Neurological Sciences, 259*(1–2), 104–108.

Chitnis, T., Glanz, B., Jaffin, S., & Healy, B. (2009). Demographics of pediatric-onset multiple sclerosis in an MS center population from the Northeastern United States. *Multiple Sclerosis, 15*(5), 627–631.

Clawson, J.A. (1996). A child with chronic illness and the process of family adaptation. *Journal of Pediatric Nursing, 11*(1), 52–61.

Coffey, J.S. (2006). Parenting a child with chronic illness: A metasynthesis. *Pediatric Nursing, 32*(1), 51–59.

Cole, G.F., & Stuart, C.A. (1995). A long perspective on childhood multiple sclerosis. *Development Medicine and Child Neurology, 37*(8), 661–666.

Erikson, E.H. (1963). *Childhood and society* (2nd ed.). New York: W.W. Norton.

Geist, R., Grdisa, V., & Otley, A. (2003). Psychosocial issues in the child with chronic conditions. *Best Practice and Research in Clinical Gastroenterology, 17*(2), 141–152.

Ghezzi, A., Ruggieri, M., Trojano, M., Filippi, M., & the ITEMS Study Group. (2004). Italian studies of early-onset multiple sclerosis: The present and the future. *Neurological Sciences, 25*(Suppl. 4), S346–S349.

Ghezzi, A., Deplano, V., Faroni, J., Grasso, M.G., Liguori, M., Marrosu, G., [...] Zaffaroni, M. (1997). Multiple sclerosis in childhood: Clinical features of 149 cases. *Multiple Sclerosis, 3*(1), 43–46.

Hahn, J.S., Pohl, D., Rensel, M., & Rao, S. (2007). Differential diagnosis and evaluation in pediatric practice. *Neurology, 68*(Suppl. 2), S13–S22.

Huppke, P., Stark, W., Zürcher, C., Huppke, B., Brück, W., & Gärtner, J. (2008). Natalizumab use in pediatric multiple sclerosis. *Archives of Neurology, 65*(12), 1655–1658.

Iannetti, P., Marciani, M.G., Spalice, A., Spanedda, F., Raucci, U., Trasimeni, G., [...] Bernardi, G. (1996). Primary CNS demyelinating diseases in childhood: Multiple sclerosis. *Child's Nervous System, 12*(3), 149–154.

Johnson, K.P., Brooks, B.R., Cohen, J.A., Ford, C.C., Goldstein, J., Lisak, R.P., [...] Wolinsky, J.S. (1995). Copolymer I reduces relapse rate and improves disability in relapsing-remitting multiple sclerosis: results of a phase III multicenter, double-blind placebo-controlled trial. The Copolymer I Multiple Sclerosis Study Group. *Neurology, 45*(7), 1268–1276.

Kalb, R.C., DiLorenzo, T.A., LaRocca, N.G., Caruso, L.S., Shawaryn, M.A., Elkin, R., & Dince, W.M. (1999). The impact of early-onset multiple sclerosis on cognitive and psychosocial indices. *International Journal of MS Care, 1*(1), 2–18.

Kennedy, J., O'Connor, P., Sadovnick, A.D., Perara, M., Yee, I., & Banwell, B. (2006). Age at onset of multiple sclerosis may be influenced by place of residence during childhood rather than ancestry. *Neuroepidemiology, 26*(3), 162–167.

Kieckhefer, G.M., & Trahms, C.M. (2000). Supporting development of children with chronic conditions: From compliance toward shared management. *Pediatric Nursing, 26*(4), 354–363.

Krupp, L.B., & McAllister, W.S. (2005). Treatment of pediatric multiple sclerosis. *Current Treatment Options in Neurology, 7*(3), 191–199.

MacAllister, W.S., Belman, A.L., Milazzo, M., Weisbrot, D.M., Christodoulou, C., Scherl, W.F., Preston, T.E., [...] Krupp, L.B., (2005). Cognitive function in children and adolescents with multiple sclerosis. *Neurology, 64*(8), 1422–1425.

MacAllister, W.S., Boyd, J.R., Holland, N.J., Milazzo, M.C., & Krupp, L.B. (2007). The psychosocial consequences of pediatric multiple sclerosis. *Neurology, 68*(16, Suppl. 2), S66–S69.

Makhani, N., Gorman, M.P., Branson, H.M., Stazzone, L., Banwell, B., & Chitnis, T. (2009). Cyclophosphamide therapy in pediatric multiple sclerosis. *Neurology, 72*(24), 2076–2082.

McDonagh, J.E., & Kelly, D.A. (2003). Transitioning care of the pediatric recipient to adult caregivers. *The Pediatric Clinics of North America, 50*(65), 1561–1583.

Mikaeloff, Y., Caridade, G., Tardieu, M., Suissa, S., & KIDSEP Study Group of the French Neuropediatric Society. (2008). Effectiveness of early beta interferon on the first attack after confirmed multiple sclerosis: A comparative cohort study. *European Journal of Paediatric Neurology, 12*(3), 205–209.

Montiel-Nava, C., Pena, J., Gonzáles-Pernía, S., & Mora-La Cruz, E. (2009). Gognitive function in children with multiple sclerosis. *Multiple Sclerosis, 15*(2), 266–268.

Ness, J.M., Chabas, D., Sadovnick, A.D., Pohl, D., Banwell, B., & Weinstock-Guttman, B. (2007). Clinical features of children and adolescents with multiple sclerosis. *Neurology, 68*(16, Suppl. 2), S37–S45.

Pohl, D., Waubant, E., Banwell, B., Chabas, D., Chitnis, T., Weinstock-Guttman, B., [...] International Pediatric MS Study Group. (2007). Treatment of pediatric multiple sclerosis and variants. *Neurology, 68*(16, Suppl. 2), S54–S65.

Renoux, C., Vukusic, S., Mikaeloff, Y., Edan, G., Clanet, M., Dubois, B., [...] Adult Neurology Departments KIDMUS Study Group. (2007). Natural history of multiple sclerosis with childhood onset. *New England Journal of Medicine, 356*(25), 2603–2613.

Sindern, E., Haas, J., Stark, E., & Wurster, U. (1992). Early onset MS under the age of 16: Clinical and paraclinical features. *Acta Neurologica Scandinavica, 86*(3), 280–284.

Stewart, J.L. (2003). Children living with cronic illness: An examination of their stressors, coping responses, and health outcomes. *Annual Review of Nursing Research, 21*, 203–243.

Taylor, R.M., Gibson, F., & Franck, L.S. (2008). The experience of living with a chronic illness during adolescence: A critical review of the literature. *Journal of Clinical Nursing, 17*(23), 3083–3091.

Thannhauser, J.E., Mah, J.K., & Metz, L.M. (2009) Adherence of adolescents to multiple sclerosis disease-modifying therapy. *Pediatric Neurology, 41*(2), 119–123.

Waubant, E., & Chabas, D. (2009). Pediatric multiple sclerosis. *Current Treatment Options in Neurology, 11*(3), 203–210.

Weisbrot, D.M., Ettinger, A.B., Gadow, K.D., Belman, A.L., MacAllister, W.S., Milazzo, M., [...] Krupp, L.B. (2010). Psychiatric comorbidity in pediatric patients with demyelinating disorders. *Journal of Child Neurology, 25*(2), 192–202.

Teil III
Verbessern der Ergebnisse

13 Kooperation mit dem Reha-Team

Patricia M. Kennedy

Fallstudie …

J. H. ist eine 68-jährige Frau mit sekundär-progredienter Multipler Sklerose (MS), die 1982 diagnostiziert wurde. Vor 3 Jahren bekam sie starke Schmerzen und eine Deformität im rechten Knie, nachdem sie zuhause mit einem Gehrahmen ständig schlecht gegangen war. Sie bekam einen Kniegelenkersatz, wurde jedoch nicht stationär in eine Reha-Einrichtung geschickt, um ihr beim Wiedergewinnen der Funktion zu helfen. Sie bekam eine tiefe Venenthrombose und dann einen Dekubitus. Für 6 Monate wurde sie in eine Facheinrichtung für Wundpflege entlassen. Nach der Wundheilung wurde sie in eine Fachpflegeeinrichtung überwiesen. Dort erhielt sie mit Ausnahme einer 15-minütigen «restorativen Therapie», drei Mal wöchentlich, keinerlei aktive Physiotherapie. Um weitere Dekubitalulzera zu verhindern, hatte sie ein Roho-Kissen, konnte sich jedoch nicht ohne Hilfe umlagern. Ihre oberen Extremitäten waren zwar schwach, aber funktional genug, um ihr die meisten Aktivitäten der täglichen Funktionen zu gestatten. Ihr alter Rollstuhl war schwer und unhandlich und sie konnte ihn nicht allein bewegen. Als Bewohnerin einer Pflegeeinrichtung war es für sie nicht möglich, den benötigten Rollstuhl zu bekommen, weder einen elektrisch noch einen manuell betriebenen, für ihre Bedürfnisse besser geeigneten Stuhl.

An diesem Punkt formulierten sie und ihr Mann das Ziel, sie nachhause zurückkehren zu lassen. Sie glaubte, gehen zu müssen, da sie den Rollstuhl zuhause nicht betreiben konnte. Die Fachpflegeeinrichtung verweigerte die Unterstützung beim Erreichen ihres Ziels, weil man es für unvernünftig hielt. Als der MS-Fachpflegenden dieses Ziel in ihrem Büro vorgetragen wurde, sprachen sie darüber und über die Barrieren, denen sie mit ihnen begegnen könnte. Sie wurde zur Evaluation zu einem Psychiater überwiesen.

Zur Unterstützung bei Transfers wurde ein elektrischer Lift installiert. Sie bekommt jetzt täglich Unterstützung von der Einrichtung und anderen kommunalen Versorgungsdienstleistern. Zuhause erhält sie Physio- und Ergotherapie und wird unabhängiger. Monatlich trifft sich das Palliativpflegeteam mit ihrem Facharzt für Physikalische Medizin zur Überarbeitung des Pflege- und Versorgungsplans.

Einleitung

«Gehen Sie nachhause und leben Sie damit – wir können nichts für Sie tun.» Nur allzu oft haben Menschen mit MS diesen Satz schon gehört. Experten auf dem Gebiet der MS wissen jedoch, dass Rehabilitation und die symptomatische Behandlung bestehender Probleme und Störungen die Person mit MS dabei unterstützen können, in einer Umgebung ihrer Wahl möglichst lange unabhängig zu bleiben (Rosner/Ross, 1992; Scheinberg/Smith, 1987). Zwar hat die Forschung keine Belege dafür erbracht, dass sich Rehabilitation auf den pathologischen Prozess bei MS auswirkt, jedoch sind Reha-Techniken oft hochwirksam bei der Behandlung von Symptomen. Lechtenberg (1988) zufolge «kann während der Remission viel von der Schwäche, den Sprachschwierigkeiten oder der Unkoordiniertheit, die im Schub entstanden sind, durch Physio- oder Ergotherapie kompensiert werden» (ebd.: 188).

Larson (1995) stellt fest, dass «Rehabilitation sowohl einen Versorgungsansatz, eine Philosophie und eine Haltung, als auch eine Reihe spezialisierter Techniken darstellt» (ebd.: 536). Sie lässt sich auch definieren als «ein aktiver Prozess des Wandels, durch den eine behindert gewordene Person Wissen und Fertigkeiten erwirbt und einsetzt, die für ein optimales physisches, psychisches und soziales Funktionieren nötig sind» (Thompson, 1998: 397). Zwar lässt sich MS nicht heilen, es kann aber viel getan werden, um ihre Symptome zu lindern und den Klienten darin zu unterstützen, im Rahmen der krankheitsbedingten Einschränkungen und bei möglichst wenig restriktiver Umgebung so gut es geht ein relativ normales Leben zu führen (Corbin, 1998; Liu et al., 2003).

Definition der Rehabilitation

Das Wort «rehabilitieren» wird im Webster definiert als «Wiederherstellen eines Zustands der Gesundheit oder einer nützlichen und konstruktiven Fähigkeit» (Woolf, 1980: 966–967). Hickey (1992) zufolge ist Rehabilitation «... ein dynamischer Prozess, durch den eine Person ein optimales physisches, emotionales, psychosoziales, soziales und berufliches Potenzial erreicht und in einem möglichst unabhängigen und selbsterfüllenden Leben Würde und Selbstrespekt bewahrt (ebd.: 178). Thompson (2000) schreibt, dass ...

> *... die Philosophie der Rehabilitation, welche die Bedürfnisse des ganzen Patienten anspricht und das Patientenmanagement betont, für die Bedürfnisse von Patienten mit solch einer komplexen und progredienten Erkrankung in idealer Weise geeignet ist. Sie zielt darauf ab, Unabhängigkeit und Coping zu verbessern, um Behinderung und Handicap auf ein Mindestmaß zu reduzieren und Lebensqualität zu maximieren.*

Die American Nurses Association (ANA), Abteilung Medizinisch-chirurgische Pflegepraxis, und die Association of Rehabilitation Nurses (ARN) definieren Rehabilitationspflegepraxis als «die Diagnose und Behandlung menschlicher Reaktionen von Individuen und Gruppen auf aktuelle oder potenzielle Gesundheitsstörungen infolge veränderter Funktionsfähigkeit und veränderter Lebenweise» (ANA/ARN, 1988: 4). Im Positionspapier der ANA (2000), *Rehabilitation Nurses Make a Difference*, wird formuliert, dass «Rehabilitationspflege weder ein Arbeitssetting noch eine Behandlungsphase, sondern eine Pflegephilosophie ist». McEachron stellt fest, «Rehabilitation ist Unterweisen, Lernen. Sie bedeutet, zu entdecken, dass Lehren gut, Lernen besser, aber Anwenden am besten von allem ist» (Dittmar, 1989: 10).

Es gibt zwei Formen der Rehabilitation, die beide in der Pflege und Versorgung von Patienten mit MS angewandt werden:

- *Restorative Rehabilitation* versucht, während des Schubes verlorene Funktion wiederherzustellen.
- *Konservative Rehabilitation* wird von den meisten Versicherungsgesellschaften – vor allem in Nordamerika, zum Teil aber auch im deutschsprachigen Raum – nicht besonders gut bezahlt und ist das Bemühen, einen progredienten Krankheitsprozess daran zu hindern, eine unnötige funktionelle Verschlechterung zu verursachen. Der Terminus *konservativ* wurde meist durch *präventiv* ersetzt, weil letzteres einen dynamischen Prozess widerspiegelt.

Die Ziele der Rehabilitation

In *A Manual on Multiple Sclerosis* nennt Bauer (1977) bedeutsame Richtlinien beim Setzen von Zielen:

> *In jedem Rehabilitationsprogramm muss der Patient als Ganzes behandelt werden, der unter den Umständen beste physische und psychosoziale Zustand muss erreicht, Komplikationen müssen weitestmöglich beseitigt und realistische Motivationen ausgeschöpft werden. Dies lässt sich nur durch die gut koordinierte Teamarbeit zwischen Ärzten, Pflegenden, Physiotherapeuten, Ergotherapeuten, klinischen Psychologen, Sozialarbeitern, dem Patienten, seiner Familie und seinen Freunden sowie Organisationen mit echtem Interesse an ihm und einem Gefühl von Verantwortlichkeit für ihn erreichen.* (Ebd.: 34)

Vor dem Hintergrund ihrer Vorbereitung während der Ausbildung und aufgrund früherer Erfahrungen sind viele Pflegende (und Ärzte) vor allem bei Patienten mit chronischem Leiden nicht auf Rehabilitation ausgerichtet. In der Literatur zur Rehabilitation werden chronische Krankheiten nur selten erwähnt. Mit MS-Patienten in der Akutversorgung, in der häuslichen Pflege und in ambulanten Settings arbeitende Pflegepersonen sollten sich der Vorteile der Rehabilitation bewusst sein und die Notwendigkeit von Rehabilitationsprotokollen erkennen, um das Funktionieren und die Lebensqualität ihrer Patienten zu verbessern. Viele Pflegeschulen haben genau umrissene Reha-Inhalte in ihren Lehrplan aufgenommen und bereiten Pflegende damit auf eine Spezialisierung in diesem Bereich vor. Studierende und Lernende in der Pflege an Konzepte und Praktiken der Rehabilitation heranzuführen fördert die alle Fachbereiche übergreifende Integration einer Reha-Perspektive, indem sie die Aufmerksamkeit darauf ausrichtet, das Funktionieren in allen Bereichen des täglichen Lebens auf ein Höchstmaß zu steigern. Das Gebiet der Rehabilitation wächst rasch, wie sich anhand der zunehmenden Mitgliedschaft Pflegender in Organisationen wie der ANA zeigt, die jetzt deutlich mehr als 10 000 Mitglieder hat.

Die Ziele der Rehabilitation sind laut Dittmar (1989), «... weitere Behinderung zu verhindern, die vorhandene Fähigkeit zu erhalten und in den Grenzen der Einschränkung des Klienten höchste Grade an Funktion wiederherzustellen» (ebd.: ix).

Die Ziele der Rehabilitation bei MS sind:

- Verbessern der Mobilität
- Verbessern der Aktivitäten des täglichen Lebens (ADL)
- Heben und Halten einer gewünschten Lebensqualität
- Verhindern von Komplikationen
- Verringern der Inanspruchnahme von Gesundheitrsversorgung infolge von Verletzungen
- Fördern der Sicherheit und
- Unabhängigkeit (Easterling, pers. Mitt., 2008–2009; Patti et al., 2002).

Das Reha-Team – ein interdisziplinärer Ansatz

Anders als bei anderen neurologischen Erkrankungen zeigen Menschen mit MS eine große Vielfalt an Symptomen, die sich oft mit der Zeit ändern. Der Patient mit einer Rückenmarkverletzung kennt in der Regel den Grad seiner Beeinträchtigung und auf der Gundlage der Lokalisation der Rückenmarksschädigung lässt sich ein Rehabilitationsplan für Pflege und Versorgung erstellen. Wegen der Vielfalt der Symptome, verursacht durch Läsionen auf vielen Ebenen, kann es für die Person mit MS dagegen keinen festgelegten Reha-Plan geben. Jede Person ist einzigartig und die Funktionsstörungen können je nach Lokalisation der Läsionen von Patient zu Patient erheblich variieren. Coville (1983) empfiehlt ein kontinuierliches und zielorientiertes Programm von wechselnder Intensität anstelle eines einmaligen Reha-Programms. Cobble und Burks (1985), Maloney (1985), Hunter und Popp (2000) sowie Solari et al. (1999) betonen, dass Rehabilitationsziele bei MS aus einem sorgfältigen Funktionsassessment und der kontinuierlichen Reaktion des Patienten auf die Behandlung heraus entwickelt werden müssen, wobei die vergangene, gegenwärtige und erwartete Krankheitsaktivität berücksichtigt werden (Kesselring/Beer, 2005; Patti et al., 2002).

Sowohl The Joint Commission als auch die Commission on Accreditation of Rehabilitation Facilities (CARF) fordern ein interdisziplinäres Modell. Darin wird der Patient als Zentrum oder Kern des Teams betrachtet, was ihm Kontrolle über seine Krankheit (d. h. über das Leben damit) geben kann. Dieses Modell beinhaltet Fachkräfte verschiedener Gebiete, die zusammenarbeiten, um ein gewünschtes Ergebnis zu erreichen. Diesem Konzept wohnt ein ganzheitlicher, nicht zersplitterter und in sich schlüssiger Ansatz inne, der optimale Ergebnisse beim Klienten fördert, dem Team eine ganzheitliche Sicht seiner Bedürfnisse vermittelt und zugleich die Kosten der Gesundheitsversorgung senkt und die Klientenergebnisse verbessert (Kipnis/Emick-Herring, 1993; O'Toole, 1992). Dies steht im Gegensatz zum multidisziplinären Ansatz, bei dem dieselben Fachpersonen jede für sich auf ein gewünschtes Ergebnis hinarbeiten.

Zum interdisziplinären Team gehören Gesundheitsfachpersonen, die sich regelmäßig treffen und sich über die Grenzen ihrer eigenen Disziplin hinaus am Lösen von Problemen beteiligen, um ein gemeinsames Ziel zu erreichen (Diller, 1990). Teamsitzungen, die wöchentlich oder alle 14 Tage stattfinden, bieten Gelegenheit, Informationen auszutauschen und den Fortschritt auf dem Weg zum Ziel zu erörtern. Eine zentrale Komponente des interdisziplinären Modells ist das Konzept der Zusammenarbeit, um einzelne Behandlungen zu einem umfassenden Plan zu vereinen (Cobble/Burks, 1985; Diller, 1990; Hunter/Popp, 2000; Kipnis/Emic-Herring, 1993; O'Toole, 1992). Frankel (1990) zufolge «... besteht das übergreifende Prinzip bei der Festlegung von Rehabilitationszielen [für den Patienten mit MS] darin, Unabhängigkeit, Selbstbestimmtheit und Lebensqualität im Kontext der Lebensweise und der Fähigkeiten des Individuums zu maximieren» (ebd.: 544). Das Team arbeitet zusammen, um die physischen, emotionalen, sozialen, wirtschaftlichen und beruflichen Bedürfnisse von Menschen mit MS und deren Familien zu erfüllen.

Die Person mit MS und ihre Familie sind integraler Bestandteil des Reha-Teams und müssen beim Rehabilitationsprozess aktiv Beteiligte sein. Sie müssen Teamsitzungen beiwohnen und in die Erarbeitung von Zielen und das Erstellen des Pflege- und Versorgungsplans eingebunden werden. Dittmar (1989) zufolge «sind Klient und Familie die zentralen Mitglieder des Rehabilitationsteams und der Grund für dessen Bestehen» (ebd.: 31).

Essenzielle Komponente der Effektivität des Reha-Teams ist die Beziehung zwischen der Person mit MS und der Gesundheitsfachperson, beruhend auf folgenden Faktoren:

- offene Kommunikation
- Schaffen von Vertrauen und einem harmonischen Verhältnis
- wechselseitige Informationsübermittlung
- Respekt vor den Gefühlen des Patienten
- die Fähigkeit des Zuhörens
- klarer und präziser Informationstransfer
- die Freiheit, Fragen zu stellen
- Versorgen mit verfügbaren Ressourcen
- realistische Zielsetzungen
- regelmäßige Evaluation.

Manchmal ist es am besten, wenn das Team zurücktritt und den Patienten auf der Grundlage der gelieferten Informationen im Einklang mit persönlichen Überzeugungen seine eigenen Entscheidungen treffen lässt. Bisweilen können sich Teammitglieder mit Patienten als Peers (z. B. hinsichtlich des Alters oder des Bildungshintergrundes) identifizieren. Dementsprechend könnten Identifikationsgefühle, wie: «Das könnte ich sein» oder «Sie könnte meine Tochter sein» sowie Leid und Frustration auftauchen. Solche Gefühle sollten im Team mit Unterstützung seiner Mitglieder oder, falls angezeigt, von außen offen besprochen werden. Konflikte im Team sind normale Bestandteile des Prozesses. Eine Atmosphäre, in der es den Teammitgliedern gestattet ist, zuzustimmen oder nicht, kann ein Ausgangspunkt für Wachstum sein.

Die im Folgenden beschriebenen Disziplinen sind sowohl einrichtungs- als auch kommunal basiert am häufigsten im MS-Reha-Team repräsentiert (Cobble/Burks, 1985; Cobble et al., 1993; DeLisa et al., 1988; Hoeman, 1996; LaRocca et al., 1987; Schapiro, 1991; Storr et al., 2006).

Pflegeperson

Die an der Rehabilitation der Person mit MS beteiligte Pflegeperson fungiert als «Change-Agent» und PatientenfürsprecherIn, indem sie einen Patienten und dessen Familie befähigt, Optionen zu kennen, ins Auge zu fassen und zu evaluieren sowie beim Formulieren von Problemlösungsstrategien und Verhaltensweisen zur Erreichung von Ergebnissen zusammenzuarbeiten. Die Komplexität der MS und ...

> *«... ihre interagierenden Behinderungen resultieren in Bedürfnisverteilungen, die sich im weiteren Verlauf wandeln. Wenn die Person mit MS an ihrer eigenen Versorgung beteiligt werden soll, erfordert dies ein Verstehen der Erkrankung und der Strategien, die helfen werden, damit zurechtzukommen und sie zu managen»*
> (Thompson 1998: 398).

Zusätzlich zur direkten körperliche Pflege evaluiert die Pflegeperson den Gesundheitszustand des Patienten, hilft beim Festlegen kurz- und langfristiger Ziele, erklärt medizinische Fachbegriffe, agiert als Ressource für kommunale Dienstleistungen und schult den Patienten und dessen Familie. Oft kann die Pflegeperson anderen Teammitgliedern wertvolle Einblicke in Motivation und Problemlösen des Patienten und in den Familienprozess vermitteln. Die Pflegeperson wirkt effektiv als Pflege- und Versorgungskoordinator oder Case-Manager, indem sie die kosteneffektive, effiziente und vorteilhafte Koordination von Therapien überwacht.

Facharzt für physikalische und rehabilitative Medizin

Der Facharzt für physikalische und rehabilitative Medizin («Physikalist») hat besondere Fähigkeiten im Evaluieren funktionaler Probleme und im Symptommanagement. In Europa wird diese Funktion gerade in der Neurologischen Rehabilitation häufig von Neurologen wahrgenommen. Dazu gehören neuromuskuläre, muskuloskeletale, kognitionsbezogene Symptome und Darm-, Blasen- und Hautsymptome, die Sexualfunktion und Reha-Hilfsmittel. Der Physikalist/Neurologe leitet gewöhnlich das Team und arbeitet unter Umständen mit der Pflegeperson beim Koordinieren und Integrieren des oft komplizierten Reha-Programms zusammen.

Physiotherapeut

Der Physiotherapeut unterstützt den Patienten dabei, die funktionelle Wiederherstellung zu erreichen oder beizubehalten und konzentriert sich vorwiegend, aber nicht ausschließlich auf die unteren Extremitäten. Jemand mit Schwäche der unteren Extremitäten oder anderen Mobilitätsproblemen kann von körperlicher Betätigung und Übungen profitieren, um die allgemeine Kondition zu bewahren und eine Inaktivitätsatrophie umzukehren oder zu verhindern. Zu berücksichtigen ist die Temperatur der Umgebung, in der die Physiotherapie stattfindet, weil eine kühlere Umgebung die Gefahr erhöhter Körpertemperatur verringert, die zu Erschöpfung führen würde. Sanfte und nachhaltige Dehnübungen sind beim Management der Spastik von Nutzen.

Historisch betrachtet war die Rolle körperlicher Betätigung bei MS unklar. Schapiro (1995) erinnert uns daran, dass regelmäßige körperliche Betätigung zahlreichen Forschungsstudien zufolge vorteilhaft für Herz, Lunge, Haut, Knochen und Psyche ist. Körperliche Betätigung hilft, die Gesundheit einer Person, ob mit oder ohne MS, generell zu erhöhen. Petajan et al. (1996) berichteten, dass Personen mit MS, die an einem 15-wöchigen aeroben Training teilnahmen, unabhängig vom Grad der neurologischen Beeinträchtigung einen wesentlichen Anstieg der aereoben Kapazität erreichten. Außer einer verbesserten Fitness wirkte sich aerobes Training positiv auf Faktoren der Lebensqualität aus. Signifikante Rückgänge bei Fatigue, Wut und Depression sowie verbessertes Gehen, verbesserte Mobilität, Körperpflege und Bewegung werden genannt. Durch körperliche Betätigung lässt sich ein Gefühl von Kontrolle über das eigene Schicksal schaffen, welches das Empowerment fördert. Korrekt durchgeführt sollte körperliche Betätigung die Erschöpfung eher lindern als verstärken.

Es gibt verschiedene Arten körperlicher Betätigung und die Wahl hängt jeweils vom gewünschten Ziel ab. Zu den körperlichen Betätigungen gehören aerobe Übungen, wie Schwimmen und Laufen, die die Ausdauer erhöhen. Dehnübungen und Übungen des Bewegungsumfangs sind hilfreich beim Management der Spastik und beim Verhindern von Kontrakturen, während Entspannungsübungen, wie Visualisieren, Yoga, Biofeedback und Körperarbeit beim Stressabbau wirksam sein können (Schapiro, 1995).

Zu den Vorteilen der verschiedenen Arten körperlicher Betätigung gehören:

- verbesserte Fitness
- Besserung der Fähigkeit, alltägliche Aufgaben durchzuführen
- Verminderung von Depression und Angst
- verbesserte Messwerte für das Wohlbefinden
- verringerte Fatigue und
- erhöhte Kraft.

Außerdem kann sie die Morbidität infolge von Herz-Kreislauf-Krankheiten und anderen immobilitätsbedingten Problemen senken («Taylored physical activity programmes», 2000).

Ergotherapeut

Der Ergotherapeut konzentriert sich eingehender auf funktionelle Aktivitäten und befasst sich damit, wie jemand im Leben «beschäftigt» ist, vor allem in Bezug auf die Aktivitäten des täglichen Lebens (ADL). Der Schwerpunkt liegt auf den oberen Extremitäten in Bereichen wie Aufrechterhalten und Verbessern des Bewegungsumfangs, Muskelkraft, Koordnination, Ausdauer und Geschicklichkeit. Ergotherapeuten arbeiten mit Menschen mit MS auch an Aspekten des Fatiguemanagements und der Energieerhaltung. Sie können den kognitiven Zustand einschätzen und Kompensationstechniken empfehlen. Manchmal werden sie gebeten, den Arbeitsplatz zu evaluieren, Strategien anzubieten und Veränderungen vorzuschlagen, die eine Person mit MS länger, produktiver und in geeigneten Berufen im Beschäftigungsverhältnis halten.

Logopäde

Der Logopäde evaluiert und behandelt Patienten mit neurogenen Störungen, wie Dysarthrie (Sprachschwierigkeiten) und Dysphagie (Schwierigkeiten beim Schlucken), die bei MS auftreten können. Die Dysarthrie kann von leicht verwaschenem Sprechen bis zu einem schwereren Zustand, wie etwa skandierender Sprache, reichen, bei der die Sprache schwierig zu verstehen sein kann. Die Therapie beginnt im Idealfall beim ersten Auftreten von Symptomen und konzentriert sich auf das Unterweisen und Trainieren von Techniken, die die verminderte neuromuskuläre Funktion kompensieren, wie etwa das Einlegen von Pausen zwischen ein oder zwei Worten und übersteigerte Artikulation.

Bei einer Person mit Dysphagie evaluiert der Logopäde den Schluckakt, um die funktionsgestörten Bereiche zu identifizieren. Dann instruiert er den Betroffenen und seine Betreuungspersonen, wie man sicherer und effektiver schluckt. Die Kognition ist wichtig bei der Kommunikation und fällt als solche in den Bereich von Therapeuten, die in ihrer Evaluation und Behandlung ausgebildet sind. Sie verwenden die Informationen aus ihren diagnostischen Tests, um das Individuum mit MS darin zu unterstützen, die Organisation zu verbessern, die Informationsgeschwindigkeit zu steuern und an Gedächtnisstrategien zu arbeiten.

Sozialarbeiter

Der Sozialarbeiter schätzt die Lebenssituation des Patienten und seiner Familie insgesamt ein und unterstützt in Bereichen wie finanziellen Arrangements, kommunalen Ressourcen und alternativen Lebenssituationen und erleichtert die Entlassungsplanung. In vielen Settings ist der Sozialarbeiter auch die primäre Beratungsfachperson sowohl für die Person mit MS als auch für deren Familie. In manchen Gesundheitssystemen dienen Sozialarbeiter auch als Case-Manager.

Psychologe

Der Psychologe unterstützt den Patienten und dessen Familie dabei, sich psychisch auf eine aktive Beteiligung an der Rehabilitation vorzubereiten. In einem MS-Zentrum und in anderen Settings kann er an mehreren Aktivitäten beteiligt sein, wie etwa:

- dem Assessment des psychischen Zustands, der Coping-Strategien und der Problemlösefähigkeiten
- dem Testen der kognitiven Funktion in Bereichen wie der Intelligenz, dem Gedächtnis und dem Funktionieren der Wahrnehmung sowie
- der klinischen Forschung.

Durch Beraten unterstützt der Psychologe den Patienten mit MS dabei, die für das Coping in Phasen zusätzlichen Stresses und Aufgewühltseins nötigen Instrumente zu entwickeln oder zu stärken. In folgenden Bereichen kann Beratung nötig sein:

- Bewältigen der Diagnose
- Anpassung an körperliche Veränderungen
- Entwickeln von Problemlösungsfähigkeiten
- Angst oder Ungewissheit bezüglich der Zukunft
- Verlust des Selbstwertgefühls
- sekundäre, durch die Krankheit und die damit einhergehende Behinderung verursachte Probleme
- Anpassung an Veränderungen des sexuellen Funktionierens und gangbare Alternativen
- Umbruch in der Familie.

Diese Unterstützung kann je nach den Bedürfnissen des Patienten unterschiedliche Formen annehmen (z.B. Orientierung oder Beratungsgruppen sowie Einzel-, Gruppen- und Familienberatung).

Freizeittherapeut

Der Freizeittherapeut nutzt die Freizeit als Intervention, um eine gewünschte Veränderung des körperlichen, emotionalen oder sozialen Verhaltens zu bewirken und gleichzeitig Wachstum und Entwicklung des Patienten zu fördern. Zu den therapeutischen Tätigkeiten gehören das Assessment der Fähigkeiten und Interessen des Patienten sowie das Erarbeiten eines Programmplans auf der Grundlage der Bedürfnisse des Patienten. Zu diesen Aktivitäten gehören Freizeitaktivitäten, eine erhöhte Konzentration oder Aufrechterhaltung von körperlicher Kraft, sozialen Fertigkeiten und Motivation sowie die Unterstützung bei der Anpassung an Behinderung und das Steigern der Unabhängigkeit.

Berater für berufliche Rehabilitation

Der Berufsberater unterstützt den Patienten mit MS dabei, realistische Berufsziele zu identifizieren, zu entwickeln und zu erreichen. Die Bemühungen sollten sich auf das Fortführen von Arbeitstätigkeiten – mit welchen nötigen Modifikationen auch immer – konzentrieren, da es viel leichter ist, den Arbeitsplatz zu erhalten als einen neuen zu finden. Zu den Modifikationen könnten gehören:

- versetzte Arbeitszeiten
- Nickerchen zur Mittagszeit

- Verlegen des Arbeitsraums näher an Ruheräume
- Sorgen für die Möglichkeit der vergrößerten Darstellung am Computerbildschirm.

Denjenigen, die nicht arbeiten können oder wollen, hilft der Berufsberater, andere Aktivitäten zu finden, wie etwa ehrenamtliche Tätigkeiten oder Haushaltsführung, um das Bedürfnis nach Produktivität zu unterstützen.

Weitere Angehörige des Teams

Je nach den individuellen Bedürfnissen des Patienten können dem Team auch andere Fachkräfte angehören, wie:

- Orthetiker
- Neurologe
- Atemtherapeut
- Urologe
- Geistlicher
- Ophthalmologe
- spezialisierter Fahrlehrer
- Ernährungsberater/Diätassistentin
- Verkäufer dauerhafter medizinischer Ausrüstung.

Interaktion im Team

Es folgt ein Beispiel, wie ein Reha-Team interaktiv funktionieren könnte, wenn es mit einer Blasenfunktionsstörung, einem bei MS häufigen Problem, befasst ist. Auch wenn es oft zu Darmproblemen kommt, ist es wichtig, Blasenprobleme wegen der Gefahr von Harnwegsinfekten und möglichen Nierenschäden als Erstes zu behandeln. Auch kommt es bei Harnwegssymptomen wahrscheinlich nicht zu der hohen Flüssigkeitsaufnahme, die zur Behandlung der Obstipation nötig ist. Arzt, Urologe, Pflegeperson sowie Beschäftigungs- und Physiotherapeut arbeiten kollektiv auf ein gemeinsames Ziel hin, damit der Patient frei von Infektion und Inkontinenz ist. Der Plan sollte beinhalten:

- Assessment
- Evaluation
- Medikation (soweit angezeigt)
- Unterweisung in einem Blasentrainingsprogramm für den Patienten oder Familienmitglieder, das, falls angezeigt, auch die intermittierende Selbstkatheterisierung enthält.

Zusätzlich zum Assessment der Blasenfunktion könnten noch folgende Assessments durch den Beschäftigungs- und den Physiotherapeuten erforderlich werden:

- Blasenfunktion
- Funktion der Hand/der Hände
- Transfers
- Sitzen oder Stehen und
- Gleichgewicht.

Ein entscheidender Gesundheitsbedarf besteht darin, die Grunderkrankung festzustellen und zu behandeln sowie Harnwegsinfekte zu therapieren und einen Gesamtinterventionsplan für das Management von Harnwegssymptomen zu erstellen. In diesem Prozess ist auch die kontinuierliche Evaluation enthalten.

Mobilitätshilfen und andere adaptive Ausrüstung

Mobilitätshilfen sind nicht immer von Nutzen. Wenn der Patient primär infolge von Fatigue und nicht durch Schwäche oder Spastik behindert ist, müssen andere Maßnahmen ergriffen werden. Gehhilfen können den Patienten unterstützen, die Funktion zu verbessern und noch möglichst lange gehen zu können. Der korrekte Gebrauch eines für die Bedürfnisse des Patienten spezifischen Hilfsmittels kann die Ausdauer erhöhen, den Energieverbrauch senken und die Sicherheit beim Gehen erhöhen. Die Pflegeperson muss sich dessen bewusst sein, dass der Gebrauch von Hilfsmitteln bei der Person mit MS komplizierte emotionale Probleme auslösen kann, weil sie für zunehmende Behinderung stehen und als wachsende Abhängigkeit wahrgenommen werden können. Wichtig ist, zu betonen, dass der Gebrauch eines Rollstuhls zur Mobilität zwar als Bedrohung des Selbstwertgefühls betrachtet werden kann, die Energieerhaltung und der erweiterte Zugang jedoch vielfältigere Aktivitäten erlauben, die gegenüber dem psychischen Bedürfnis, zu gehen, überwiegen. Denken Sie daran, dass das Ziel im Verbessern der Funktion besteht, und dass die Verbesserung der Lebensqualität, mit welchen Instrumenten auch immer, von überragender Bedeutung ist. Manchen Menschen mag man überwältigende Belege für den Nutzen eines Hilfsmitttels präsentieren und dennoch sind sie außerstande, sich zu dessen Gebrauch zu entschließen. Wenn ein Patient nur widerwillig an eine Umstellung herangeht, können Edukation und Kurzzeitberatung hilfreich sein, um seine Adaption an den neuen funktionellen Zustand zu fördern.

Zu den üblichen Gehhilfen gehören ein oder zwei Gehstöcke, der Vierpunktgehstock, leichte Unterarmgehstützen, Knöchel-Fuß-Orthesen, neuere Technologie zur Verringerung eines Fallfußes und der Gehrahmen. Ganz entscheidende Bedeutung haben der korrekte Sitz des Hilfsmittels am und für den Patienten, die

Unterweisung im sicheren und effektiven Gebrauch und die anschließende Evaluation der Anwendungsmethode. Der Gebrauch eines Rollstuhls, oft nach Bedarf, kann für einen rasch ermüdenden Patienten effektiv sein. Die Pflegeperson muss sich darüber im Klaren sein, dass beeinträchtiges Gehen nicht immer die primäre Überlegung ist, wenn es darum geht, festzustellen, ob ein Rollstuhl oder E-Rolli nötig ist, sondern dass Erschöpfung der treibende Hauptfaktor für diese Entscheidung sein kann. So erlaubte ein Rollstuhl beispielsweise einer Frau mit MS und ihrem Mann, eine seit langem geplante Fahrt nach London zu unternehmen, sich erfolgreich alle Sehenswürdigkeiten anzuschauen und ins Theater zu gehen. Auch motorisierte Rollstühle und/oder E-Rollis können die Unabhängigkeit, das Gefühl von Freiheit und die Mobilität eines Patienten erhöhen. Im Idealfall werden das Design des Rollstuhls und dessen Gebrauch durch das Team, d. h. den Beschäftigungs- und den Physiotherapeuten, den Reha-Techniker, den behandelnden Ärzten, die Pflegeperson und den Sozialarbeiter, evaluiert. Umgebungsfaktoren, wie etwa Türen und die Abmessungen des Badezimmers im Wohnbereich der Person und am Arbeitsplatz, sind weitere Punkte für die Überlegung (Hoeman, 1996; Schapiro, 1991).

Außer den Mobilitätshilfen gibt es noch ganze Kataloge voller Instrumente zur Unterstützung bei den Aktivitäten des täglichen Lebens (ADL). Diese Gerätschaften können beim Essen, Sich-Waschen, beim An- und Auskleiden sowie bei der Pflege der äußeren Erscheinung helfen. Manche Hilfsmittel sind energiesparend und manche fördern die Unabhängigkeit. Menschen mit MS sollten ermutigt werden, sich über diese Gerätschaften zu informieren und sie zu nutzen. Technologische Fortschritte haben Menschen mit Behinderungen die Türen geöffnet: Computer mit Hilfsmitteln wie speziell angepasster Maus, Software als Mausersatz, Stimmerkennung oder Vergrößerungsprogramme für die Bildschirmausgabe. Dies eröffnet Gelegenheiten im Beruf, in der Freizeit und bei der Kommunikation außerhalb der eigenen vier Wände. Verschiedene Umgebungskontrollsysteme können zuhause eine höhere und sicherere Unabhängigkeit fördern.

Forschungsstudien

In mehreren Studien wurde der Nutzen einer stationären Rehabilitation untersucht. Solari et al. (1999) berichteten, dass eine körperliche Rehabilitation trotz unveränderter Beeinträchtigung zu einer Besserung der Behinderung führt und sich nach 3 und 9 Wochen positiv auf die Wahrnehmung der geistigen Komponenten gesundheitsbezogener Lebensqualität auswirkt. Freeman et al. (1999) untersuchten den bleibenden Nutzen nach kurzer stationärer Rehabilitation und stellten fest, dass nach der Entlassung trotz eines sich verschlechternden neurologischen Zustands ein Nutzen verschiedener Art erzielt wurde. Dieser ließ mit der Zeit nach und unterstrich die Notwendigkeit der Pflege- und Versorgungskontinuität zwischen stationärem Setting und Gemeinde. Feigenson et al. (1981) zufolge profitieren Patienten, die auf eine ambulante Rehabilitation nicht angesprochen haben, funktionell von intensiven stationären Therapien, die gewöhnlich längere Zeit erfordern. Allerdings gab es in dieser Studie keine unbehandelte Kontrollgruppe.

Fox und Aisen (1994) führten ebenfalls eine unkontrollierte Studie durch, bestehend aus retrospektiver Sichtung von Patientenakten mit telefonischer Nachbefragung. Auch hier sprachen die Ergebnisse dafür, dass stationäre Rehabilitation bei Patienten mit MS mit einer signifikanten funktionellen Verbesserung einhergeht, die teilweise auch nach der Entlassung erhalten blieb.

Die Rolle der Pflegeperson in der Rehabilitation

Case-Management

In der komplexen Welt der medizinischen Versorgung kann sich die Fürsorge für Patienten mit MS leicht aufsplittern. In den 80er-Jahren des 20. Jahrhunderts wurde die Notwendigkeit des Case-Managements erkannt und zu verschiedenen Modellen geforscht, was zu seiner inzwischen weitverbreiteten Anwendung bei Einrichtungen, Regierungsbehörden, Vericherungsträgern und Gesundheitsversorgungsprogrammen geführt hat. Auch Kostenträger haben Case-Manager, um Dienstleistungen für Klienten zu koordinieren (McBride, 1992). Reformen der Gesundheitsversorgung, die in den 90er-Jahren des 20. Jahrhunderts begannen und bis heute fortlaufen, zwingen zu Effizienz und Qualität beim Erbringen von Gesundheitsversorgung sowie zum umsichtigen Einsatz ihrer Ressourcen. Pflegende, die sich in Reha-Settings um Patienten mit MS kümmern, und zwar sowohl stationär als auch ambulant, sind in idealer Position, um als Case-Manager für ihre Pflege zu dienen.

In der Pflegeliteratur gibt es viele Definitionen des Case-Managements, hier ein paar Beispiele:

- ... eine Zusammenstellung zielorientierter Aktivitäten, die die aktive Gesundheitsversorgung organisieren, koordinieren und überwachen, und zwar auf der Grundlage messbarer Ziele, die ausgelegt sind, um die Bedürfnisse chronisch kranker Patienten zu befriedigen. Es ist ein Prozess, der das Ableisten einer qualitativ hochwertigen Gesundheitsversorgung entlang eines Kontinuums beinhaltet, die Fragmentierung der Versorgung zwischen den Settings verringert, die Lebensqualität des Patienten erhöht und die Kosten begrenzt.
- ... eine multidisziplinäre Pflegeprozessmethode, die nach Fall-Typ darauf ausgerichtet ist, durch Standardisieren eines korrekten Ressourcenverbrauchs (Dienstleistungen und Behandlungen), durch Fördern einer koordinierten,

kooperativen Teampraxis, durch Versorgungskontinuität im Krankheitsverlauf [...] und durch Kostenminimierung eine zielgerichtete und kontrollierte Verbindung zwischen Pflegequalität und den Kosten dieser Pflege herzustellen.
- Die Pflegeaktivitäten der Koordination, der Fürsprache und des Überweisens erleichtern u. a. Dienstleistungen zugunsten des Klienten, indem mit Gesundheits- und sonstigen Dienstleistern kommuniziert wird, eine selbstsichere Klientenkommunikation gefördert wird und Klienten an den Gebrauch geeigneter Kommunikationsressourcen herangeführt werden (Tahan, 1999).

Zwar variieren die Definitionen, jedoch ist klar, dass sich Case-Management am besten für Patienten eignet, die als hochgradig gefährdet oder kostenintensiv eingestuft werden (McBride, 1992). Unabhängig vom Modell ist Case-Management ein Weg zur systematischen Strukturierung der Pflege und Versorgung. Bei MS sorgt es für ein System zur Erkennung koordinationsbedürftiger Bereiche, hilft beim Erstellen eines Bezugsrahmens, um unbefriedigte Bedürfnisse zu definieren, und steuert die Auswahl der Dienstleister zur Erfüllung jener Bedürfnisse. Case-Management strukturiert das Formulieren spezifischer Behandlungspläne, um Qualität und Effizienz der geleisteten Dienste zu verbessern. Dies wiederum dient als Bezugsrahmen zur Messung von Ergebnissen und Pflegequalität.

Durch Case-Management können Pflegende erkennen, wann Behandlungsansätze so komplex werden, dass sie beim Patienten Frustration oder Verwirrung steigern. Pflegende kommunizieren und erläutern den Plan auch anderen Dienstleistern sowie dem Patienten und seiner Familie. Pflegende können dem Patienten helfen, Informationen bei allen involvierten Dienstleistern zu sammeln und sich an einem umfassenden Behandlungsplan zu beteiligen.

Physisches Assessment

Der physische Zustand von Patienten, die in ein Reha-System eintreten oder zurückkehren, muss von der Pflegeperson evaluiert werden. Dabei muss jedem und nicht nur dem neurologischen System Aufmerksamkeit gewidmet werden. Oft werden Probleme übersehen, wenn sie nicht unmittelbar mit MS zusammenhängen. Zu gegenwärtigen Problemen mit der neurologischen Funktion sollte eine gründliche Anamnese erhoben und eine Überprüfung von Systemen durchgeführt werden. In der fachspezifischen Pflege und Versorgung wird dem allgemeinen physiologischen Status weniger Aufmerksamkeit gewidmet und oft ist es die Pflegeperson, die weitere Probleme erkennt. Besonders sollte auf subtile Veränderungen der Blasen-, Darm- und Sexualfunktion sowie des Schluckaktes, der Sprache, des Sehens und der Haut geachtet werden. Auch wenn der Patient sie bisweilen für bedeutungslos hält, können Probleme in diesen Bereichen schwerere neurologische oder physiologische Störungen anzeigen. Unter Umständen erwähnen Patienten diese subtilen Veränderungen nicht, weil sie sich ihrer Bedeutung nicht bewusst sind oder weil sie nicht wissen, dass sie mit MS zu tun haben.

Diese Veränderungen anderen Mitgliedern des Reha-Teams zu berichten, hilft bei deren Assessments. Pflegende können diese Informationen verwenden, um ihre Schulungspläne und erwartete Ergebnisse des Patienten oder das erwartete Leistungsvermögen zu formulieren. Keine Information und kein Befund sind zu trivial und man sollte auch nicht davon ausgehen, dass jemand anderes darüber Bescheid weiß. Als diejenige Fachkraft, die die meiste Zeit mit dem Patienten zubringt, kann die Pflegeperson eine Menge beobachten. Entscheidend für den Teamprozess ist, sorgfältig auf die schriftliche Dokumentation des Pflegeassessments zu achten.

Psychologisches Assessment

In manchen Settings verfügt das Reha-Team über eine psychologische Fachkraft, die ein formelles Assessment durchführen kann; in anderen Settings steht diese Ressource nicht so leicht zur Verfügung. Alle Angehörigen des Reha-Teams beobachten ständig den psychischen Zustand. Die Pflegeperson sollte fortlaufend auf Symptome von klinischer Depression oder Angst hin einschätzen, signifikante Verhaltensänderungen beobachten oder anamnestisch feststellen und eine Anamnese der Suizidgedanken weitergeben. Sensibel gegenüber Äußerungen der Hilflosigkeit, Hoffnungslosigkeit, Wut, Trauer und fehlender bzw. mangelnder Motivation zu sein, hilft beim Einschätzen des emotionalen Zustands. Pflegende müssen kritische Beobachter sein und hören, was der Patient wirklich sagt, und nicht, was das medizinische Personal seiner Ansicht nach hören soll. Der Beitrag der Familie ist beim Evaluieren des emotionalen Zustands ganz entscheidend, weil Patienten emotionale Veränderungen oft verleugnen oder sich ihrer nicht bewusst sind. Es sollte darauf geachtet werden, ob zwischen der Selbsteinschätzung des Patienten und der Einschätzung seiner Familie Diskrepanzen bestehen.

Kognitives Assessment

Patienten und ihre Familien sind sich kognitiver Veränderungen durch MS nicht immer bewusst. Diese Veränderungen werden unter Umständen als Starrsinn, Ausagieren, Nicht-Zuhören, Unaufmerksamkeit oder Reizbarkeit fehlinterpretiert. Pflegende können am Krankenbett einen Test des Geisteszustands durchführen, aber sofern die Veränderungen nicht signifikant sind, schneiden die Patienten bei diesem Test tendenziell gut ab. Es sind die subtilen Veränderungen, die am meisten aussagen. Patienten, die sich nicht gut konzentrieren, Schwierigkeiten beim Befolgen von Anweisungen haben, Probleme mit dem Kurzzeitgedächtnis haben, die schlechte, impulsive Entscheidungen treffen oder verwirrt sind, wenn sie mehr als eine Aufgabe gleichzeitig ausführen, zeigen unter Umständen Symptome einer kognitiven Funktionsstörung. Wenn Menschen mit MS ihre Furcht vor dem Verlust des Arbeitsplatzes äußern, mag dies mit der nachlassenden Fähigkeit zusammenhängen, die Arbeit kognitiv auszuführen, die von der Person selbst eventuell nicht einmal mehr erkannt wird. Patienten, die sich Sorgen machen, weil sie reizbarer sind, die darum ringen, sich mit ihrer Familie zu identifizieren oder sich zurückziehen, zeigen vielleicht Verhaltensänderungen, die mit dem kognitiven Status zusammenhängen oder eine psychische Reaktion auf die Krankheit darstellen.

Beim körperlichen Assessment sind die unausgesprochenen Beobachtungen ebenso wichtig wie die erhobenen anamnestischen Daten. Patienten mit MS fällt es unter Umständen schwer, sich zu erinnern, bei einem Thema zu bleiben, Anweisungen zu befolgen oder Worte oder Ideen zu selektieren.

Soziales Assessment

Ein Teil des Pflegeassesments kann in einer gründlichen Sozialanamnese bestehen, vor allem, wenn ein Sozialarbeiter nicht Teil des Teams ist. In anderen Settings geben Teamangehörige, die soziale Bedürfnisse identifizieren, diese Informationen an den Sozialarbeiter weiter. Die Pflegeperson führt das kontinuierliche soziale Assessment weiter, um dem Team Feedback zu geben. Um Pläne zu implementieren, müssen Formen der sozialen Unterstützung gefunden und benannt werden. Finanzielle Ressourcen für Nahrung, Unterbringung, Ausrüstung, Hilfe im Haushalt und den Transport zu Terminen müssen untersucht werden. Bei alleinstehenden Patienten müssen die Sicherheit, die Fähigkeit zur Durchführung von persönlichen Aufgaben und von Aufgaben im Haushalt sowie der Zugang zu Hilfe zuhause evaluiert werden. Wenn ein Patient bei der Familie oder Freunden lebt, muss das gesamte Unterstützungssystem evaluiert werden, um festzustellen, wie es sich in den Pflegeplan integrieren lässt. Die geographische Lage des Wohnorts eines Patienten ist wichtig, um festzustellen, welche Dienste in der Gemeinde verfügbar sind. Wichtig ist, den Bildungsgrad des Patienten und der Familie zu evaluieren, um Edukations- und Behandlungspläne entsprechend zu gestalten. Ihren Verständnisgrad und ihr Überzeugungssystem herauszufinden und dem Team mitzuteilen, hilft, realistische Ziele zu setzen. Kulturelle Bedürfnisse und Gebräuche sollten erkannt und in jede Zielsetzung integriert werden, um die Adhärenz gegenüber diesen Zielen zu erhöhen.

Assessment und Beitrag der Familie

Die Chance eines positiven Ergebnisses von Reha-Maßnahmen ist bei Patienten, die in engem Kontakt mit ihrer Familie stehen, größer. Reha-Teams haben eine größere Chance, voranzukommen, wenn sich die Familie daran beteiligt, Informationen zu liefern und Behandlungspläne zu formulieren. Pflegende können das Team unterstützen, indem sie Informationen über die Familie und von der Familie sammeln. Oft bilden sich enge Allianzen zwischen Patienten, Familien und Pflegenden. Informationen, die niemand sonst herausbekommt, werden unter Umständen der Pflegeperson mitgeteilt. Oft ist es genau diese Information, die den Kern einer Intervention oder eines Behandlungsplans bildet (Watson, 1989, 1992).

Pflegende sollten den Patienten zu seiner Familie befragen:

- Ist sie unterstützend?
- Hilft sie zu viel oder zu wenig?
- Wer hat die primäre Finanzverantwortung und hat sich dies geändert?
- Wie geht es dem Patienten damit?
- Was wird zuhause vom Patienten erwartet?
- Was erwartet der Patient von seiner Familie?
- Was wissen die Kinder über MS?
- Wie oft kommt die erweiterte Familie zu Besuch?
- Leistet die erweiterte Familie finanzielle Hilfe?
- Wer erledigt die meisten Aufgaben im Haushalt?

Pflegende sollten die Familie zu bestehenden Rollen befragen:

- Wie nimmt sie den Patienten wahr?
- Denkt sie, der Patient könne mehr tun als er tut?
- Denkt sie, der Patient unternehme unsichere Aktivitäten?
- Herrscht bei den Familienmitgliedern Burnout?
- Brauchen sie Erholung?
- Was wissen sie über MS?
- Sind sie bereit, Rollen oder Aufgaben zu tauschen?

Assessment der Kommunikation

Sprechen und Sprache sind ein weites Feld. Menschen mit MS können infolge einer Dysarthrie Einschränkungen haben, die eine verständliche Sprache schwierig machen. Dazu gehören Artikulationsstörungen, Stimmstörungen, Zittern der Stimme und die Kontrolle der Lautstärke. Jene mit kognitiver Beeinträchtigung zeigen auch:

- Wortfindungsstörungen
- Weitschweifigkeit und Verlieren des roten Fadens beim Sprechen
- den Verlust der Fähigkeit, Ideen vollständig zu äußern und/oder

- paraphasische Fehler (Ersetzen von Wörtern durch solche mit ähnlicher Bedeutung, die aber weniger präzise sind).

Manche Patienten haben Probleme mit dem Wortschatz und Schwierigkeiten beim Interagierern mit anderen. Bisweilen sind Patienten leicht abgelenkt und haben mit Interaktionen zu kämpfen, wenn sie sich in einem belebten oder lauten Bereich befinden.

Wenn MS eine signifikante Schwäche verursacht hat, die die Atemfunktion beeinträchtigt, wird die Fähigkeit behindert, einen für das effektive Sprechen ausreichenden Atemstrom zu erzeugen und aufrechtzuerhalten. Paresen können auch die Fähigkeit verringern, schriftlich zu kommunizieren, einen Schwesternruf zu drücken, eine Telefonnummer zu wählen oder um Hilfe zu rufen.

Auch wenn der Logopäde des Reha-Teams ein formelles Assessment durchführt, können die von der Pflegeperson gesammelten Informationen dazu dienen, Interventionen in Gang zu setzen, die die Kommunikation zwischen Patient, Familie und Personal verbessern und damit Frustration abbauen. Logopäden verwenden als Richtschnur ihrer Arbeitsplanung oft Informationen aus dem Pflegeassessment.

Berufliches und Produktivitätsassessment

Ganz gleich, ob Sie in der Sprechstunde, zuhause oder in einer Reha-Einrichtung mit einem Patienten mit MS zu tun haben: Gewöhnlich taucht irgendwann das Thema Arbeit auf. Die Arbeit kann in einer bezahlten Stellung, in ehrenamtlicher Tätigkeit oder in einer Familienrolle bestehen. In unserer Gesellschaft meinen viele, «man sei, was man tue». Sobald eine Krankheit wie MS ihre gewöhnlichen Aktivitäten bedroht, bekommen sie Probleme mit dem Selbstwertgefühl, Angst vor wirschaftlichen Belastungen, Rollenumkehr und der Trauer über das, was sie verloren haben. Nicht selten setzen sich Patienten unrealistische Ziele hinsichtlich ihrer Fähigkeit, an ihrem üblichen Arbeitsplatz sicher und effektiv zu arbeiten. Andere treffen vorzeitig die Entscheidung, ihre ursprünglichen Tätigkeiten nicht mehr ausführen zu können, sobald sie eine Beeinträchtigung wahrnehmen und noch bevor sie ihre tatsächlichen Fähigkeiten ausgelotet haben. Bei der Arbeit mit Patienten ist es wichtig, ihren beruflichen Werdegang, ihre Einstellungen gegenüber Arbeit, die Wahrnehmung dessen, was sie für ihre Arbeit halten, sowie ihren Bildungsgrad einzuschätzen. Anhand dieser Informationen können verschiedene Angehörige des Reha-Teams darauf angesetzt werden, jedes erkannte Problem weiter zu evaluieren. Der Reha-Berater (USA) bzw. der Sozialarbeiter (Europa) ist die hauptsächliche Fachkraft in Bezug auf berufliche Angelegenheiten, aber oft sind viele Fachgebiete involviert, wie etwa Ergotherapie, Physiotherapie, Sozialarbeit, Logopädie und Psychologie.

Freizeitassessment

Wichtig ist auch das Assessment der Freizeitaktivitäten. Zu wissen, was einem Patienten früher Spaß gemacht hat, kann helfen, Ziele für das zu setzen, was sich mit den verbliebenen Fähigkeiten oder nach Adaptionen tun lässt. Jeder Patient, der vor dem Verlust seines Arbeitsplatzes oder vor einem Rollenwechsel steht, kann durch die Pflegeperson ermutigt werden, neue Interessen zu entwickeln oder alte wiederzuentdecken.

Sichten der Patientenakte

Da Pflegende in verschiedenen Settings arbeiten, können Art und Verfügbarkeit von Akten variieren. Wann immer möglich, sollte man sich frühere Akten beschaffen, die anamnestische Informationen, wie frühere Assessments, enthalten und auf funktionelle Veränderungen hinweisen, die unter Umständen objektiver sind als die vom Patienten und seiner Familie genannten. Vom Patienten früher gesetzte Ziele können zur gegenwärtigen Zielsetzung ebenso beitragen, wie das Ansprechen auf frühere Medikationen und Interventionen.

Beiträge kommunaler Einrichtungen

Wenn ein Patient bei sich zuhause Hilfe durch einen häuslichen Pflegedienst erhält, kann jegliche Information von Seiten des Personals darüber, wie es den Patienten in diesem Setting sieht, für andere im ambulanten oder stationären Setting überaus hilfreich sein. Die Pflegeperson kann diese Information erbitten, sammeln und dem Team mitteilen. Kommunikation zwischen dem Reha-Team und dem Personal des häuslichen Pflegedienstes kann durch Pflegepersonen erleichtert und gefördert werden.

Auch von anderen kommunalen Einrichtungen, wie Einrichtungen der beruflichen Rehabilitation, Sozialdiensten und kommunalen Einrichtungen für geistige Gesundheit, können Daten gesammelt werden, wenn der Patient deren Freigabe schriftlich zustimmt. Bisweilen ist es (nach Aufforderung) angemesssen, Kontakt zu einem Arbeitgeber aufzunehmen, um dem Team die Möglichkeit zu geben, sich um Angelegenheiten in Zusammenhang mit dem Arbeitsplatz zu kümmern.

Entlassungsplanung

Entlassungsplanung ist integraler Bestandteil der Rehabilitation und sollte als paralleler Prozess bei kontinuierlicher Koordination und stetem Reassessment verlaufen. Unter Umständen sind Modifikationen im häuslichen Bereich oder am

Arbeitsplatz erforderlich, neue Gerätschaften und Vorrichtungen können nötig sein, und vielleicht bedarf es kommunaler Einrichtungen, damit der Patient und seine Familie gut zurechtkommen. Eine exzellente Reha-Versorgung wird weniger Wirkung zeigen, wenn Patienten nachhause geschickt oder entlassen werden, ohne dann vor Ort Unterstützungssysteme zu haben.

Nach dem Verlassen eines stationären Settings ist oft Hilfe im häuslichen Bereich erforderlich. Sie sollte vor der Entlassung organisiert werden und eingerichtet sein, wenn der Patient zuhause eintrifft. Während des gesamten Klinikaufenthalts sollte eine Edukation der Familie stattgefunden haben. Patient und Familie sollten demonstrieren können, dass sie die Instruktionen bei der Entlassung verstanden haben. Infolge kognitiver Beeinträchtigung oder der Belastungen während des Klinikaufenthalts sagen Patient und Familie unter Umständen, sie hätten die Informationen verstanden, aber bei vielen ist dies in Wirklichkeit nicht voll und ganz der Fall, daher sollten kurze und prägnante schriftliche Pläne für die Nachsorge vorliegen. Eine Pflegeperson des häuslichen Pflegedienstes macht oft Visiten zur Nachbetreuung und berichtet ihrem Primärversorger über den Zustand des Patienten. Medikamente sollten klar erläutert und Instruktionen schriftlich festgehalten werden. Im Idealfall hat das Team die Unabhängigkeit gefördert, soweit angezeigt, aber der Patient und seine Familie müssen angehalten werden, bei Fragen und Anliegen eine Kontaktperson anzurufen. Eine Rehabilitation mit all ihrer Hilfe, Unterstützung und Struktur zu durchlaufen ist etwas anderes als allein oder mit einem Angehörigen zuhause zu sein.

Als Ambulanter, der mit einem Team zu tun hat, oder als Teil eines Teams wird der Patient entlassen, sobald Ziele erreicht wurden oder eine messbare Verbesserung nicht weiter zunimmt. Die Planung ist auf individuelle Belange und Bedürfnisse ausgerichtet. Eine Pflegeperson wird als Case-Manager die Bemühungen koordinieren und die Nachsorge planen.

Patienten, die zuhause gepflegt werden, werden manchmal aus dieser Pflege entlassen. Die Pflegeperson des häuslichen Pflegedienstes ist beauftragt, Patient und Familie in Selbstpflege zu unterweisen und hat für klare Nachbetreuungspläne zu sorgen. Entlassungspläne müssen mit dem Primärversorger koordiniert werden, um die Kontinuität der Pflege zu fördern.

Schlussfolgerung

Wenn sie den Schwerpunkt auf das Wohlbefinden legt, sollte die Pflegeperson den Patienten als einzigartiges, vollständiges menschliches Wesen betrachten und die Wissbegier des Patienten und seiner Familie beim Streben nach besserer Lebenqualität fördern.

Diese Anregungen sollen der erfahrenen Pflegeperson helfen, erfolgreich mit einem Patienten zu arbeiten, der MS hat. Erst wenn Pflegende mit vielen solcher

Patienten arbeiten, lassen sich Nuancen erkennen. Ob die Pflegeperson in einem Setting mit einem Team von Reha-Spezialisten oder ob sie unabhängig arbeitet und sich erst vernetzen muss, um ein Team aufzustellen: Die Qualität wird durch Team-Arbeit erhöht.

> *Rehabilitation ist ein dynamischer Prozess geplanten adaptiven Wandels der Lebensweise als Reaktion auf eine ungeplante Veränderung, die dem Individuum durch Krankheit oder ein traumatisches Ereignis aufgezwungen wurde. Der Schwerpunkt liegt nicht auf Heilung, sondern darauf, in jedem Stadium und bei beliebiger Entwicklung des Krankheitsverlaufs in möglichst großer Freiheit und Autonomie zu leben.* (Dittmar, 1989: 8)

Fallstudie ...

Der Facharzt für Physikalische Medizin traf J. H. in einer kleinen MS-Reha-Sprechstunde zusammen mit einem Physiotherapeuten, einem Ergotherapeuten, einem Logopäden und einem Sozialarbeiter. Das Team begann mit dem Prozess des Neuformulierens seiner Ziele, um realistischer zu sein und die Barrieren gegen deren Umsetzung zu evaluieren.

J. H., ihr Mann und das Team beschlossen, ihr Ziel, zu gehen, sei nicht realistisch, aber der Einsatz eines elektrischen Rollstuhls könnte zuhause möglich sein.

Zu den Barrieren, die man herausarbeitete, gehörten:

- *Für einen elektrischen Rollstuhl besteht kein Zugang zum Haus bzw. zu den Etagen.*
- *Es gibt keinen Zugang zum Bad und zu den anderen Räumen im Haus.*
- *Tagsüber ist keine häusliche Hilfe verfügbar, solange ihr Mann noch außer Haus arbeitet.*
- *Solange sie in der Pflegeeinrichtung wohnt, ist eine Evaluation ihres Zuhauses nicht möglich.*
- *Solange sie in der Pflegeeinrichtung wohnt, kann sie keinen E-Rolli kaufen.*

Das ambulante Reha-Team unterstützte bei Folgendem:

- *Die Familie kam selbst für eine Hausvisite auf, um eine Eignung für Rampen prüfen und Messungen für die Möglichkeit eines elektrischen Rollstuhls vornehmen zu lassen. Eine Rampe wurde gebaut. Die Patientin war bei dieser Visite nicht zugegen.*
- *Ein Team von Betreuungspersonen wurde geschaffen, um sie zu versorgen, während ihr Mann arbeitete.*
- *Sie wurde gegen den Rat der Einrichtung entlassen und kehrte nachhause zurück.*
- *Eine weitere Team-Visite fand statt, um J. H., ihre Aktivitäten des täglichen Lebens (ADL) und sonstige erforderliche strukturelle Veränderungen zu evaluieren.*

Ein häuslicher Pflegedienst wurde engagiert, der Palliativversorgung leistete und begann, sich um die übrigen Barrieren zu kümmern. Der Sozialarbeiter konnte mit finanziellen Mitteln und Unterstützung helfen. Ein Rollstuhlspezialist nahm ihre Maße für einen E-Rolli. J. H. und ihr Mann sind glücklich, dass sie jetzt zuhause ist. Ihre Probleme sind noch immer da, aber mit Assistenz handhabbar. Das «System» ist nicht ausgelegt, um Menschen wie J. H. zu unterstützen. Anfängliche Beharrlichkeit ihrer Versorgungsdienstleister und ständiger Kontakt mit den Reha-Spezialisten halfen ihr, ihr Ziel zu erreichen.

Literatur

American Nurses Association, & the Association of Rehabilitation Nurses. (1988). *Rehabilitation nursing: Scope of practice; process and outcome criteria for selected diagnoses.* Kansas City, MO: Author.

Association of Rehabilitation Nurses. Rehabilitation nurses make a difference. Retrieved from www.rehabnurse.com.

Bauer, H. (1997). *A manual on multiple sclerosis.* Vienna: International Federation of Multiple Sclerosis Societies.

Cobble, N. D., & Burks, J. S. (1985). The team approach to the management of multiple sclerosis. In F. P. Maloney, J. S. Burks, & S. P. Ringel (Eds.), *Interdisciplinary rehabilitation of multiple sclerosis and neuromuscular disorders.* New York: J. B. Lippincott.

Cobble, N. D., Dietz, M. A., Grigsby, J., & Kennedy, P. M. (1993). Rehabilitation of the patient with multiple sclerosis. In J. A. DeLisa (Ed.), *Rehabilitation medicine: Principles and practice* (2nd ed.). Philadelphia: J. B. Lippincott.

Corbin, J. M. (1998). The Corbin and Strauss chronic illness trajectory model: An update. *Scholarly Inquiry for Nursing Practice, 12*(1), 33–41.

Coville, P. L. (1983). Rehabilitation. In J. F. Hallpike, C. W. M. Adams & W. W. Tourtellotte (Eds.), *Multiple Sclerosis: Pathology, diagnosis and management.* Baltimore: Williams & Wilkins.

DeLisa, J. A., Martin, G. M., & Currie, D. M. (1988). Rehabilitation medicine: Past, present, and future. In J. A. DeLisa (Ed.), *Rehabilitation medicine: Principles and practice* (2nd ed.). Philadelphia: J. B. Lippincott.

Diller, L. (1990). Fostering the interdisciplinary team, fostering research in a society of transition. *Archives of Physical Medicine and Rehabilitation, 71*(5), 275–278.

Dittmar, S. S. (1989). *Rehabilitation nursing: Process and application.* Baltimore: C. V. Mosby.

Feigenson, J. S., Scheinberg, L., Catalano, M., Polkow, L., Mantegazza, P. M., Feigenson, W. D., & LaRocca, N. G. (1981). The cost-effectiveness of multiple sclerosis rehabilitation: A model. *Neurology, 31*(10), 1316–1322.

Fox, N., & Aisen, M. L. (1994). Predictors of outcome in multiple sclerosis rehabilitation. *Neurology, 44*(Suppl. 2), A313.

Frankel, D. I. (1990). Multiple sclerosis. In D. A. Umphred (Ed.), *Neurological rehabilitation* (2nd ed.). Philadelphia: C. V. Mosby.

Freeman, J. A., Langdon, D. W., Hobart, J. C., & Thompson, A. J. (1999). Inpatient rehabilitation in multiple sclerosis: Do the benefits carry over into the community? *Neurology, 52*(1), 50–56.

Hickey, J. V. (1992). The *clinical practice of neurological and neurosurgical nursing* (3rd ed.). New York: J. B. Lippincott.

Hoeman, S. P. (1996). *Rehabilitation nursing: Process and application* (2nd ed.). New York: C. V. Mosby.

Hunter, K., & Popp, N. (2000), Home care management: A model for an interdisciplinary approach. In J. S. Burks & K. P. Johnson (Eds.), *Multiple sclerosis: Diagnosis, medical management, and rehabilitation* (pp. 533–542). New York: Demos Medical Publishing.

Kesselring, J., & Beer, S. (2005). Symptomatic therapy and neurorehabilitation in multiple sclerosis. *Lancet Neurology, 4*(10), 643–652.

Kipnis, N. D., & Emick-Herring, B. (1993). The rehabilitation team: Composition, models, function and issues. In A. E. McCourt (Ed.), *The specialty practice of rehabilitation nursing* (3rd ed.). Skokie, IL: Rehabilitation Nursing Foundation.

Larson, P. (1995). Rehabilitation. In I. M. Lubkin (Ed.), *Chronic illness: Impact and interventions* (3rd ed.). Boston: Jones and Bartlett.

Lechtenberg, R. (1988). *Multiple sclerosis fact book.* Philadelphia: F. A. Davis.

Liu, D., Playford, E. D., & Thompson, A. J. (2003). Does neurorehabilitation have a role in relapsing-remitting multiple sclerosis? *Journal of Neurology, 250*(10), 1214–1218.

Maloney, F. P. (1985). Rehabilitation of patients with progressive and remitting disorders. In F. P. Maloney, J. S. Burks, & S. P. Ringel (Eds.), *Interdisciplinary rehabilitation of multiple sclerosis and neuromuscular disorders.* Philadelphia: J. B. Lippincott.

McBride, S. (1992). Rehabilitation case managers: Ahead of their time. *Holistic Nursing Practice, 6*(2), 67–75.

O'Toole, M. T. (1992). The interdisciplinary team: Research and education. *Holistic Nursing Practice, 6*(2), 76–83.

Patti, F., Ciancio, M. R., Reggio, E., Lopes, R., Palermo, F., Cacopardo, M., & Reggio, A. (2002). The impact of patient rehabilitation on quality of life in multiple sclerosis. *Journal of Neurology, 249*(8), 1027–1033.

Petajan, J. H., Gappmaier, E., White, A. T., Spencer, M. K., Mino, L., & Hicks, R. W. (1996). Impact of aerobic training on fitness and quality of life in multiple sclerosis. *Annals of Neurology, 39*(4), 432–441.

Rosner, L. J., & Ross, S. (1992). Multiple sclerosis: *New hope and practical advice for people with MS and their families.* New York: Simon & Schuster.

Schapiro, R. T. (1991). *Multiple sclerosis: A rehabilitation approach to management.* New York: Demos Medical Publishing.

Schapiro, R. T. (1995). Rehabilitation. Exercise and multiple sclerosis. *MS Management, 2*(2), 35–38.

Scheinberg, L., & Smith, C. R. (1987). Rehabilitation of patients with multiple sclerosis. *Neurologic Clinics, 5*(4), 585–600.

Storr, L. K., Sorensen, P. S., & Ravnborg, M. (2006). The efficacy of multidisciplinary rehabilitation in stable multiple sclerosis patients. *Multiple Sclerosis, 12*(2), 235–242.

Solari, A., Filippini, G., Gasco, P., Colla, L., Salmaggi, A., LaMantia, L., [...] Mendozzi, L. (1999). Physical rehabilitation has a positive effect on disability in multiple sclerosis patients. *Neurology, 52*(57), 57–62.

Tahan, H. A. (1999). Clarifying case management: What is in a label? *Nursing Case Management: Managing the process of patient care, 4*(6), 268–278.

Tailored physical activity programmes beneficial for patients with MS. (2000). *Drug & Therapy Perspectives, 15*(8), 7–9.

Thompson, A. J. (1998). Multiple sclerosis: rehabilitation measures. *Seminars in Neurology, 18*(3), 397–403.

Thompson, A. J. (2000). The effectiveness of neurological rehabilitation in multiple sclerosis. *Journal of Rehabilitation Research and Development, 37*(4), 455–461.

Watson, P. G. (1989). Indicators of family capacity for participating in the rehabilitation process: A report of a preliminary investigation. *Rehabilitation Nursing, 14*(6), 318–322.

Watson, P. G. (1992). Family issues in rehabilitation. *Holistic Nursing Practice, 6*(2), 51–59.

Woolf, H. B. (Ed.). (1980). *Webster's new collegiate dictionary.* Springfield: G. & C. Merriam.

Weiterführende Literatur

Britell, C.W., Burks, J.S., & Schapiro, R.T. (2000). Introduction to symptom and rehabilitative management: Disease management model. In J.S. Burks & K.P. Johnson (Eds.), *Multiple sclerosis: Diagnosis, medical management, and rehabilitation* (pp. 215–220): New York: Demos Medical Publishing.

Burks, K.J. (1999). A nursing practice model for chronic illness. *Rehabilitation Nursing, 24*(5), 197–200.

Cohen, E.L., & Cesta, T.G. (1993), *Nursing case management from concept to evaluation.* St. Louis, MO: C.V. Mosby.

Dean-Barr, S. (1987). Purpose and function of the rehabilitation team. In S. Benda & C.M. Mumma (Eds.), *Rehabilitation nursing: Concepts and practice* (2nd ed.). Evanston, IL: Rehabilitation Nursing Foundation.

DeLisa, J.A. (Ed.). (1988). *Rehabilitation medicine: Principles and practice* (2nd ed.). Philadelphia: J.B. Lippincott.

Ethridge, P. (1991). A nursing HMO: Carondelet St. Mary's experience. *Nursing Management, 22*(7), 22–27.

Fjeldstad, C., Pardo, G., Frederiksen, C., Bemben, D., Bemben, M. (2009). Assessment of postural balance in multiple sclerosis. *International Journal of MS Care, 11*(1), 1–5.

Halper, J. The nurse case manager in multiple sclerosis. *Journal of Case Management, 4*(1), 12–25.

Hoeman, S.P. (1992). Community-based rehabilitation. *Holistic Nursing Practice, 6*(2), 32–41.

Kraft, G.H. (1999). Rehabilitation still the only way to improve function in multiple sclerosis. *Lancet, 354*, 2016–2017.

McCourt, A.E. (1993). *The speciality practice of rehabilitation nursing: A core curriculum* (3rd ed.). Skokie, IL: Rehabilitation Nursing Foundation.

Orr, R. (1990). Illness as an education opportunity. *Patient Education and Counseling, 15*(1), 47–48.

Petajan, J.H., & White, A.T. (1999). Recommendations for physical activity in patients with multiple sclerosis. *Sports Medicine, 27*(3), 179–191.

Rumrill, P.D., Jr. (1996). *Employment issues and multiple sclerosis.* New York: Demos Medical Publishing.

Thompson, S.B. (1996). Providing a neuropsychology service for people with multiple sclerosis in an interdisciplinary rehabilitation unit. *Disability and Rehabilitation, 18*(7), 348–353.

Thurgood, A. (1990). Seven steps to rehabilitation. *Nursing Times, 86*(25), 38–41.

14 Maximieren der Wirksamkeit von Medikamenten

Aliza Bitton Ben-Zacharia

Fallstudie ...

Kerry Smith, eine 35-jährige Frau, kam zum Arzt mit einer einseitigen Optikusneuritis des linken Auges, die sich ohne im akuten Schub intravenös verabreichte Steroide bemerkenswert erholte. Im Gespräch über ihre Anamnese erinnerte sie sich an Taubheitsgefühl und Kribbeln in den Beinen vor einigen Jahren. Diese Parästhesien verschwanden innerhalb von 7 Tagen, daher war sie nicht zum Arzt gegangen. Ein MRT des Gehirns zeigte vier periventrikuläre Läsionen, davon eine Gadolinium anreichernd, sowie einige juxtatentorielle Läsionen. Ein MRT der Wirbelsäule ergab eine intramedulläre Läsion bei C4, die kein Kontrastmittel anreicherte. Frau Smith hat gegenwärtig eine Optikusneuritis und anamnestisch ist eine Myelitis bekannt. Ihr klinisches Bild und die MRT-Befunde unterstützen die Diagnose der Multiplen Sklerose (MS) und sprechen eher gegen das Vorliegen einer Neuromyelitis optica, einer aggressiven, rezidivierenden Krankheit, die hauptsächlich den Sehnerv und das Rückenmark befällt. Frau Smith hat sich von den beiden ersten Schüben gut erholt und prüft jegliche Entscheidungen hinsichtlich des Beginns mit einem krankheitsmodifizierenden Wirkstoff. Ihr Neurologe und die Pflegeperson haben ihr erklärt, wie wichtig es ist, damit anzufangen. Die Erörterungen umfassten auch eine Beschreibung aller krankheitsmodifizierenden Wirkstoffe, die allesamt injinzierbar sind, ihres Nebenwirkungsprofils und des unkalkulierbaren Verlaufs der MS. Des Weiteren ging es bei dem Gespräch um zukünftige Forschungsoptionen und die Hoffnung auf eine bessere Behandlung sowie eine mögliche Heilung der Krankheit. Frau Smith hat sich dazu entschieden, sich weiter klinisch betreuen zu lassen, aber nicht mit einem krankheitsmodifizierenden Wirkstoff zu beginnen.

Einleitung

Multiple Sklerose (MS) ist eine entzündliche, demyelinisierende neurodegenerative Erkrankung, in deren mögliche Ätiologie, Pathophysiologie und Immunologie man in den vergangenen zwei Jahrzehnten vermehrt Einblick gewann. Das erweiterte Wissen über die Bandbreite und Pathologie der Krankheit, darunter die Beteiligung der weißen und grauen Substanz sowie der T- und B-Zellen, hat bei der Entwicklung neuer Therapien der Krankheit zusammen mit Behandlungen zur Erhöhung der Leitfähigkeit demyelinisierter Axone mitgeholfen (Ben-Zacharia/Del Bene, 2009; Costello, 2008). In den vergangenen beiden Jahrzenten tauchten neue Medikamente gegen die Krankheit und deren Symptome auf. Die Bedeutung einer frühzeitigen und langfristigen Behandlung hat sich in der klinischen Praxis festgesetzt und steigert die Effektivität der verschiedenen Therapien auf ein Höchstmaß. Die Vielfalt der Therapiemöglichkeiten hat das Antlitz der Krankheit verändert (**Zusatzinfo 4-1**), indem sie der Progredienz Einhalt gebietet und die Lebensqualität während der lebenslangen Krankheit verbessert. Die neue Ära der Behandlungen bei MS hat unter Patienten, ihren Betreuungspersonen, den Familienangehörigen und Fachpersonen Hoffnung geweckt.

Zusatzinfo 14-1: Maximieren therapeutischer Optionen

- Frühbehandlung; klinisch isolierte Syndrome (Studien zum klinisch isolierten Syndrom [CIS]): CHAMPS, ETOMS, BENEFIT, PreCISe, REFLEX, StAyCIS), Diagnose der klinisch manifesten MS
- Langzeitbehandlung, Adhärenz
- Umstellen von Behandlungen bei Personen, die nicht optimal ansprechen
- Kombination krankheitsmodifizierender Behandlungen
- Behandeln der Krankheit bei gleichzeitiger Verbesserung der Lebensqualität durch realistische Erwartungen
- Maximieren des Symptommanagements bei MS unter Einsatz nichtmedikamentöser und medikamentöser Mittel

Die gegen MS erhältlichen Medikamente sind gut wirksam und werden meist gut vertragen. Diese Behandlungen werden als *krankheitsmodifizierende Therapien* bezeichnet. Die in der Basistherapie, d.h. als Erstes eingesetzten immunmodulatorischen Wirkstoffe sind die Interferon-beta-Präparate sowie Glatirameracetat. Im Gegensatz dazu werden in der Eskalationstherapie, das heißt, wenn bei den Patienten die Basistherapie nicht ausreichend wirksam ist bzw. wenn von Beginn an ein hochaktiver Krankheitsverlauf vorliegt, immunsuppressive Wirkstoffe eingesetzt, wobei die neuen und hochwirksamen selektiven Immunsuppressiva (Fingolimod, Natalizumab) mittlerweile die herkömmlichen klassischen immunsuppressiven Wirkstoffe verdrängt haben. In der Schweiz, nicht aber in den EU-Ländern kann Fingolimod auch in der Basistherapie eingesetzt werden.

Die Wirkmechanismen der krankheitsmodifizierenden Wirkstoffe sind anhand der Grundlagenforschung unter anderem unter Zuhilfenahme von In-vitro-Experimenten hypothetisch zum Teil geklärt. Zu den immunmodulatorischen Substanzen gehören die drei Interferone (IFN): Beta-Interferon-1a (i.m., Avonex®), Beta-Interferon-1a (s.c., Rebif®) und Beta-Interferon-1b (Betaferon®, Extavia®) sowie Glatirameracetat (Copaxone®). Die Wirkmechanismen sind nicht genau bekannt. Die Interferone zeigen eine Hemmung der Leukozyten und der Antigenpräsentation, einen Anstieg der entzündungshemmenden Zytokine und eine Hemmung des Durchtritts von T-Zellen durch die Blut-Hirn-Schranke (**Tab. 14-1**).

Glatirameracetat wurde konzipiert, um myelin-basisches Protein zu imitieren und die Produktion entzündungshemmender Zytokine zu fördern. Die meisten Patienten mit MS sprechen gut auf Interferon oder Glatirameracetat an und zeigen eine Veränderung im Krankheitsverlauf.

Die in den vergangenen Jahren neu entwickelten Fingolimod (Gilenya®) und Natalizumab (Tysabri) gelten als selektiv immunsuppressive Wirkstoffe. Im Gegensatz zu den «klassischen» Immunsuppressiva, wie Mitoxantron und Cyclophosphamid (Endoxan®), wirken die selektiven immunsuppressiven Medikamente nur auf Teilbereiche des Immunsystems, so dass von geringeren Nebenwirkungen ausgegangen wird. Mitoxantron ist hingegen ebenso wie Cyclophosphamid ein Zytostatikum, das die DNA-Synthese und -Reparatur sowohl in gesunden als auch in erkrankten Zellen unterbricht. Zu den stärkeren Nebenwirkungen bei Mitoxantron gehören Kardiotoxizität und Leukämie. Natalizumab ist ein humanisierter monoklonaler Antikörper gegen das Zelladhäsionsmolekül Alpha-4-Integrin. Die Substanz wirkt, indem sie die Fähigkeit entzündlicher Immunzellen verringert, die Blut-Hirn-Schranke zu durchdringen und damit Entzündungsherde im ZNS zu vermitteln. Seit der Wiedereinführung von Natalizumab (2006) bis Juni 2013 wurde über mehr als 300 Fälle der progredienten multifokalen Leukoenzephalopathie (PML), einer tödlichen zentralnervösen durch das JC-Virus (JCV) ausgelösten Infektion, bei Patienten unter Natalizumab-Monotheapie berichtet. Mittels eines Labortests (Anti-JCV-Antikörper) kann mittlerweile zusammen mit den weiteren Risikofaktoren (Natalizumab-Therapiedauer und Vorbehandlung mit einem Immunsuppressivum) das individuelle PML-Risiko abgeschätzt werden.

Fingolimod wurde 2011 von der europäischen Zulassungsbehörde (EMA) als Eskalationstherapie bzw. von der nationalen Gesundheitsbehörde der Schweiz als Basistherapie zugelassen. Dieses erste orale Medikament bewirkt, dass ein großer Teil der Lymphozyten in den Lymphknoten zurückgehalten wird und dadurch keine Entzündungsreaktion im ZNS auslösen kann. Allerdings stehen auch dementsprechend weniger Lymphozyten für die Abwehr von Erkrankungserregern zur Verfügung, weswegen die Rate an Infektionen, v. a. auch aus der Herpesvirusgruppe (Herpes simplex, Varizella Zoster) etwas erhöht ist. Eine weitere Nebenwirkung ist das mögliche Auftreten einer Bradykardie in den ersten Stunden nach Einnahme der ersten Dosis, weswegen bei der Erstgabe eine sechsstündige Monitorüberwachung vorgeschrieben ist.

Tabelle 14-1: Bei Multipler Sklerose zugelassene krankheitsmodifizierende Wirkstoffe

Substanz (Handelsname)	Wirkmechanismus	Darreichungsform	Dosis	Häufigkeit	Nebenwirkungen	Edukation
Beta-Interferon-1a (i.m., Avonex®)	Hemmung der Leukozyten und der Antigenpräsentation, Anstieg der antientzündlichen Zytokine, Hemmung des Durchtritts von T-Zellen durch die Blut-Hirn-Schranke	i.m.	30 µg	wöchentlich	Fieber, Schüttelfrost, Kopfschmerzen, leichte grippeähnliche Symptome, Muskelschmerzen, Anämie, Depression	Training in Dosistitration zur Senkung von Nebenwirkungen, regelmäßig großes Blutbild und Leberfunktionstests, Injektionen vorwiegend zur Nacht und Einsatz nichtsteroidaler Antiphlogistika
Beta-Interferon-1a (s.c., Rebif®)	s.o.	s.c.	22 µg oder 44 µg	3 Mal/Woche	Reaktionen an der Injektionsstelle, leichte grippeähnliche Symptome, Muskelschmerzen, Anämie, Depression	s.o., Rotation der Injektionsstelle erforderlich, um Hautreaktionen auf ein Minimum zu reduzieren; Verwendung eines Autoject möglich
Beta-Interferon-1b (Betaferon®, Extavia®)	s.o.	s.c.	250 µg	jeden 2. Tag	Reaktionen an der Injektionsstelle, grippeähnliche Symptome, Menstruationsstörungen, Kopfschmerzen, leichte Neutropenie, Anämie oder Thrombozytopenie, Depression	s.o., nicht gekühltes muss aufgelöst werden

Tabelle 14-1: Bei Multipler Sklerose zugelassene krankheitsmodifizierende Wirkstoffe *(Fortsetzung)*

Substanz (Handelsname)	Wirkmechanismus	Darreichungsform	Dosis	Häufigkeit	Nebenwirkungen	Edukation
Glatirameracetat (Copaxone®)	soll myelin-basisches Protein imitieren und die Produktion entzündungshemmender Zytokine fördern	s. c.	20 mg	täglich	Reaktionen an der Injektionsstelle, Sofortreaktion nach Injektion, selten Lymphadenopathie	Rotation der Injektionsstelle erforderlich, um Hautreaktionen wie Lipoatrophie auf ein Minimum zu reduzieren, Sofortreaktion nach Injektion erfragen
Fingolimod (Gilenya®)	Modulation des Sphingosin-1-Phosphat-Rezeptors; Rückhalten von Lymphozyten in den Lymphknoten	p. o.	0,5 mg	täglich	Infektionen, Makulaödem (Netzhaut), Blutbildveränderungen (Lymphopenie), Leberenzymanstieg, Hypertonie, Kopfschmerzen; bei der Erstgabe Bradykardie, AV-Block	Erkennen von Veränderungen, großes Blutbild und Leberfunktionstests, Überprüfen der Haut, regelmäßiges MRT des Gehirns; sichere Kontrazeption erforderlich; bei Erstgabe > 6 h EKG-Monitoring
Natalizumab (Tysabri®)	ein humanisierter monoklonaler Antikörper gegen das Zelladhäsionsmolekül Alpha-4-Integrin; Blockade des Einwanderns von Immunzellen über die Blut-Hirn-Schranke ins ZNS	i. v.	300 mg	alle 28 Tage	allergische Reaktionen, vor allem nach der zweiten Dosis; Infektionen; progrediente multifokale Leukenzephalopathie, Leberanomalien	Erkennen von Veränderungen, großes Blutbild und Leberfunktionstests, Überprüfen der Haut, regelmäßiges MRT des Gehirns

Tabelle 14-1: Bei Multipler Sklerose zugelassene krankheitsmodifizierende Wirkstoffe *(Fortsetzung)*

Substanz (Handelsname)	Wirkmechanismus	Darreichungsform	Dosis	Häufigkeit	Nebenwirkungen	Edukation
Mitoxantron	unterbricht die DNA-Synthese und -Reparatur sowohl in gesunden als auch in erkrankten Zellen	i.v.	nach Körperoberfläche	alle 3 Monate, wobei die lebenslange Dosis auf der Körperoberfläche beruht	Myelosuppression, Alopezie, sekundäre Amenorrhö, Kardiotoxizität, Leukämie	großes Blutbild und Leberfunktionstests, Echokardiogramm oder Multigated Acquisition Scan (MUGA), Herz-Scan zum Ausgangszeitpunkt und lebenslang jährlich zur Herzüberwachung und zur Überwachung auf Infektionen

Vermutlich in naher Zukunft zugelassen:

- Teriflunomid (Aubagio®)
- BG-12 (Tecfidera®)
- Alemtuzumab (Lemtrada®).

Voraussichtlich werden 2013 noch die beiden oralen Medikamente Teriflunomid (Aubagio®) und BG-12 (Tecfidera®) für die Basistherapie in Europa zugelassen, in den USA sind beide Medikamente bereits verfügbar. Möglicherweise kommt es 2014 oder 2015 auch noch zur Markteinführung des Wirkstoffes Laquinimod. Höchstwahrscheinlich steht zukünftig mit dem Antikörper Alemtuzumab (Lemtrada®) eine hochwirksame, jedoch mit z.T. schwerwiegenden Nebenwirkungen (Infektionen, Auftreten von weiteren Autoimmunerkrankungen) behaftete dritte Alternative in der Eskalationstherapie zur Verfügung.

Das Konzept der Frühbehandlung

Es spricht Vieles dafür, dass die zur Verfügung stehenden Medikamente zu Beginn der Erkrankung die stärkste Wirkung entfalten können und dass eine frühzeitige Behandlung das Auftreten einer MS-bedingten Behinderung bestmöglich reduzieren kann.

Klinisch isoliertes Syndrom

Die Behandlung des klinisch isolierten Syndroms (CIS) verringert im Vergleich zu Placebo zu einem hohen Prozentsatz das Umschlagen in eine klinisch manifeste MS. Außerdem senkt eine frühzeitige Behandlung die Schubrate und verlangsamt die Progredienz von Behinderungen bei Patienten mit klinisch gesicherter MS. Es gibt mehrere abgeschlossene klinische Studien zum klinisch isolierten Syndrom:

- Controlled High Risk Avonex Multiple Sclerosis Study (CHAMPS)
- Effect of early versus delayed interferon beta-1b treatment on disability after a first clinical event suggestive of multiple sclerosis: a 3-year follow-up analysis of the BENEFIT study (BENEFIT)
- Early Treatment of Multiple Sclerosis (ETOMS)
- Prediction of Regulatory CIS-acting Elements (PreCISe).
- REbif FLEXible Dosing in Early Multiple Sclerosis (REFLEX).

Sie alle haben eine signifikante Abnahme der Konversion in eine klinisch manifeste MS gezeigt, und zwar auf der Grundlage eines zweiten klinischen Durchlaufs (Poser-Kriterien) oder auf der Grundlage von Veränderungen im MRT (McDonald-Kriterien, s. Kap. 1). STAyCIS, in der die Wirksamkeit von Atorvastatin (z.B. Sortis®) bei Patienten mit CIS evaluiert wurde, ergab jedoch keinen Nachweis einer Wirksamkeit.

Schon früh im Krankheitsverlauf kommt es zu irreversiblen neurologischen Schäden, daher ist eine frühzeitige Therapie zwingend. Die krankheitsmodifizierenden Wirkstoffe haben signifikante Wirksamkeit beim Verringern von Schüben, Verlangsamen der Krankheitsprogredienz und bei Behinderungen von Patienten gezeigt, welche die diagnostischen Kriterien der klinisch manifesten MS erfüllten. Des Weiteren haben diese Medikamente eine Reduktion neuer oder aktiver MRT-Läsionen und eine Anhebung der Lebensqualität gezeigt (Coyle, 2008a).

Die häufigste Form der MS ist die schubförmig-remittierende MS und das CIS ist ihre erste klinische Erscheinungsform. Das CIS ist der hochgradig MS-verdächtige Erstschub, der nicht den Kriterien der klinisch manifesten MS in ihrer räumlichen und zeitlichen Streuung entspricht. Das bedeutet zwei verschiedene klinische Episoden im Abstand von mindestens 30 Tagen oder eine zweite Episode, charakterisiert durch eine aktive Läsion im MRT und erkennbare Symptome bei der Untersuchung und im MRT an verschiedenen Stellen im ZNS. Um die Möglichkeit von Fehldiagnosen auf ein Minimum zu reduzieren, muss eine sorgfältige Evaluation stattfinden, bei der jegliche Warnzeichen identifiziert werden. Die CIS-Studien CHAMPS, ETOMS, BENEFIT und REFLEX, in denen Patienten randomisiert entweder Beta-Interferon oder Placebo zugewiesen wurden, zeigten einen Nutzen beim Verzögern des Auftretens eines zweiten Schubes und bei der Aktivität im MRT. In der CHAMPS-Studie wurden Patienten mit monofokalen Ereignissen untersucht, die 3 Jahre lang wöchentlich mit 30 µg Avonex® i. m. oder Placebo behandelt wurden. Es zeigte sich, dass die Wahrscheinlichkeit einer zweiten neurologischen Episode bei mit Avonex® behandelten CIS-Patienten um 15 % niedriger lag. Die 2 Jahre dauernde ETOMS-Studie zeigte, dass Patienten, die wöchentlich mit 22 µg Rebif® behandelt wurden, im Vergleich zu Placebo mit geringerer Wahrscheinlichkeit eine zweite Episode hatten. Die BENEFIT-Studie an Patienten mit mono- und multifokalen Ereignissen, die alle 2 Tage 250 µg Betaferon® erhielten, zeigte nach 3 Jahren gegenüber Placebo eine Abnahme der Konversion in klinisch manifeste MS um 46 %. In der PreCISe-Studie wurden CIS-Patienten mit monofokalen Ereignissen randomisiert entweder 20 mg Copaxone® s. c. oder Placebo zugewiesen. Bei Patienten mit CIS war die Wahrscheinlichkeit der Konversion in eine klinisch manifeste MS geringer. Diese Studien zeigten eine bemerkenswerte Effektivität bei der Behandlung von Patienten nach der ersten klinischen Episode, ohne überhaupt zu einer MS-Diagnose zu kommen. Klinisch Tätige müssen ihre Patienten und deren Bezugspersonen in der Bedeutung frühzeitiger Behandlung unterweisen (Coyle, 2008a; Mowry et al., 2009; Pandey/Lublin, 2009; Thrower, 2007).

Radiologisch isoliertes Syndrom

Das radiologisch isolierte Syndrom (RIS) umfasst Veränderungen im MRT ohne anamnestisch bekannte klinische Episoden. In vergangenen Jahren wurde viel über diese MS-typischen Veränderungen im MRT ohne typische MS-Anamnese oder MS-Befunde bei der Untersuchung diskutiert. Die Hauptfrage, vor der klinisch Tätige stehen, ist, ob man «Punkte im MRT» behandelt oder den Patienten klinisch überwacht. Früher wurde entsprechend den Poser-Kriterien die Diagnose MS auf Grund der klinischen Symptomatik einschließlich der Untermauerung durch Zusatzuntersuchungen gestellt. In einigen neueren Studien wurden die präklinische MS und das Risiko der Konversion zum CIS untersucht. Die neuesten Daten zeigten, dass Patienten mit typischen radiologischen Veränderungen im MRT und einem für eine entzündliche Erkrankung positivem Liquor (d.h. positive oligoklonale Banden, erhöhter IgG-Index oder gesteigerte intrathekale IgG-Syntheserate) häufiger zum CIS konvertieren. Lebrun und Mitarbeiter (2009) stellten im Gegensatz dazu jedoch fest, dass ein positiver Liquor (d.h. erhöhter IgG-Index oder positive oligoklonale Banden) kein prädiktiver Faktor für das CIS sind. Frühbehandlung weckt eine Debatte über die Definition von *früh* und darüber, ab wann der Therapiebeginn gerechtfertigt ist. Sobald ein Patient mit einem krankheitsmodifizierenden Wirkstoff beginnt, ist es im Allgemeinen sehr unwahrscheinlich, dass Kliniker die Medikation absetzen. Daher ist es äußerst wichtig, alle anamnestischen Befunde und außerklinischen Untersuchungen durch Befragen des Patienten und seiner Familie oder Bezugspersonen zusammenzutragen, um zu einer akkuraten präklinischen Diagnose des radiologisch isolierten Syndroms zu gelangen. Allerdings wird vor allem in Europa von einer Behandlung des RIS mit einer krankheitsmodifizierenden Therapie meist abgeraten.

Klinisch manifeste MS

Bei der Diagnose «klinisch manifeste MS» sollte bei den meisten Patienten der Beginn der Behandlung mit einem krankheitsmodifizierenden Wirkstoff empfohlen werden. Die grundlegenden Studien zu Beta-Interferon-1b und -1a sowie zu Glatirameracetat zeigten eine signifikante Senkung der Schubrate und Behinderung bei Patienten mit der Diagnose schubförmige MS (Ebers, 1998; «Interferon beta-1b in the treatment of MS», 1995; Jacobs et al., 1996; Paty/Li, 1993; The IFNB Multiple Sclerosis Study Group, 1993). Die bei klinischen MS-Studien verwandten Ergebnismessgrößen sind kurzfristige Ergebnisse, bei denen die Wirksamkeit und – in geringerem Maße – die langfristige Behinderung berechnet wird. Die randomisierte, placebokontrollierte Multicenter-Doppelblindstudie zu Betaferon® (Klasse-I-Evidenz) zeigte, dass Beta-Interferon-1b die Schubrate senkt und, gemessen an den T_2-Läsionen, die Krankheitslast verringert (Goodin et al., 2002). Die bei schubförmiger bzw. schubförmig-remittierender oder rezidivierenden Formen der MS verfügbaren Therapien haben in den vergangenen 20 Jahren zugenommen, es gibt aber immer noch keine erprobten Behandlungen für progediente Formen der MS. Die European-Interferon-beta-1-b-Studie hat bei sekundär progredienter MS (SPMS) im Vergleich zu Placebo eine signifikante

Abnahme von Behinderung gezeigt. Der North American Trial in SPMS hingegen konnte dieselben Ergebnisse nicht replizieren (Goodkin & North American SPMS Study Group, 2000; Kappos, 1998). Es gibt keine zugelassenen Therapien für primär progrediente MS (PPMS); leider konnte mittels Rituximab hier keine ausreichende Wirksamkeit nachgewiesenen werden. Es schien nur bei jüngeren Patienten mit Entzündungszeichen zu wirken, was dafür sprach, dass Parameter wie Alter und MRT-Befunde zur Ausrichtung der Therapie wirksamer sein könnten als klinische Bezeichnungen. Die Hauptergebnisse des primären Studienendpunkts zeigten bei Patienten mit PPMS über 96 Wochen hinsichtlich der Zeit zur Bestätigung der Krankheitsprogression keinen statistischen Unterschied zwischen Rituximab und Placebo (Palkhivala, 2008). Außerdem hat sich Glatirameracetat in der PROMiSe-Studie bei PPMS als nicht wirksam erwiesen, jedoch zeigte die Post-hoc-Analyse dieser Studie, dass Glatirameracetat einen günstigen Gender-Effekt haben und bei Männern mit PPMS wirksam sein könnte (Wolinsky et al., 2009).

Die Dosierung der Interferone und des Glatirameracetats scheint bei maximaler Effektivität angekommen zu sein. Die Studie, in der eine höhere Glatirameracetat-Dosis (40 mg) mit 20 mg verglichen wurde, hat keine signifikanten Unterschiede zwischen beiden Gruppen gezeigt. Außerdem zeigte eine neuere Studie von Israeli und die von Omar Kahn keine signifikanten Unterschiede zwischen der 500-µg- und der 250-µg-Dosis Betaferon®. Sowohl die Dosierung eines jeden krankheitsmodifizierenden Wirkstoffs als auch dessen Verabreichungsform und die Häufigkeit der Injektionen sind für die Maximierung der Wirkung dieser Medikamente entscheidend. Es hat sich jedoch nicht erwiesen, dass höhere als die üblichen Dosen Ergebnisse verbessern (Kieseier et al., 2008; Vollmer, 2008b).

Langzeitbehandlung und das Konzept der Adhärenz

Die langfristige Wirksamkeit der Interferone und des Glatirameracetats wurde in wenigen Studien nachgewiesen. Ford und Mitarbeiter (2006) berichteten über die Ergebnisse von 15 Jahren Glatirameracetat-Therapie bei RRMS. Weiterhin mit Glatirameracetat behandelte Patienten zeigten eine relativ stabile Krankheit mit nur geringen Veränderungen des Behinderungs-Score. Die meisten Patienten, die die Glatirameracetat-Therapie fortsetzten (durchschnittliche Erkrankungsdauer 15 Jahre) waren immer noch gehfähig und das Sicherheitsprofil der Glatirameracetat-Therapie blieb für den langfristigen Einsatz gewahrt (Ford et al., 2006). Wie bei jeder Langzeitstudie war auch bei der prospektiven Langzeitnachbeobachtung unter Glatirameracetat die Rate der Studienabbrecher hoch, wobei angenommen wird, dass diese Patienten schlechte Ergebnisse hatten und daher die Therapie umstellten oder abbrachen. Die fehlenden Daten können die Ergebnisse zugunsten von Glatirameracetat verschieben (Vollmer, 2008a).

Die Langzeitbeobachtungsstudien zu den Interferonen haben für den 8- bis 16-jährigen Einsatz positive Ergebnisse gezeigt. Die 15-jährige Langzeit-Nachbeobachtungsstudie zu Beta-Interferon-1a (Avonex®) an Patienten mit MS zeigte ähnliche Resultate. Patienten, die die Interferon-Therapie fortsetzten, hatten eine relativ stabile Krankheit und verringerte Schubraten. Auch diese Studie hatte eine hohe Abbruchrate, was vermutlich dazu führte, dass der Nutzen des krankheitsmodifizierenden Wirkstoffs überhöht dargestellt wurde (Vollmer, 2006a). Der 8-jährigen Langzeitbeobachtung für Beta-Interferon-1a (Rebif®) zufolge hatten Patienten, die ursprünglich randomisiert dem 44-µg-Arm zugewiesen worden waren, einen im Vergleich zur Spätbehandlungsgruppe niedrigeren Wert auf der Expanded Disability Status Scale (EDSS), eine niedrigere Schubrate sowie eine niedrige T_2-Krankheitslast (Kappos et al., 2006). Die 16-jährige Langzeit-Nachbeobachtungsstudie zur Therapie mit Beta-Interferon 1b zeigte, dass Patienten, die die Behandlung fortsetzten, verglichen mit jenen, die für kürzere Zeit behandelt wurden, den EDSS-Score von 6 langsamer erreichten. Die Studie zeigte, dass eine Behandlung im frühen Krankheitsstadium das Fortschreiten zu vermehrter Behinderung verzögern kann und untermauert das Konzept, dass eine Besserung von Frühbehinderungen lang anhaltende Wirkungen hat (Carroll, 2009).

Insgesamt liefert eine Langzeitstudie, die Individuen mehr als 20 Jahre nachverfolgt, Informationen, die es klinisch Tätigen ermöglichen, den klinischen Verlauf der Krankheit vorherzusagen. Die britischen Forscher berichteten, dass Patienten mit MS und relativ rasch zunehmenden Hirnläsionen in den ersten 5 Jahren mit höherer Wahrscheinlichkeit eine langfristige Behinderung entwickeln als jene, deren Läsionen langsamer zunehmen (Fisniku et al., 2008).

Die Adhärenz gegenüber krankheitsmodifizierenden Wirkstoffen hängt unmittelbar mit einer effektiven Langzeittherapie zusammen. Adhärenz oder Therapietreue wird hauptsächlich durch mangelnde bzw. fehlende Wirksamkeit und unerwünschte Wirkungen beeinflusst. Studien an Patienten, die mit Interferonen oder Glatirameracetat behandelt wurden, haben gezeigt, dass 22–52 % die Behandlung aufgrund unerwünschter Wirkungen abgebrochen haben (Ross, 2008b). Unerwünschte Wirkungen und unrealistische Erwartungen der Patienten lassen sich vorhersehen und durch pflegerische Unterstützung und Edukation managen (Ross, 2008a).

Umstellen krankheitsmodifizierender Therapien

Die verfügbaren Behandlungen bei MS wurden in der klinischen Praxis bei verschiedenen Krankheitsverläufen eingesetzt. In Bezug auf Therapien erster, zweiter und dritter Wahl herrscht bei MS kein Konsens, viele klinisch Tätige betrachten jedoch die Interferone und Glatirameracetat aufgrund ihrer Wirksamkeit und ihres Sicherheitsprofils als Therapien der ersten Wahl bei MS (**Abb. 14-1** und **14-2**). Leider bieten diese Substanzen keine vollständige Kontrolle über die Krankheit.

Die Begründungen für das Umstellen von Therapien bei MS liegen gewöhnlich im suboptimalen Ansprechen, etwa durch Bildung neutralisierender Antikörper gegen die Interferone und erhebliche unerwünschte Wirkungen der laufenden Therapie. Kliniker haben bei Patienten mit suboptimalem Ansprechen ein paar Optionen. Zu den möglichen diskutierten Strategien gehören das Umstellen auf einen anderen krankheitsmodifizierenden Wirkstoff, das Kombinieren von Behandlungen und eine kurzfristige Induktionstherapie vor dem krankheitsmodifizierenden Wirkstoff (Caon, 2009; Coyle, 2008b). Portaccio und seine Mitarbeiter untersuchten die langfristige Validität der klinischen Hauptergebnisse des Ansprechens (Schubrate und Behinderung) nach 1–2 Jahren an Patienten mit RRMS unter Beta-Interferon. In ihrer Studie hatten 26 von 147 Patienten suboptimal angesprochen und wurden auf eine intravenöse immunsuppressive Therapie umgestellt. Man kam zu dem Schluss, dass mit dem langfristigen suboptimalen Ansprechen eine Progredienz der Behinderung, gemessen mittels EDSS, sowie eine höhere Schubrate in den ersten 2 Jahren einhergehen (Portaccio et al., 2009).

Kombinationen krankheitsmodifizierender Therapien

Kombinationstherapien haben in vielen Ansätzen der klinischen Praxis ihren Platz gefunden. Kliniker behandeln die Krankheit aggressiv mit verschiedenen Kombinationen, anderen Immunmodulatoren sowie selektiven und nichtselekti-

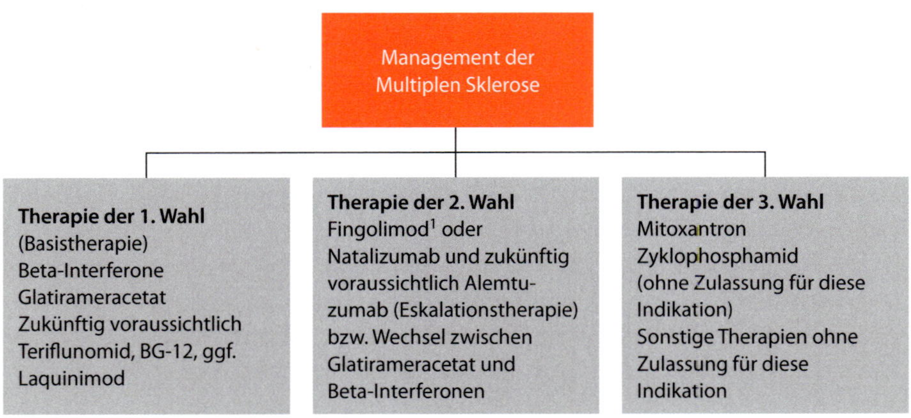

1 Fingolimod in der Schweiz als Therapie der 1. Wahl zugelassen

Abbildung 14-1: Zusammenfassung der Therapien erster, zweiter und dritter Wahl bei Multipler Sklerose

ven Immunsuppressiva. Wirksamkeit und Sicherheit der meisten Kombinationstherapien sind nicht erwiesen. Bei Patienten mit aggressiver Erkrankung kann eine Kombinationstherapie eine Lösung sein, aber auch zu erheblichen Sicherheitsproblemen führen. Daher geht es im üblichen Gespräch zwischen Kliniker, Patient und Familie um das potenzielle Risiko gegenüber dem Nutzen. Ziel ist, die Monotherapie zu optimieren und, wenn sie unwirksam ist, weitere Medikamente hinzuzufügen oder konservative Methoden anzuwenden (s. Abb. 14-2).

In der klinischen Praxis wurden Kombinationen von Interferon und Glatirameracetat betrachtet. Beide haben verschiedene Wirkmechanismen und können synergistisch die Wirksamkeit der Therapie erhöhen oder ihre Wirkung wechselseitig konterkarieren. In der Phase-III-Combi-Rx-Studie wird die Wirksamkeit der Kombination von Beta-Interferon-1a (Avonex®) und Glatirameracetat (Copaxone®) getestet. Das National Institute of Health hat 2008 die Aufnahme von Patienten abgeschlossen. Die Phase-III-Combi-Rx-Studie zeigte weder größere unerwünschte Wirkungen noch eine erhöhte Krankheitslast in Hirn-MRTs. Allerdings fand sich auch kein sicherer zusätzlicher positiver Effekt der Kombinations- im Vergleich zu der jeweiligen Monotherapie.

Die Kombination einer Methylprednisolon-Pulstherapie und eines krankheitsmodifizierenden Wirkstoffs hat oft beispielhaft eine bessere Kontrolle der Krank-

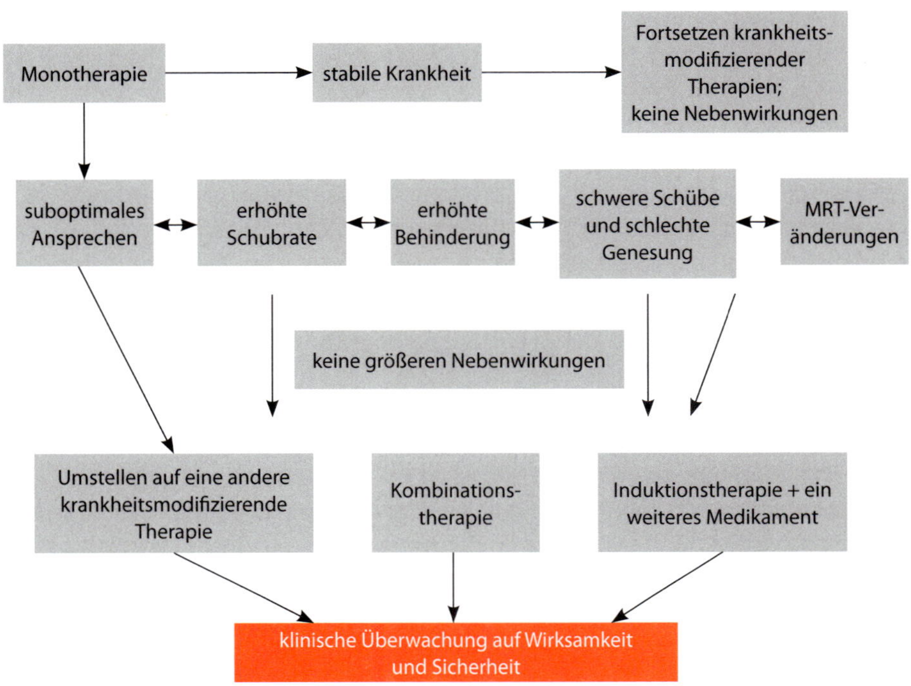

Abbildung 14-2: Algorithmus therapeutischer Optionen

heit gezeigt. Die Pulstherapie erfolgt oft als ein- oder mehrtägige Behandlung alle paar Monate oder als Zusatz bei krankheitsmodifizierenden Therapien. In der Praxis dient sie meist Menschen mit beginnender sekundär-progredienter Erkrankung, bei Menschen, bei denen andere Therapien versagt haben, sowie vor der Anwendung von Mitoxantron (Zivadinov et al., 2001). Steroide sind allgemeine Immunsuppressiva und haben entzündungshemmende Wirkung. Zusätzlich zum krankheitsmodifizierenden Wirkstoff monatlich verabreichtes, hochdosiertes Methylprednisolon sorgt oft für einen synergistischen Effekt. Ravnborg et al. (2010) haben die Wirkung von 500 mg Methylprednisolon untersucht, die in monatlichen Pulsen zusätzlich zu intramuskulär gegebenem Beta-Interferon-1a verabreicht wurden, und mit einer Gruppe von Patienten verglichen, die Beta-Interferon-1a i. m. plus ein Placebo erhielten. Diese Studie zeigte, dass die Kombination von pulsiert verabreichten Steroiden und Interferon die Schubrate um 38 % senkt. Außerdem haben Patienten, die beide Mittel erhielten, eine Verbesserung ihrer Gesamtfunktion gezeigt (Stump, 2009). Steroide haben vielfältige potenzielle Nebenwirkungen, daher sollten die mit Steroiden behandelten Patienten sorgsam überwacht werden. Zivadinov und Mitarbeiter (2001) gaben 81 Patienten mit schubförmiger bzw. schubförmig-remittierender Krankheit randomisiert entweder alle 4–6 Monate 5 Tage lang Methylprednisolon mit Ausschleichen unter Prednison oder dieselbe Steroidtherapie nur bei Schüben. In der Gruppe, die eine regelmäßige Pulstherapie mit Steroidinfusionen erhielt, sank die Wahrscheinlichkeit der Krankheitsprogredienz, verglichen mit der Gruppe, die nur im Schub behandelt wurde ($P \leq 0{,}0001$), um 32 % und in der Studie von Then Bergh et al. verringerte sich die Anzahl von aktiven Läsionen (Then Bergh et al., 2006; Zivadinov et al., 2001). Insgesamt betrachtet kann eine Pulstherapie mit Steroiden zur Behandlung von Patienten mit MS hilfreich sein.

Kombinationstherapien können erhöhte Wirksamkeits- und Sicherheitsprobleme aufwerfen. In der Glatirameracetat-Acetate-and-Natalizumab-Combination-Evaluation-Studie (GLANCE) wurden Sicherheit und Verträglichkeit von Natalizumab als Zusatz zu Glatirameracetat bei Patienten mit RRMS evaluiert. Das beurteilte Primärergebnis war die Entstehung neuer aktiver Läsionen im MRT. Die Ergebnisse zeigten eine signifikante zahlenmäßige Reduktion ($p = 0{,}031$) von T_2-Läsionen in der Kombinationsgruppe. Sechs Behandlungsmonate lang schien die Kombination von Natalizumab und Glatirameracetat sicher zu sein und gut vertragen zu werden (Goodman et al., 2009). Im Gegensatz dazu hat die Kombination von Natalizumab und Beta-Interferonen zu größeren Gefahren geführt: Infektionen und die progressive multifokale Leukenzephalopathie (PML), eine tödliche Virusinfektion. Daher hat die Food and Drug Administration (FDA) Natalizumab als Monotherapie zugelassen.

Viele Kliniker verwandten einen immunsuppressiven (z. B. Mitoxantron) mit einem krankheitsmodifizierenden Wirkstoff, während andere ein Zytostatikum als Induktionstherapie, das heißt ein Immunsuppressivum, gefolgt von einer Immunmodulationstherapie, einsetzten. Diese Therapieoptionen können die Krankheit aggressiv unterdrücken, bevor mit einem langfristigen krankheitsmodifizierenden Wirkstoff begonnen wird, um sie hoffentlich effektiv unter Kontrolle zu bekommen (Boggild, 2009; Le Page/Edan, 2009). Weitere ungünstige Kombinationen sind Statine (Atorvastatin) und Beta-Interferone, die zur Verschlechterung der Krankheit führten. Zusammenfassend betrachtet sollten Kombinationstherapien bei Patienten mit MS vorsichtig eingesetzt werden. Dies gilt vor allem für jene, deren Wirksamkeits- und Sicherheitsdaten nicht belegt sind.

Verbessern der Lebensqualität durch realistische Erwartungen

Lebensqualität ist eine wertvolle Begrifflichkeit, die in letzter Zeit bei chronischen Krankheiten wie MS untersucht wird. Patienten sollten darin unterwiesen werden, realistische Erwartungen hinsichtlich des Ansprechens auf ihre Therapie, der zukünftigen Progression ihrer Krankheit sowie deren Prognose zu entwickeln. Edukation, Krankheitskontrolle, Symptommanagement und die gezielte Therapie von Nebenwirkungen fördern die Lebensqualität und eine bessere Anpassung an die Krankheit.

Maximieren des Symptommanagements bei MS

Der Schwerpunkt des Symptommanagements liegt auf dem Erkennen primärer, sekundärer und tertiärer Symptome (**Abb. 14-3**) bei gleichzeitigem Setzen von Managementprioritäten und Erstellen eines Therapieplans, der eine möglichst geringe Anzahl Interventionen in Form von nichtmedikamentösen und medikamentösen Therapien, Rehabilitation und sozialer Unterstützung für einige Symptome fördert (**Abb. 14-4**).

Identifikation («identification»), Verursachung («causation»), Linderung («alleviation») und Prävention («prevention») (ICAP) sind ein Ansatz des Symptom- und Behinderungsmanagements bei MS, vorgeschlagen von Dr. Bruce Cohen (**Abb. 14-5**). Dieses Modell lässt sich auf jedes Symptommanagement anwenden, wobei Funktion und Lebensqualität zugleich verbessert werden können (Cohen, 2008).

Zusammenfassung

Die Wirksamkeit von Pharmaka maximal zu steigern ist bei der Früh- und Langzeitbehandlung der MS ganz entscheidend, und zwar vor allem dehalb, weil zurzeit noch keine Therapien zur neurologischen Wiederherstellung existieren. Ge-

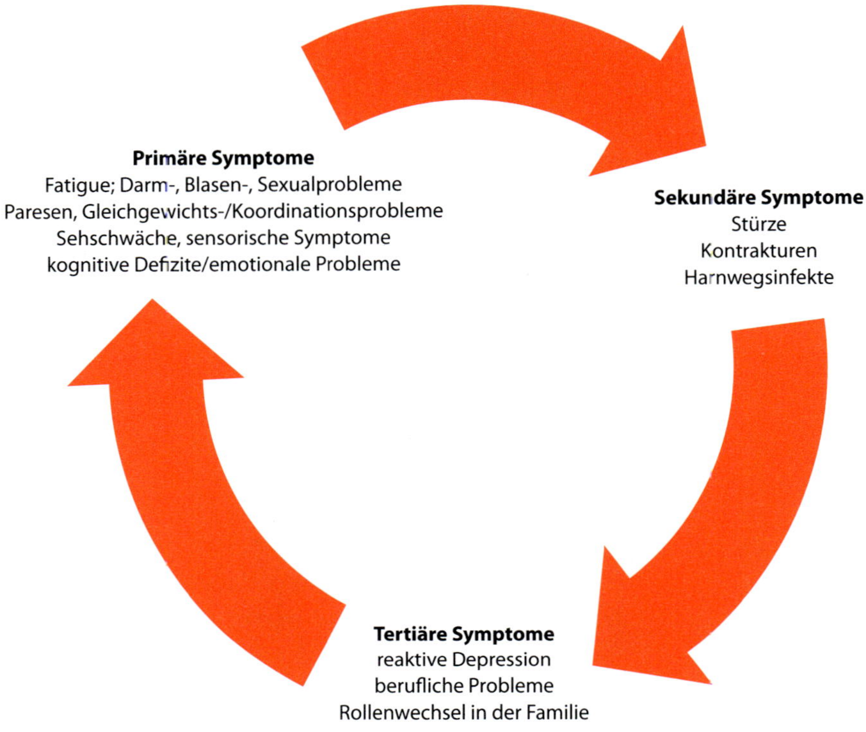

Abbildung 14-3: Symptomkategorien bei Multipler Sklerose

genwärtig dreht sich die Diskussion in der klinischen Praxis auch weiterhin darum, wie aggressiv wir behandeln und wie früh wir bei Patienten mit MS mit der Behandlung beginnen sollten. Das Nutzen-Risiko-Verhältnis sollte uns bei unserer Entscheidungsfindung mit unseren Patienten sowie beim Entscheiden über die für unsere Patienten mit den verschiedenen MS-Verläufen beste individuelle Option leiten. In der Welt der Pflege und Versorgung bei MS ist es zu vielen Diskussionen mit konträren Standpunkten gekommen. Kürzlich haben einige Kliniker damit begonnen, therapienaive Patienten mit MS mit Natalizumab zu behandeln, und zwar trotz der Sicherheitsbedenken hinsichtlich der progressiven multifokalen Leukenzephalopathie (PML) und anderer Infektionen. Im Gegensatz dazu haben Kliniker in den vergangenen Jahren aufgrund der erhöhten Gefahr der Kardiotoxizität und Leukämie seltener Mitoxantron angewandt. Eine chronische Krankheit wie MS zu behandeln ist eher eine Kunst als Medizin und das Ziel besteht letztlich darin, die Krankheit zu behandeln und zu beherrschen und gleichzeitig die Lebensqualität sowie die Hoffnung auf bessere Therapien oder ein Heilverfahren für die Krankheit zu optimieren.

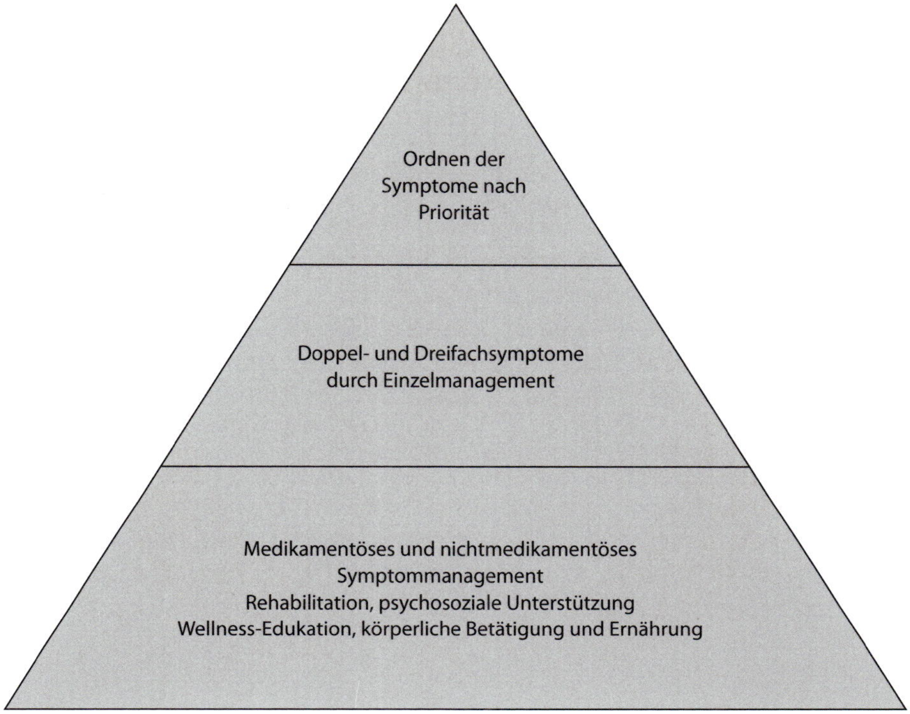

Abbildung 14-4: Pyramide des symptomatischen Managements bei Multipler Sklerose

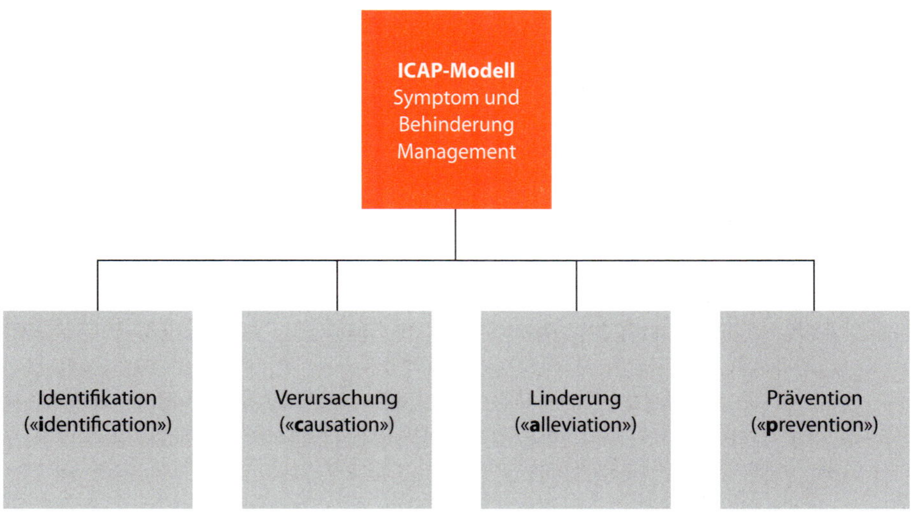

Abbildung 14-5: ICAP-Modell (adaptiert n. Bruce Cohen)

Fallstudie ...

Kerry Smith hatte ein paar Nachsorgetermine in der Klinik, bei denen ihre kontinuierlichen intermittierenden Symptome und die gestiegene Empfindlichkeit gegenüber erhöhter Körpertemperatur erörtert wurden. Sie hat entschieden, nicht mit der Injektionstherapie zu beginnen. Patienten sind stets am Entscheidungsprozess beteiligt, müssen jedoch über die Risiken, keinerlei Therapie zu unternehmen, gegenüber den Vorteilen einer frühzeitigen Therapie Bescheid wissen. Pflegende sind in einer Position, mit Patienten und ihren Familien deren Gesundheitsüberzeugungen und zukünftigen Ziele einschließlich der Lebensqualität zu betrachten (Morgante et al., 2006). Während sie in den Gesprächen mit ihren Klinikern (Pflegeperson, Assistenzarzt und Arzt) etwas über das klinisch isolierte Syndrom (CIS), klinisch manifeste MS und Langzeit-Krankheitsmanagement erfuhr, hat Frau Smith die enorme Unkalkulierbarkeit der Krankheit erkannt. Nachdem ihr anschließendes Hirn-MRT eine Veränderung gezeigt hatte, entschloss sie sich, mit einem krankheitsmodifizierenden Wirkstoff zu beginnen. Die Pflegeperson brachte ihr bei, ihn selbst zu injizieren. Zum Injektionstrainung und zur MS-Schulung gehörten die realistische Erwartung an die Behandlung, mögliche Nebenwirkungen, Rotations- und Injektionstechniken sowie, falls verfügbar, der Gebrauch eines Autoject. Die gründliche Edukation und Unterstützung erhöhen die Wahrscheinlichkeit der Therapietreue. Frau Smith erhielt enge Nachsorgetermine, um sie klinisch zu überwachen, Adhärenzfragen anzusprechen und jedwede Nebenwirkung des krankheitsmodifizierenden Wirkstoffs zu behandeln.

Literatur

Ben-Zacharia, A., & Del Bene, M. (2008). Inflammatory demyelinating diseases. In E. M. Barker (Ed.), *Neuroscience nursing: A spectrum of care* (3rd ed., pp. 602–620). St. Louis, MO: Mosby.

Boggild, M. (2009). Immunosupression followed by immunomodulation. *Journal of Neurological Sciences, 277*(Suppl. 1), S50–S54.

Caon, C. (2009). Maximising therapeutic outcomes in patients failing on current therapy. *Journal of Neurological Sciences, 277*(Suppl. 1), S33–S36.

Carroll, W. M. (2009). Clinical trials of multiple sclerosis therapies: Improvements to demonstrate long-term patient benefit. *Multiple Sclerosis, 15*(8), 951–958.

Cohen, B. A. (2008). Identification, causation, alleviation, and prevention of complications (ICAP): An approach to symptom and disability management in multiple sclerosis. *Neurology, 71*(24 Suppl. 3), S14–S20.

Costello, K. (2008). State of knowledge: The immunopathophysiology of multiple sclerosis. *International Journal of MS Care, 10*(Suppl. 2), 4–10.

Coyle, P. K. (2008a). Early treatment of multiple sclerosis to prevent neurologic damage. *Neurology, 71*(24 Suppl. 3), S3–S7.

Coyle, P. K. (2008b). Switching algorithms: From one immunomodulatory agent to another. *Journal of Neurology, 255*(Suppl. 1), 44–50.

Ebers, G. C. (1998). Randomised double-blind placebo controlled study of interferon β-1a in relapsing/remitting multiple sclerosis. *The Lancet, 352*(9139), 1498–1504.

Fisniku, L. K., Brex, P. A., Altmann, D. R., Miszkiel, K. A., Benton, C. E., Lanyon, R., [...] Miller, D. H. (2008). Disability and T2 MRI lesions: A 20-year-follow-up of patients with relapse onset of multiple sclerosis. *Brain, 131*(Pt. 3), 808–817.

Ford, C.C., Johnson, K.P., Lisak, R.P., Panitch, H.S., Shifroni, G., Wolinsky, J.S. (2006). A prospective open-label study of glatiramer acetate: Over a decade of continuous use in multiple sclerosis patients. *Multiple Sclerosis, 12*(3), 309–320.

Goodin, D.S., Frohman, E.M., Garmany, G.P., Halper, J., Likosky, W.H., Lublin, F.D., [...] van den Noort, S. (2002). Disease modifying therapies in multiple sclerosis: Report of the Therapeutics and Technology Assessment Subcommittee of the American Academy of Neurology and the MS Council for Clinical Practice Guidelines. *Neurology, 58*(2), 169–178.

Goodkin, D.E., & North American SPMS Study Group. (2000). *The North American Study of interferon beta-1b in secondary progressive multiple sclerosis.* Paper presented at 52nd Annual meeting of the American Academy of Neurology, San Diego, CA. Abstract No. LBN.002.

Goodman, A.D., Rossman, H., Bar-Or, A., Miller, A., Miller, D.H., Schmierer, K., [...] Sandrock, A.W. (2009). GLANCE: Results of a phase 2, randomized, double-blind, placebo-controlled study. *Neurology, 72*(9), 806–812.

Interferon beta-1b in the treatment of multiple sclerosis: Final outcome of the randomized controlled trial. The IFNB Multiple Sclerosis Study Group and The University of British Columbia MS/MRI Analysis Group. (1995). *Neurology, 45*(7), 1277–1285.

Jacobs, L.D., Cookfair, D.L., Rudick, R.A., Herndon, R.M., Richert, J.R., Salazar, A.M., [...] The Multiple Sclerosis Collaborative Research Group (MSCRG) (1996). Intramuscular interferon beta-1a for disease progression in relapsing multiple sclerosis. *Annals of Neurology, 39*(3), 285–294.

Kappos, L. (1998). Placebo controlled multicentre randomised trial of interferon β-1b in treatment of secondary progressive multiple sclerosis. *The Lancet, 352*(9139), 1491–1497.

Kappos, L., Freedman, M.S., Polman, C.H., Edan, G., Hartung, H.P., Miller, D.H., Montalbán, X., Barkhof, F., Radü, E.W., Bauer, L., Dahms, S., Lanius, V., Pohl, C., Sandbrink, R. (2007). BENEFIT Study Group. Effect of early versus delayed interferon beta-1b treatment on disability after a first clinical event suggestive of multiple sclerosis: a 3-year follow-up analysis of the BENEFIT study. *The Lancet, 370*(9585), 389–397.

Kappos, L., Traboulsee, A., Constantinescu, C., Erälinna, J.-P., Forrestal, F., Jongen, P., [...] Li, D. (2006). Long-term subcutaneous interferon beta-1a therapy in patients with relapsing-remitting MS. *Neurology, 67*(6), 944–953.

Kieseier, B.C., Wiendl, H., Leussink, V.I., & Stüve O. (2008). Immunomodulatory treatment strategies in multiple sclerosis. *Journal of Neurology, 255*(Suppl. 6), 15–21.

Le Page, E., & Edan, G. (2009). Long-term experience with induction treatment regimens in multiple sclerosis. *Journal of Neurological Sciences, 277*(Suppl. 1), S46–S49.

Lebrun, C., Bensa, C., Debouverie, M., Wiertlevski, S., Brassat, D., de Seze, J., [...] Club Francophone de al Sclérose en Plaques. (2009). Association between clinical conversion to multiple sclerosis in radiologically isolated syndrome and magnetic resonance imaging, cerebrospinal fluid, and visual evoked potential. *Archives of Neurology, 66*(7), 841–846.

Morgante, L., Hartley, G., Lowden, D., Namey, M., LaRocca, T., & Shilling, J. (2006). Decision making in multiple sclerosis: Theory to practice. *International Journal of MS Care, 8*(4), 113–120.

Mowry, E.M., Pesic, M., Grimes, B., Deen, S.R., Bacchetti, P., & Waubant, E. (2009). Clinical predictors of early second event in patients with clinically isolated syndrome. *Journal of Neurology, 256*(7), 1061–1066.

Palkhivala, A. (2008, September). Rituximab effective only in selected patients with primary progressive multiple sclerosis. Presented at World Congress on Treatment and Research in Multiple Sclerosis: 2008 Joint Meeting of the American, European, and Latin America Committees on Treatment and Research in Multiple Sclerosis (ACTRIMS, LACTRIMS), Montreal, Quebec, Canada. *Medscape: Medical News.*

Pandey, K., & Lublin, F. (2009). Clinical isolated syndrome and multiple sclerosis: Rethinking the arsenal. *Current Treatment Options in Neurology, 11*(3), 193–202.

Paty, D. W., & Li, D. K. (1993). Interferon beta-1b is effective in relapsing-remitting multiple sclerosis. II. MRI analysis results of a multicenter, randomized, double-blind, placebo-controlled trial. UBC MS/MRI Study group, IFNB Multiple Sclerosis Study Group. *Neurology, 43*(4), 662–667.

Portaccio, E., Zipoli, V., Siracusa, G., Sorby, S., & Amato, M. P. (2009). Switching to second line therapies in interferon beta treated relapsing-remitting multiple sclerosis patients. *European Neurology, 61*(3), 177–182.

Randomised double-blind placebo-controlled study of interferon β-1a in relapsing/remitting multiple sclerosis. PRISMS (Prevention of Relapses and Disability by Interferon beta-1a Subcutaneously in Multiple Sclerosis) Study Group. (1998). *Lancet, 352*(9139), 1498–1504.

Ravnborg, M., Sørensen, P. S., Andersson, M., Celius, E. G., Jongen, P. J., Elovaara, I., [...] Sperling, B. (2010). Methylprednisolone in combination with interferon beta-1a for relapsing-remitting multiple sclerosis (MECOMBIN study): a multicentre, double-blind, randomised, placebo-controlled, parallel-group trial. *The Lancet Neurology, 9*(7), 672–680.

Ross, A. P. (2008a). Strategies for optimal disease management, adherence, and outcomes in multiple sclerosis patients. *Neurology, 71*(24 Suppl. 3). S1–S2.

Ross, A. P. (2008b). Tolerability, adherence, and patient outcomes. (Suppl. 3), S21–S23.

Stump, E. (2009). Adding a steroid to MS drugs. *Neurology Now, 5*(4), 10–11.

The IFNB Multiple Sclerosis Study Group. (1993). Interferon beta-1b is effective in relapsing-remitting multiple sclerosis: I. Clinical results of a multicenter, randomized, double-blind, placebo-controlled trial. *Neurology, 43*(4), 655–661.

Then Bergh, F., Kümpfel, T., Schumann, E., Held, U., Schwan, M., Blazevic, M., [...] Auer, D. P. (2006). Monthly intravenous methylprednisolone in relapsing-remitting multiple sclerosis – reduction of enhancing lesions, T2 lesion volume and plasma prolactin concentrations. *BMC Neurology, 6*, 19.

Thrower, B. (2007). Clinically isolated syndromes: Predicting and delaying multiple sclerosis. *Neurology, 68*(Suppl. 4), S12–S15.

Vollmer, T. (2008a). *Improving outcomes in newly diagnosed relapsing-remitting MS: focus on early intervention and long-term treatment.* PeerView in Session 2008: Retrieved from www.peerviewpress.com/d/p11

Vollmer, T. (2008b). *Should we «mess with success?» Evaluating modified treatments and dosing in multiple sclerosis.* PeerView in Session 2008. Retrieved from www.peerviewpress.com/d/p11

Wolinsky, J., Shochat, T., Weiss, S., Ladkani, D., & PROMISe Trial Study Group. (2009). Glatiramer acetate treatment in PPMS: Why males appear to respond favourably. *Journal of Neurological Sciences, 286*(1–2), 92–98.

Zivadinov, R., Rudick, R. A., De Masi, R., Nasuelli, D., Ukmar, M., Pozzi-Mucelli, R. S., [...] Zorzon, M. (2001). Effects of IV methylprednisolone on brain atrophy in relapsing-remitting MS. *Neurology, 57*(7), 1239–1247.

Teil IV
Spezifische Ressourcen

Anhang A – Umgang mit Ressourcen

Nancy Clayton Reitman

Fallstudie ...

Carlotta ist eine 32-jährige Frau, die gerade erfahren hat, dass ihr Mann in eine kleine Stadt im Südwesten des Landes versetzt wurde, um eine Zweigstelle seines Software-Unternehmens zu eröffnen. Fünf Jahre zuvor war bei Carlotta schubförmig-remittierende Multiple Sklerose (MS) diagnostiziert worden. Seither nimmt sie Glatirameracetat. Sie hat nur wenige MS-Symptome, die im Wesentlichen aus Fatigue und gelegentlichem Taubheitsgefühl in den Beinen bestehen. Anamnestisch ist bei ihr auch eine leichte Angststörung bekannt, die erfolgreich mit einem leichten Anxiolytikum behandelt wird.

Die geschwisterlose Carlotta steht ihrer verwitweten Mutter sehr nahe und hat Angst, sie infolge des Umzugs zu vermissen. Sie würde auch gern eine Familie gründen und hat das Gefühl, sie werde «stranden», wenn sie ihre Mutter am meisten braucht, sollte sie schwanger werden.

Als Grafikerin von Beruf plant Carlotta, ehrenamtlich zu arbeiten, bis sie an ihrem neuen Wohnort eine Teilzeitbeschäftigung findet. Sie und ihr Mann führen eine enge, gesunde Beziehung und verbringen ihre Freizeit mit dem Erkunden der Großstadt, in der sie gegenwärtig leben. Sie würden auch gerne mehr reisen, bevor Carlotta schwanger wird oder stärker behindernde Symptome ihrer MS bekommt.

Jetzt aber ist Carlotta innerlich mit dem Umzug und einem erheblichen Maß an Unsicherheit bezüglich der Zukunft beschäftigt.

Einleitung

Für Menschen, die Hilfe bei jeder Art von Problemen suchen, hat das Internet die Menge verfügbarer Ressourcen erweitert. Allerdings sollte man recht vorsichtig sein, wenn man online auf Unterstützung zugreift. Bedenken Sie, dass das Internet ein freies und offenes Medium ist. Zwar enthalten viele der Webseiten ausgezeichnete und nützliche Informationen, während andere hochgradig unübliche und ungenaue Informationen enthalten können.

Literaturverzeichnis

Zusammenstellung: Jürgen Georg, Stand: September 2013

Fachbücher

Adam, O. (2007): Ernährungsrichtlinien bei Multipler Sklerose. Senden: DMV.

Dettmers, C.; Bülau, P. (2010): Rehabilitation der Multiplen Sklerose. Bad Honnef: Hippocampus.

Friedrich, D. (2010): Inkontinenz Multiple Sklerose. Ein Ratgeber bei Blasen- und Darmstörungen. Stuttgart: Trias.

Fuchs, S.; Fazekas, F. (2009): Diagnose Multiple Sklerose. Unser gemeinsamer Weg zu Lebensqualität mit MS. Wien: Springer.

Haas, J. et al. (2010): Lebensqualität bei Multipler Sklerose. Berlin: de Gruyter.

Hellige, B. (2002): Balanceakt Multiple Sklerose. Leben und Pflege bei chronischer Krankheit. Stuttgart: Kohlhammer.

Hill, H.-U. (2012): Umweltschadstoffe und Neurodegenerative Erkrankungen des Gehirns (Demenzkrankheiten). Wie neurotoxische Langzeitwirkungen von Chemikalien zur Degeneration des Gehirns führen. Herzogenrath: Shaker.

Kerzendörfer, M.; Gratzl, C.; Weinig, C. (2013): Ergotherapie bei Multipler Sklerose. Stuttgart: Thieme.

Klingelhöfer, J. (Hrsg.) (2014): Multiple Sklerose. Klinik – Therapie – Patientenführung. Berlin: Springer.

Kurze, S. (Hrsg.) (2010): Schlaglichter I – aus dem Alltag von MS-Pflegekräften. München: Urban & Vogel.

Kurze, S. (Hrsg.) (2011): Schlaglichter II – aus dem Alltag von MS-Pflegekräften. München: Urban & Vogel.

Lamprecht, S. (2008): NeuroReha bei Multipler Sklerose. Physiotherapie – Sport – Selbsthilfe. Stuttgart: Thieme.

Mattern, R. (2005): Angehörige chronisch kranker Menschen. Darstellung der Situation am Beispiel Multiple Sklerose. Freiburg: Centaurus.

Mattle, H.; Mumenthaler, M. (2010): Kurzlehrbuch Neurologie. Stuttgart: Thieme.

Penner, I. K. (Hrsg.) (2008): Fatigue bei Multipler Sklerose. Grundlagen, Klinik, Diagostik, Therapie. Bad Honnef: Hippocampus.

Planitz, C. v. d.; Lorz, T. (2007): Homöopathie bei Multipler Sklerose. München: Elsevier.

Paulig, M.; Schröder-Dumke, D. (2010): Multiple Sklerose – Beschwerden und Therapie. Fortbildung kompakt. Eschborn: Govi.

Schmidt, R. M.; Hoffmann, F. (Hrsg.) (2012): Multiple Sklerose. München: Elsevier.

Steck, B. (2002): Multiple Sklerose und Familie. Psychosoziale Situation und Krankheitsverarbeitung. Basel: Karger.

Steinlin Egli, R. (2011): Multiple Sklerose verstehen und behandeln. Hintergründe und Studienergebnisse – Untersuchung und Behandlung – Clinical Reasoning in Fallbeispielen. Berlin: Springer.

Trostdorf, F.; Weidauer, S.; Ruß, A.; Stuckrad-Barre, S. v. (2013): Multiple Sklerose XXS pocket. Dortmund: Börm Bruckmeier.

Twork, S.; Kugler, J. (2007): Multiple Sklerose. Krankheitsbewältigung – Therapiemotivation – Lebensqualität. Berlin: Springer.

Waadt, S.; Duran, G.; Berg, P.; Herschbach, P. (2011): Progredienzangst. Manual zur Behandlung von Zukunftsängsten bei chronisch Kranken. Stuttgart: Schattauer.

Walter, J.; Haupt, W. F.; Jochheim, K.-A. (2009): Neurologie und Psychiatrie für Pflegeberufe. Stuttgart: Thieme.

Wiendl, H.; Kieseier, B. C. (2010): Multiple Sklerose. Klinik, Diagnostik und Therapie. Stuttgart: Kohlhammer.

Ziegeler, G.; Friedrich, H. (2002) Multiple Sklerose – das einzig Sichere ist ihre Unzuverlässigkeit. Bad Homburg: VAS.

Sachbücher/Ratgeber

Curtze, E.; Reinhold, A. (2010): Multiple Sklerose. Sozialratgeber von A bis Z. München: Urban & Vogel.

Dangl, H. (2012): Mit Multipler Sklerose leben. Werden Sie zum Experten in eigener Sache – Ein Ratgeber für Betroffene, Angehörige und Fachleute. Idstein: Schulz-Kirchner.

Flemmer, A. (2008): Alternative Therapien bei MS. Bad-Honnef: Hippocampus.

Friedrich, D. (2008): Multiple Sklerose – das Leben meistern. Eine Patientin gibt Rat und Informationen. Stuttgart: Trias.

Friedrich, D. (2011): Multiple Sklerose und Sport – Immer in Bewegung. Mehr Lebensqualität durch ein aktiveres Leben. Stuttgart: Trias.

Georgieff, G. S. (2009): Multiple Sklerose. Der Ratgeber für Betroffene und Angehörige. Wien: Facultas/Maudrich.

Haupts, M.; Schipper, S. (2010): Unsichtbare Symptome der Multiplen Sklerose. Fatigue, Depression, Kognitive Störungen. Senden: DMV.

Henze, T. (Hrsg.) (2013): Der große Patientenratgeber Multiple Sklerose. Symptome besser erkennen und behandeln. Germering: Zuckschwerdt.

Henze, T. (Hrsg.) (2010): Multiple Sklerose: Symptome besser erkennen und behandeln. Ein Buch für Menschen mit MS. Germering: Zuckschwerdt.

Jacobs-Kersten, C. (2013): Besser sprechen und schlucken bei Multipler Sklerose. Senden: DMV.

Jasper, T. (2004): Familie, Partnerschaft und Sexualität bei Multipler Sklerose. Senden: DMV.

Kitze, B.; Schäfer, U. (2006): MS-Tagebuch. Aktiv mit der Erkrankung umgehen. Göttingen: V & R.

Krämer, G. (2012): Wörterbuch Multiple Sklerose. Medizinische Fachbegriffe verständlich erklärt. Stuttgart: Trias.

N.N. (2011): Leben mit Multipler Sklerose. In Bewegung bleiben. Dortmund: Börm Bruckmeier.

Pöhlau, D.; Werner, G. (2009): Gesund essen bei Multipler Sklerose. Wie die richtigen Fettsäuren die Krankheit positiv beeinflussen. Stuttgart: Trias.

Warnecke, G.; Braasch, D. (2009): Bewegungstraining bei Multipler Sklerose. Senden: DMV.

Weihe, Wolfgang (2010): Multiple Sklerose. Eine Einführung. Leinfelden: Carus.

Adressen- und Linkverzeichnis

Deutsche Multiple Sklerose Gesellschaft, Bundesverband e. V.
Küsterstr. 8
DE-30519 Hannover
T.: 0511-96834-0
F.: 0511-96834-50
E-Mail: dmsg@dmsg.de
Internet: www.dmsg.de

Österreichische Multiple Sklerose Gesellschaft
Wagner-Jauregg-Weg 15
A-4020 Linz
T.: 0680-2057748
E-Mail: info@msges-ooe.at
Internet: www. msges-ooe.at

Schweizerische Multiple Sklerose Gesellschaft
Josefstrasse 129, Postfach
CH-8031 Zürich
T.: +41 (0)43 444 43 43
E-Mail: info@multiplesklerose.ch
Internet: www. multiplesklerose.ch

Kinder und MS
http://www.kinder-und-ms.de/teens/multiple-sklerose

AMSEL – Aktion Multiple Sklerose Erkrankter,
Landesverband der DMSG in Baden-Württemberg (AMSEL) e. V.
Regerstr. 18
DE-70195 Stuttgart
T.: 0711/6 97 86 -0
F.: 0711/6 97 86-99
Internet: http://www.amsel.de

Fallstudie ...

Carlotta und ihr Mann sind in ihr neues Heim umgezogen. Zur Sicherheit haben sie in den Bädern mehrere Dinge, wie etwa Handläufe, installiert. Über das American Institute of Architects (AIA) kamen sie an Informationen. Carlotta hat sich mit ihrer örtlichen MS-Vereinigung in Verbindung gesetzt und begonnen, in eine Selbsthilfegruppe zu gehen, wo sie neue Freundschaften schließt. Vor dem Umzug bat sie die MS-Vereinigung um eine Liste mit MS-Spezialisten und hat einen Termin bei einem dieser Ärzte.

Ihre generell vorhandene Fatigue wurde durch die körperliche Belastung des Packens und Umziehens noch verstärkt, daher hat sie ihre tägliche Routine umgestellt. Sie hat sich wegen kühlender Kleidung an ein Unternehmen gewandt, weil sie jetzt in einem wärmeren Klima lebt und sich wegen der anstehenden Sommersaison und ihrer Neigung zur Hitzeunverträglichkeit Sorgen macht.

Carlotta nutzte das Internet, um ein paar Reiseideen für Personen mit Behinderungen zu finden, weil sie gelegentlich einen Gehstock verwendet. Sie weiß, dass für Menschen mit MS, die einen Computer verwenden und progrediente Formen haben, Hilfsmittel zur Verfügung stehen. Bis sie ihr neues Heim organisiert und einen Teilzeit-Job findet, wird Carlotta das Internet nach mehr Informationen für Menschen mit MS durchsuchen und mit ihrer Mutter in Kontakt bleiben, die nun in einiger Entfernung lebt.

Und was am wichtigsten ist: Carlotta und ihr Mann planen, eine Familie zu gründen. Sie nutzen Informationen, die sie auf der Webseite der National MS Society und in anderen Quellen gefunden haben, die Männern und Frauen positiv gegenüberstehen, welche beschlossen haben, bei möglicher Behinderung schwanger zu werden und ein Kind großzuziehen.

Die etlichen Herausforderungen für Carlotta durch einen Umzug über große Entfernung und die Unwägbarkeiten des Lebens wurden erleichtert durch ihre Fähigkeit, Unterstützung und Ressourcen zu finden, und verbesserten ihr Leben und ihre Beziehung zu ihrem Mann.

Anhang B – MS-Schübe und -Symptome: Medikamentenübersicht

MS-Symptom	Generikum	Übliche Dosierung
MS-Schub	Methylprednisolon	0,5–1 g i.v. × 3–5 Tage
	Dexamethason (nur in sehr seltenen Ausnahmefällen)	160–180 mg/d × 3–5 Tage (p.o.) oder 30 mg ret. × 10 Tage (p.o.)
	Prednison (nur in sehr seltenen Ausnahmefällen)	initial in hohen Dosen und retard nach Präferenz des Verordnenden (p.o.)
Fatigue	Modafinil	200–400 mg/d p.o.
	Methylphenidat	5–20 mg 2 × oder 3 × tgl. p.o.
	Amantadin	100 mg 1 bis 3 × tgl.
Depression	Fluoxetin	20 mg/d p.o.
	Paroxetin	20–50 mg/d p.o.
	Sertralin	50–200 mg/d p.o.
	Citalopram	20–60 mg/d p.o.
	Escitalopram	10–20 mg/d p.o.
	Fluvoxamin	(50 mg initial) 100–300 mg/d p.o.
	Venlafaxin	100–375 mg/d p.o.
	Duloxetin	60–120 mg/d p.o.
	Amitriptylin	060–300 mg/d p.o.

MS-Symptom	Generikum	Übliche Dosierung
Depression	Clomipramin	50–300 mg/d p. o.
	Imipramin	25–150 mg/d p. o.
	Nortriptylin	20–150 mg/d p. o.
	Doxepin	75–150 mg/d p. o.
	Bupropion	150–300 mg/d p. o.
Störungen der Harnwege	**Antibiotika**	
	SMZ + TMP	SMZ + TMP 2 × tgl.
	Cephalosporine	nach Präferenz des Verordnenden
	Chinolone	nach Präferenz des Verordnenden
	Ciprofloxacin	s. o.
	Levofloxacin	s. o.
	Ofloxacin	s. o.
	Norfloxacin	s. o.
	Moxifloxacin	s. o.
	Harnwegsantiseptika	
	Methionin	nach Präparat
	Harndrang, Pollakisurie	
	Oxybutinin	2,5–5 mg 3 × tgl. p. o.
	Oxybutinin-Pflaster	3,9 mg/24 h 2 ×/Woche wechseln
	Fesoterodin	4–8 mg/d p. o.
	Tolterodin	2 x 2 mg oder 1 × 4 mg ret./d p. o.
	Darifenacin	7,5–15 mg/d p. o.
	Solifenacin	5–10 mg/d p. o.
	Trospium	2–3 × 20 mg p. o.
	Harnverhalt	
	Tamsulosin	1 × 0,4 mg ret.
	Terazosin	1–5 mg/d p. o.

MS-Symptom	Generikum	Übliche Dosierung
Darmstörungen	**Obstipation**	
	Docusat	frei verkäuflich
	Psyllium- bzw. Flohsamen-Präparate	s. o.
	Methylcellulose	s. o.
	Glycerin-Suppositorien	s. o.
	Lactulose	s. o.
	Polyethylenglycol	s. o.
	osmotische Laxanzien	s. o.
Störungen der Sexualfunktion	**Erektile Dysfunktion**	
	Sildenafil	25–100 mg/d p. o.
	Tadalafil	5–20 mg/d p. o.
	Vardenafil	5–20 mg/d p. o.
Spastizität	Baclofen	15–75 (120) mg/d p. o.
	Baclofen intrathekal	10–1000 µg/d intrathekal
	Tizanidin	4–24 (36) mg/d (langsame Titration)
	Diazepam (Mittel der 2. Wahl)	2–10 mg/d oder bis zu 4 × tgl. p. o.
	Clonazepam (Mittel der 2. Wahl)	0,5 mg/d 3 × tgl. p. o.
	Gabapentin (Mittel der 2. Wahl)	100–900 mg/d p. o.
	Botulinumtoxin A	i. m. in kleine Muskelgruppen
	Sativex (Tetrahydrocannabinol/Cannabidiol)	Spray für die Mundmukosa, langsame Titration auf bis zu 12 Sprühstöße/d
Schmerzen	Acetylsalicylsäure	max. 1600 mg 2 × tgl. p. o.
	Paracetamol	bis zu 2–4 g/d p. o.
	NSAIDs	
	Ibuprofen	Dosierung durch den Verordnenden
	Naproxen	s. o.
	Celecoxib	s. o.

MS-Symptom	Generikum	Übliche Dosierung
Schmerzen	**Bei Schmerzen eingesetzte Antiepileptika**	
	Carbamazepin	Dosierung durch den Verordnenden
	Phenytoin	s. o.
	Gabapentin	s. o.
	Lamotrigin	s. o.
	Topiramat	s. o.
	Pregabalin	s. o.
Gehschwierigkeiten/ Schwäche	Fampyra	10 mg ret. 2 × tgl. p. o.

Herausgeberinnen, Autorinnen und Autoren

Herausgeberinnen

June Halper, MSN, APN-C, FAAN, MSCN (Herausgeberin) ist Adult Nurse Practitioner (ANP) und hat sich seit 1978 auf Multiple Sklerose (MS) spezialisiert. Sie war Mitbegründerin des MS Center in Teaneck (NJ) und bis 2008 dessen geschäftsführende Leiterin. Von 1995 bis 1997 war Frau Halper Präsidentin des Consortium of Multiple Sclerosis Centers (CMSC) und seit 1992 dessen geschäftsführende Leiterin. Frau Halper hat umfangreich zu MS und deren Nebengebieten publiziert und gelehrt. Zu ihren zahlreichen Veröffentlichungen gehören *Comprehensive Nursing Care in Multiple Sclerosis* und *Advanced Concepts in Nursing Care in Multiple Sclerosis: A Self-Care Guide* sowie die Mitherausgeberschaft von *Nursing Practices in Multiple Sclerosis: A Core Curriculum.* Frau Halper war federführend an der Entwicklung einer Monographie des Multiple Sclerosis Specialist Consensus Committee zur Rolle der Pflegeperson bei der Adhärenz komplexer Therapieverfahren, zu den Auswirkungen kognitiver Beeinträchtigung auf die Pflege bei MS und zur Rolle der Pflegeperson für die Lebensqualität von Patienten und Familien beteiligt. Sie ist Mitglied der American Academy of Nurse Practitioners (AANP) sowie Gründerin und erste Leiterin der International Organization of Multiple Sclerosis Nurses (IOMSN) und erhielt den ersten «June Halper Award for Excellence in Nursing in Multiple Sclerosis» der IOMSN. Im November 1999 wurde sie als Fellow in die American Academy of Nursing aufgenommen. Im Jahre 2000 war sie die Vorreiterin bei der Gründung des Multiple Sclerosis International Credentialing Board, das 2002 die erste internationale Prüfung zur Zertifizierung in MS-Pflege entwickelte und seither alle 2 Jahre abhält. Als geschäftsführende Leiterin des CMSC eröffnete sie 2004 die erste Zertifizierungsprüfung für MS-Spezialisten aus zahlreichen Fachgebieten.

Frau Halper hat die Zulassung als ANP, und zwar sowohl des American Nursing Credentialing Center (ANCC) als auch der American Academy of Nurse Practitioners (AANP), ist als MS-Pflegende zertifiziert und wird sowohl im Bundesstaat New York als auch in New Jersey als Registered Nurse (RN) und als Advanced Practice Nurse (ANP) geführt.

Nancy Joyce Holland, EdD, RN, MSCN (Mitherausgeberin) trat 2009 als Vizepräsidentin von Clinical Programs der National MS Society in New York zurück, wo sie seit 1988 in verschiedenen Positionen, darunter als Landesleiterin und spätere Vizepräsidentin von Chapter and Community Services und Vizepräsidentin von Client and Community Services, tätig gewesen war. Zuvor war Dr. Holland Koodinatorin von Clinical Services und Trainingsleiterin am Medical Rehabilitation Research and Training Center for MS am Albert Einstein College of Medicine, Bronx (NY). Von 1968 bis 1974 arbeitete sie in der Thoraxmedizin, Orthopädie und Akutmedizin an der Klinik des Albert Einstein College of Medicine, Bronx (NY) und später (1974–1979) als Fachpflegende in Neurologie/Neurochirurgie und Koordinatorin für Clinical Services am MS Treatment Center, St. Barnabas Hospital, Bronx (NY). Ihren MA (1987) und EdD (1992) in Higher and Adult Education erhielt sie am Teachers College der Columbia University, ihren MA (1977) in Delivery and Nursing Services absolvierte sie an der New York University (NYU) und ist als MS-Pflegende (MSCN) und als MS-Spezialistin für Information und Ressourcen zertifiziert. Dr. Holland hat umfangreich publiziert und mehr als 60 Zeitschriftenartikel zu verschiedenen Aspekten der MS sowie acht Bücher, darunter die Vorauflagen des vorliegenden Werkes und *Multiple Sclerosis for Dummies* (Wiley, 2007) und mehrere Bücher für Patienten und Betreuungspersonen verfasst.

Jörg Kraus. PD, Dr. med. (Herausgeber der deutschsprachigen Ausgabe) ist leitender Oberarzt der Spezialambulanz für Multiple Sklerose und der stationären Spezialeinheit für Neuroimmunologie und Neuroonkologie an der Paracelsus Medizinischen Privatuniversität sowie der Christian Doppler Klinik, Universitätsklinik für Neurologie in Salzburg.
Kontakt: E-Mail: joerg.kraus@salk.at

Autorinnen und Autoren

Aliza Bitton Ben-Zacharia, ANP, MSN, MSCN – Neurology Teaching Assistant, The Corinne Goldsmith Dickinson Center for MS, The Mount Sinai School of Medicine, New York, NY

Jennifer R. Boyd, RN, MHSc, MSCN – Clinical Nurse Specialist, Neurology, Pediatric Multiple Sclerosis Clinic, The Hospital for Sick Children, Toronto, Ontario, Canada

Kathleen Costello, RN, MS, CNRN, CRNP, MSCN – Maryland Center for Multiple Sclerosis, University of Maryland Medical Center, Baltimore, MD

Colleen Harris, MN, NP, MSCN – Nurse Practitioner, University of Calgary MS Clinic, Foothills Hospital, Calgary, Alberta, Canada

Rosalind C. Kalb, PhD – Vice President, Professional Resource Center, Clinical Psychologist, National Multiple Sclerosis Society, New York, NY

Patricia M. Kennedy, RN, CNP, MSCN – Nurse Educator, Can Do Multiple Sclerosis, Edwards, CO

Nicholas G. LaRocca, PhD – Health Care Delivery and Policy Research, National MS Society, New York, NY

Maria C. Milazzo, RN, MS, MSCN – National Pediatric MS Center, Department of Neurology, Stony Brook, NY

Linda A. Morgante† – Assistant Professor of Nursing, St. Joseph's College, New York, NY

Marie A. Namey, RN, MSN, MSCN – Advanced Practice Nurse, Mellen Center/ Neurological Institute, Cleveland Clinic, Cleveland, OH

Dorothy E. Northrop, MSW, ACSW – Vice President, Research and Clinical Operations, National MS Society, New York, NY

Nancy Clayton Reitman, RN, BSN, MA, MSCN – Professional Resource Center Nurse, National MS Society, New York, NY

Randall T. Schapiro, MD – The Schapiro MS Advisory Group, Mellen Center for MS Treatment and Research, Cleveland, OH

Diana M. Schneider, PhD – President, DiaMed, LLC/DiaMedica Publishing, New York, NY.

Abkürzungsverzeichnis

AANP	American Academy of Nurse Practitioners
ACSW	Academy of Certified Social Workers
ACTH	adrenocorticotropes Hormon
ADA	American with Disabilities Act
ADEM	akute disseminierte Enzephalomyelitis
ADL	Aktivitäten des täglichen Lebens (engl.: «activities of daily living»)
AIA	American Institute of Architects
ALS	amyotrophe Lateralsklerose
ALT	Alanin-Transaminase
ANCC	American Nursing Credentialing Center
ANP	Advanced Nurse Practitioner
APN-C	Advanced Practice Nurse – Certified
ARN	Association of Rehabilitation Nurses
AST	Aspartat-Transaminase
BENEFIT	Belatacept Evaluation of Nephroprotection and Efficacy as First-line Immunosuppression Trial
BSN	Bachelor of Science in Nursing
CAM	Komplementär- und Alternativmedizin (engl.: «complementary and alternative Medicine»)
CARF	Commission on Accreditation of Rehabilitation Facilities
cGMP	zyklisches Guanosinmonophosphat
CHAMPS	Controlled High Risk Avonex Multiple Sclerosis Study

CIS	klinisch isoliertes Syndrom (engl.: «clinically isolated syndrome»)
CMSC	Consortium of Multiple Sclerosis Centers
CNP	Certified Nurse Practitioner
CNRN	Certified Neuroscience Registered Nurse
CO	Colorado
CRNP	Certified Registered Nurse Practitioner
DDAVP	Desmopressinacetat
DMSG	Deutsche Multiple Sklerose Gesellschaft
EBV	Epstein-Barr-Virus
EdD	Doctor of Education
EDSS	Expanded Disability Status Scale
EMG	Elektromyogramm
ETOMS	Early Treatment of Multiple Sclerosis
FAAN	Fellow, American Academy of Nursing
FDA	Food and Drug Administration
HHV	humanes Herpes-Virus
IEP	Individualized Educational Plan
IgG	*Immunglobulin G*
IOMSN	International Organization of Multiple Sclerosis Nurses
IVIg	intravenös verabreichtes Immunglobulin
IVP	intravenöses Pyelogramm
JCV	JC-Virus
MA	Master of Arts
MD	Medical Doctor, Medicinae Doctor; Maryland
MHSc	Master of Health Science
MN	Master of Nursing
MRT	Magnetresonanztomogramm
MS	Multiple Sklerose

MSCN	Master of Science in Nursing
MSN	Master of Science in Nursing
MSNICB	Multiple Sclerosis Nursing Internationel Credentialing Board
MSW	Master of Social Welfare; Master of Social Work; Medical Social Worker
MUGA	Multigated Acquisition Scan
NCCAM	National Center for Complementary and Alternative Medecine
NIH	National Institutes of Health
NJ	New Jersey
NMSS	National MS Society
NP	Nurse Practitioner
NSAIDs	nichtsteroidale Antiphlogistika
NY	New York
NYU	New York University
OH	Ohio
PDA	Personal Digital Assistant
PDE	Phosphodiesterase
PEG	perkutane endoskopische Gastrostomie
PhD	Philosophiae Doctor
PML	Progressive multifokale Leukenzephaphalopathie
PreCISe	Prediction of Regulatory CIS-acting Elements
PRIMS	Pregnancy in Multiple Sclerosis study
RN	Registered Nurse
ROM	Bewegungsumfang (Übungen) (engl.: «range of motion»)
SSRI	selektive Serotonin-Wiederaufnahme-Hemmer
VEP	visuelle evozierte Potenziale
WWW	World Wide Web
ZNS	Zentralnervensystem

Sachwortverzeichnis

T

Medikamente Generikum

Bücher aus verwandten Sachgebieten

Neurologische Pflege/Neuroscience Nursing

Gerhard
Neuro-Palliative Care
Interdisziplinäres Praxishandbuch zur palliativen Versorgung von Menschen mit neurologischen Erkrankungen
2011. ISBN 978-3-456-84849-5

Haas
Das Darmmanagement von Patienten mit Querschnittlähmung
2005. ISBN 978-3-456-84197-7

Haas (Hrsg.)
Pflege von Menschen mit Querschnittlähmung
Probleme, Bedürfnisse, Ressourcen und Interventionen
2012. ISBN 978-3-456-85032-0

Hafner/Meier
Geriatrische Krankheitslehre
Teil I: Psychiatrische und neurologische Syndrome
4., vollst. überarb. u. erw. Auflage
2005. ISBN 978-3-456-84204-2

Handel (Hrsg.)
Praxishandbuch ZOPA
Schmerzeinschätzung bei Patienten mit kognitiven und/oder Bewusstseinsbeeinträchtigungen
2010. ISBN 978-3-456-84785-6

Hülshoff
Das Gehirn
Funktionen und Funktionseinbußen
3., vollst. überarb. u. erw. Auflage
2008. ISBN 978-3-456-84587-6

Mathys/Straub
Spastizität
Pflegerische Interventionen aus der Sicht der Basalen Stimulation und der Ortho-Bionomy
2011. ISBN 978-3-456-84899-0

van Keeken/Kaemingk (Hrsg.)
Neurorehabilitation von Schlaganfallpatienten
Das NDT-Konzept
2001. ISBN 978-3-456-83350-7

van Seggelen
Parkinson
Professionelle Pflege und Therapie
2001. ISBN 978-3-456-83621-8

Weitere Informationen über unsere Neuerscheinungen finden Sie im Internet unter www.verlag-hanshuber.com.